Dirk Ohlsen

Die Heilkraft der Liebe

Ohlsen, Dirk: Die Heilkraft der Liebe
München, Sept. 2019

Wichtiger Hinweis für den Leser

Zweck der in diesem Buch angebotenen Informationen ist unter anderem, bestimmte Behandlungsalternativen bei unerklärbaren oder chronischen Erkrankungen aufzuzeigen. Ziel ist es auch, bestehende medizinische Denkmodelle zu hinterfragen und diese um neue Erkenntnisse zu erweitern. Das Buch ist alleine zu Informationszwecken bestimmt und ersetzt daher keine Behandlung von Krankheiten durch Therapeuten und Ärzte. Es entbindet den Leser keinesfalls von der Verpflichtung, selbst die Verantwortung für seine Gesundheit zu übernehmen und diese Informationen konstruktiv kritisch zu prüfen. Viele der aufgezeigten Therapieoptionen beruhen auf Erfahrungen des Autors und sind im derzeitigen Medizinbetrieb noch relativ unbekannt. Der Verfasser übernimmt keinerlei Gewähr für die Richtigkeit, Vollständigkeit oder Qualität der bereitgestellten Informationen. Haftungsansprüche gegen den Verfasser, die sich auf Schäden materieller oder ideeller Art beziehen, welche durch die Nutzung oder Nichtnutzung der dargebotenen Informationen bzw. durch die Nutzung fehlerhafter oder unvollständiger Informationen verursacht wurden, sind grundsätzlich ausgeschlossen, sofern kein vorsätzliches oder grob fahrlässiges Verschulden vorliegt. Für Schäden oder Unannehmlichkeiten, die durch eine Eigendiagnose, den Gebrauch oder Missbrauch dieser Informationen entstehen, kann der Verfasser nicht zur Verantwortung gezogen werden. Die dargestellten, anonymisierten Patientenfälle dienen der Verdeutlichung von Sachverhalten und stellen insofern keine eigenständige Werbeaussage dar.
Der Einfachheit halber wurde im Text sprachlich meist die männliche Form „Er“ gewählt. Der Verfasser versichert an dieser Stelle, dass dieser Begriff für alle Geschlechter inkludierend gemeint ist.

Bibliographische Information der Deutschen Bibliothek:
Die Deutsche Bibliothek verzeichnet diese Publikation in der Deutschen Nationalbibliographie; detaillierte bibliographische Daten sind im Internet abrufbar unter http://www.dnb.de.

ISBN 978-3-940445-93-3

Vorabinformation für den Leser

Sie werden in diesem Buch sehr häufig das Wort „Ich" lesen. Das ist beabsichtigt, da es sich um meine sehr persönlichen Lebens- und Therapieerfahrungen handelt, die „subjektiv" sind. Für mich existiert eine wirklich objektive Realität nicht, da alle Lebensumstände immer subjektiv individuell beobachtet, bewertet und erfahren werden. Was für den einen Menschen ein Segen ist, kann von einem anderen als völlige Katastrophe empfunden werden. Auch die moderne Quantenforschung kommt in der Kernessenz zu diesem Ergebnis, dass jeder als „Beobachter" seine Sicht auf die Dinge hat und die Konsequenzen des Handelns durch sein individuelles Bewusstsein erschafft.

Daher wurden viele Sätze dieses Buches in der Ich-Form geschrieben. Mit einem überheblichen EGO sollte dieser Schreibstil aber nicht verwechselt werden, denn ich verneige mich dankbar vor den Wundern der Welt und versuche jeden Menschen mindestens genauso liebevoll zu achten, wie Sie/Er mich achtet. Das Wort „Ich" hat für mich auch deshalb eine große positive Bedeutung, weil die Worte „Ich bin..." die mächtigste Aussage gegenüber der Umwelt und des Universums schlechthin darstellen. Für die Erreichung von Zielen oder Wünschen sind sie geradezu ein essentieller Schlüssel, den ich im weiteren Verlauf noch detailliert ausführen werde.

Es wird empfohlen, das Buch in der vorgegebenen Reihenfolge der Kapitel zu lesen, da die Kapitel aufeinander aufbauen. Legen Sie bitte nicht jeden Satz mit dem analytischen Verstand überkritisch auf die Goldwaage. Denn bestimmte Sachverhalte sind mit Worten und deren Definitionen kaum ausdrückbar und Leser interpretieren diese auch unterschiedlich. Bewusstes Reflektieren über den Inhalt in Kombination mit eigener Lebenserfahrung fördert den Zugang zu der zwischen den Zeilen liegenden tieferen, inneren Weisheit. Es gibt Ebenen des Bewusstseins jenseits der Logik, die wahre Wunder im Leben manifestieren und so zu Momenten tiefer geistiger Erkenntnis führen können.

Es liegt mir fern, meine persönliche Sicht der Dinge für eine universelle Wahrheit aller Menschen zu halten.

Inhalt

Einleitung

Das vorliegende Buch widmet sich der Heilkunst. Kunst deshalb, weil die Ursache von Krankheit und ihre Heilung mit dem logisch-analytischen Verstand niemals vollumfänglich begriffen werden kann. Aus diesem Grund ist auch der gängige Begriff der „Medizinwissenschaft“ unvollständig, denn er kann letztlich nur einen Teil der Heilkunde erfassen. Die für eine Wissenschaft notwendigen Voraussetzungen (Axiome: Reproduzierbarkeit, Widerspruchsfreiheit, kausale Begründbarkeit, Eindeutigkeit, Analysierbarkeit, Quantifizierbarkeit) können bei der Behandlung von einzelnen Menschen nicht wirklich erfüllt werden. Denn jeder Mensch ist ein Individuum und produziert mit seinem Bewusstsein einzigartige Ausprägungen – nicht zuletzt auch auf körperlicher Ebene.

Dem Wunder des menschlichen Lebens wohnt ein Zauber inne, der intuitiv mit den Augen eines (Heil-)Künstlers weitaus besser erfasst werden kann, als mit dem logischen, wissenschaftlichen Verstand. Von dieser Sichtweise kann die Medizin profitieren, auch wenn es einigen Akteuren noch Sorge bereitet, ein standardisiertes (manchmal fast maschinelles) „Schubladen-Denken“ verlassen zu müssen. Intuition und Wissen sollten immer miteinander im Einklang arbeiten und sich dynamisch den Veränderungen in der Welt und ihrer Energien anpassen.

Daher beschäftigt sich dieses Buch nicht detailliert mit den Erklärungsmodellen von Krankheiten oder den Einzelheiten bestimmter Therapien. Es geht vielmehr um die Heilkraft, die alles Leben schafft und am Leben erhält – DIE LIEBE. Mittels dieser Kraft sind wahre Heilungswunder möglich und es ist diese Liebe, die nicht zuletzt auch bei technischen

Behandlungsverfahren (z.B. Operationen) durch einen Therapeuten ihren Ausdruck findet. Die Liebe, von der ich hier spreche, ist bedingungslos. Ein Freund beschrieb sie als den „Klebstoff, der alles zusammenhält“ – eine wunderbare Umschreibung. Für viele Menschen ist eine derartige Liebe menschlich schwer vorstellbar. Genau genommen lässt sie sich in ihrer Tiefe nur mit dem Herzen erfassen und nicht mit dem dualistischen, analytischen Verstand messen. Wie sagte der Autor Antoine de Saint-Exupéry in seinem Buch „Der kleine Prinz“: „Man sieht nur mit dem Herzen gut, das Wesentliche ist für die Augen unsichtbar.“

Diese umfassendste Ausdrucksform der Liebe im täglichen Leben als Ziel des Handelns anzustreben ist lohnenswert, denn sie ist in jedem Menschen als Potential vorhanden. Zweifellos ist dieses Bestreben im aktuellen gesellschaftlichen Umfeld eine ziemliche Herausforderung. Es handelt sich um die Art von Liebe, die das göttliche Prinzip jederzeit für uns empfindet und die irdisch, aus meiner Sicht, am besten durch das Christusbewusstsein ausgedrückt und versinnbildlicht wird. Kein Wissenschaftler dieser Welt kann erklären, wie sich aus einer Samen- und Eizelle ein Mensch entwickelt. Sicher kann man die Stadien des Wachstums analysieren und die Form beschreiben, aber dennoch bleibt die Entwicklung eines Lebewesens noch immer weitgehend unerklärbar. Hier kommt bereits die Liebe ins Spiel: Der Beginn des Lebens entsteht idealerweise aus einem Akt der Liebe und im Allgemeinen wächst das kleine Baby gesund in einer liebevollen Atmosphäre im Bauch seiner Mutter auf. Selbstverständlich kann es bereits zu diesem Zeitpunkt auch schon die Liebe des Vaters spüren.

Zu dieser Zeit können allerdings bereits erste Ereignisse auftreten, die den Gesundheitszustand des Babys empfindlich stören. Hier kann es sich beispielsweise um Ängste, Sorgen oder anstößige Bemerkungen von Familienmitgliedern handeln. Hierdurch können das Wachstum, das Selbstwertgefühl oder die Psyche des kleinen Menschen schon vor der Geburt Schaden nehmen. Man sollte nicht davon ausgehen, dass Nicht-Geborensein bedeutet, aus dem Umfeld nichts mitzubekommen. Das Bewusstsein des neuen Erdenbürgers ist sich dieser Dinge viel bewusster, als viele zu träumen wagen würden. Ich habe zahlreiche Erwachsene therapiert, die sich während der Behandlung dieser Einflussfaktoren oder Störungen bewusst geworden sind. Hier gibt es keine zeitliche Grenze, an die das Bewusstsein nicht zurück gelangen könnte und so lässt sich glücklicherweise vieles davon mit der Energie der Nächstenliebe und Bewusstsein auflösen. Auf diese Weise leiden diese Menschen nicht mehr länger unter diesen Beeinflussungen oder den daraus resultierenden körperlichen Beschwerden. In diesem Buch werde ich zahlreiche konkrete Beispiele zur Veranschaulichung dieser Dynamiken aufzeigen.

Zudem möchte ich auf einige Textstellen der Bibel und die berichteten Heilungswunder durch Jesus eingehen und zeigen, dass ähnliche Heilungen auch heute – durch die Hinwendung an die Vollkommenheit, Kraft, Harmonie und Nächstenliebe des Christusbewusstseins – denkbar und möglich sind. Hier ist mir selbst in der Praxis vieles begegnet, was medizinisch als aussichtlos oder unheilbar chronisch galt, aber mit liebevoller Auflösung geistiger oder emotionaler Themen durch den Patienten und entsprechender Therapie heilbar war. Da aus einer Samen- und Eizelle ein kompletter Mensch entstehen kann, sind unglaubliche Regenerationen und Selbstheilungskräfte im Menschen grundsätzlich auf Dauer vorhanden.

In der Praxis bedeutet das natürlich nicht unbedingt, dass auch jeder Mensch vollständig gesund wird. Insbesondere chronische Erkrankungen haben eine tiefere Bedeutung und einen Sinn, der mitunter lange unverständlich oder schwer zu akzeptieren sein kann und oftmals als ungerecht empfunden wird. Aber meine praktische Erfahrung zeigt, dass eine Krankheit im Regelfall verschwindet, wenn sie ihren „Zweck" erfüllt hat. Mitunter kann eine entsprechende Heilbehandlung auch dazu führen, dass ein Patient nicht mehr mit seinem Schicksal hadert und die jeweiligen Einschränkungen zu akzeptieren lernt – weil er den wahren Grund in seinem Bewusstsein erkannt hat. Heilung ist für mich auch immer eine Art Gnade aus den himmlischen Sphären, mit denen wir immer verbunden sind. Warum und weshalb es mitunter keinen Weg zu einer Heilung gibt, ist mit menschlicher Logik oft nicht zu erfassen. Und warum es plötzlich doch Heilung in schier aussichtslosen Fällen gibt, kann mit dem Verstand ebenfalls nicht wirklich erfasst werden. Doch es gibt klare Hinweise, auf welchen Bewusstseinsebenen wichtige Stellhebel für die Gesunderhaltung von Körper und Psyche liegen.

Auch die Frage, was der Zweck einer Erkrankung sein könnte, wird uns tief in eine neue Art der Bewusstseins- und Energiemedizin eintauchen lassen. Hier liegen Antworten für gesundheitliche Probleme und Fragestellungen, die der klassische Medizinbetrieb nicht vollständig behandeln kann. Dies dürfte für eine Vielzahl der chronischen Krankheiten von Bedeutung sein, die heutzutage meist rein symptomatisch therapiert werden. Selbstverständlich konnte auch ich nicht jedem Patienten helfen, der zu mir in die Praxis kam. Aber es gab so viele Heilungserfolge bei schulmedizinisch austherapierten Patienten oder schweren chronischen Erkrankungen, dass es sehr sinnvoll erscheint sich diesen Behandlungsansätzen im Bereich Bewusstsein und Energie geistig zu öffnen.

Die schulmedizinischen Verfahren haben ihren Nutzen in vielen Bereichen und werden auch weiter ihren Stellenwert haben, doch sie werden durch eine neue Sichtweise geistiger Bewusstseinsdynamiken an vielen Stellen erweitert, korrigiert oder sogar überflüssig werden. Hier sollten alle Therapeuten – egal ob klassisch oder alternativ – zum Nutzen der Patienten aufeinander zugehen und die vorherrschende Trennung überwinden helfen. Ganz im Sinne des Hippokratischen Eides *„Nil nocere, salus aegroti suprema lex"* (lat.: „Niemals zu schaden, das Wohl des Kranken sei höchstes Gesetz!").

Ich wünsche mir, dass Sie sich nun auf eine Reise in Ihr Bewusstsein und zu Ihrer Selbstliebe einlassen, damit sie von diesen Überlegungen und meinen praktischen Erfahrungen bei Heilungsprozessen bestmöglich profitieren. Mehr noch als in der limitierten Aussagekraft von Worten liegt der angestrebte Nutzen dieses Buches jedoch zwischen den Zeilen im feinstofflich-energetischen Bereich. Ich bin überzeugt, dass bereits das Lesen dieses Werkes in vielen Fällen Linderung oder die komplette Auflösung von zahlreichen Beschwerden erreichen wird.

Herzlichst,

Dirk Ohlsen
Heilpraktiker

Aus meinem Leben

Die Tatsache, dass ich in meinem Leben viel mit Heilkunde und Nächstenliebe zu tun haben würde, warf vermutlich schon bei meiner Geburt seine Schatten voraus. Ich wurde in Bad Neustadt / Saale geboren, einer Kleinstadt in Franken mit der einzigen und immer noch vollständig erhaltenen **herzförmigen** Stadtmauer der Welt. Hier wuchs ich liebevoll behütet mit den üblichen Schwierigkeiten eines Jugendlichen auf, wobei mich im Teenageralter allerdings eine schulmedizinisch therapieresistente, starke Hautallergie (Neurodermitis) begleitete. Im Laufe der Jahre probierte ich mannigfaltige alternative Heilmethoden (Homöopathie, Diäten, Rohkost etc.), ohne jedoch irgendeine dauerhafte Linderung der Symptome zu erreichen. Eine äußerlich angewandte Cortison-Therapie brachte kaum einen Nutzen. Schulisch war die Zeit im Gymnasium äußerst herausfordernd. Denn es gab viele Tage, in denen ich vor lauter Kratzen einfach unfähig zum Lernen war. Zudem mangelte es vielen Lehrern aus meiner Sicht an Empathie und Mitgefühl bezüglich meiner Gesundheitssituation. Ich wollte keine Sonderbehandlung bezüglich der Noten, aber zumindest ein wenig menschliches Verständnis, weshalb mir das Lernen sehr viel schwerer viel als den meisten meiner Mitschüler. Vielleicht sollte ich aber hier zu diesem Zeitpunkt für meine Weiterentwicklung bereits ein Umfeld kennenlernen, dem es an Nächstenliebe mangelte …, wer weiß?

Im Alter von 18 Jahren eskalierte diese Erkrankung durch eine virale und bakterielle Superinfektion der beständig offenen Wunden auf meiner Haut. Hintergrund war eine Stresssituation mit einem Lehrer, der national-sozialistisches Gedankengut zur Judendeportation verherrlichte und dem ich offen widersprach. Mein Gesundheitszustand verschlechterte sich im Krankenhaus so sehr, dass die Ärzte mir nur noch maximal 24 Stunden Überlebenszeit zugestanden.

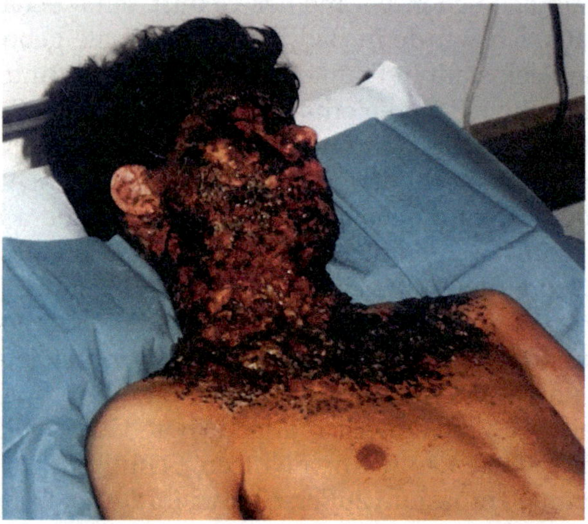

Im Alter von 18 Jahren

In diesem Moment hatte ich eine „Nahtodeserfahrung", deren Details ich im Laufe des Buches noch erörtern werde. Mir ist nicht bewusst wie lange dieser Zustand anhielt, aber der Ort, an dem ich mich befand, war von unglaublicher Schönheit und einer menschlich kaum fassbaren Liebe. Es fand eine Art geistiger Unterhaltung statt und ich bin mir voll bewusst, dass ich gefragt worden bin, ob ich zurückkommen möchte. Ich bejahte dies und erwachte dann mit dem tiefen inneren Gefühl, dass es „geschafft" sei. Einer der Gründe, die mich am Leben hielten, war sicherlich auch die Liebe meiner Familie und meiner damaligen Jugendliebe – was bereits auch die Bedeutung der (irdischen) Liebe bei Krankheitsgeschehen deutlich macht.

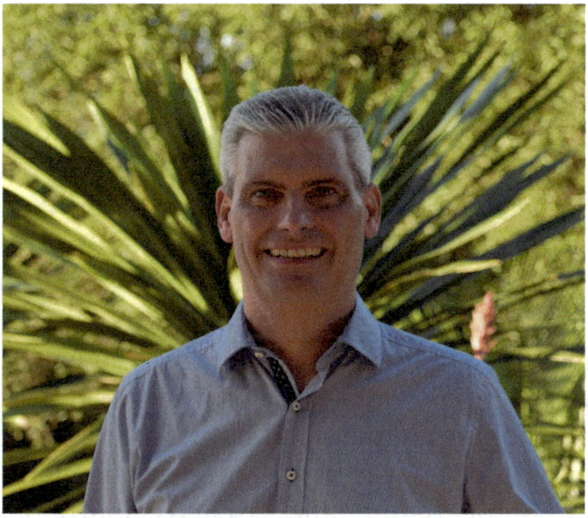

Im Alter von 48 Jahren

Nicht zuletzt auch durch die ärztliche Betreuung erholte ich mich überaus schnell und war innerhalb weniger Wochen genesen. Selbst Narben blieben nicht zurück, was in Anbetracht der erheblichen Hautverletzungen (wie bei einer Verbrennung 3.Grades) sehr bemerkenswert ist. In dieser Zeit erfuhr ich Wesentliches über das sinnvolle Zusammenspiel von (eher technisch/medikamentös orientierter) Schulmedizin und der (eher nicht direkt sichtbaren) Kraft einer bedingungslosen, himmlischen Liebe, für die sich keine Worte finden lassen. Nach meiner Entlassung aus dem Krankenhaus war die akute Infektion ausgeheilt, aber die bestehende Hautallergie/Neurodermitis immer noch vorhanden.

Einige Monate später wurde ich – vermutlich nicht ganz zufällig – auf einen Arzt in Österreich aufmerksam gemacht, der Neurodermitis heilen könne. Zuerst wollte ich das nicht glauben, sah aber wenig später den Beweis an einem kleinen Buben von Bekannten, der nach einem dortigen Besuch komplett frei von seinen Hautproblemen war. Ich fuhr daraufhin sofort zu diesem Arzt (Dr. Leonhard Hochenegg) nach Hall/Innsbruck. Dort angekommen, sah ich eine Menschenmenge vor und in seiner Praxis. Viele erzählten von regelrechten Heilungswundern und einer unermüdlichen Arbeit des Arztes bis in die Nachtstunden. Nach längerer Wartezeit legte dieser mir die Hände auf und ich fühlte hierdurch einen sehr heftigen Stromschlag am Kopf. Er versprach mir, dass ich innerhalb kurzer Zeit vollkommen geheilt wäre. Dies sollte sich bewahrheiten. Meine Allergie verschwand binnen Tagen und es war physiologisch nicht erklärbar, wie die doch sehr mitgenommene Haut in zwei Tagen abheilen konnte und keine neuen allergischen Hautreaktionen hervorbrachte. Weil die Allergie schon lange Zeit bestanden hatte, sollte ich regelmäßig alle paar Wochen wiederkommen und tat dies auch über längere Zeit. Begleitend verordnete dieser Arzt Heiltee und Salben, um den Körper bei der vollständigen und dauerhaften Ausheilung zu unterstützen.

Auf diese Weise lernte ich viel von seinen Heilungserfolgen, seinen Therapien und vor allem seiner Verwurzelung in einer tief empfundenen Christusliebe, die er als Basis seiner Behandlungserfolge ansah. Dennoch vergaß er auch seine medizinische Ausbildung nicht, erweiterte diese jedoch in den Bereichen, in denen er wirkliche Alternativen gefunden hatte. Persönlich sah ich darin eine Parallele zu den von Jesus in der Bibel berichteten Heilungen von Aussätzigen, denn meine Genesung führte ebenso zu einer tief empfundenen Dankbarkeit – einerseits für das für mich nicht in Worte zu fassende „Himmlische", mit dem ich schon bei meiner Nahtodeserfahrung in Berührung gekommen war, andererseits natürlich auch für den Arzt, der sich unermüdlich für kranke Menschen liebevoll einsetzte. Nach dieser Erfahrung konnte mein logischer Verstand sich tatsächlich vorstellen, was mein Herz sich instinktiv wünschte: Dass die in der Bibel berichteten Heilungswunder von Jesus wahr sein könnten, von denen ich schon immer fasziniert war. Bezüglich der Bibel bin ich der Ansicht, dass man diese nicht wortwörtlich dogmatisch, sondern als eine Weisheitslehre benutzen kann, die auch mit gesundem Menschenverstand in die heutige Zeit interpretiert werden darf. Ich bin kein Anhänger jeglichen „-ismus", hierzu zählt auch religiöser Dogmatismus. Hierbei ist zu beachten, dass die Bibel oder andere Weisheitsschriften erst nach langer Zeit mündlicher Überlieferung niedergeschrieben wurden und erhebliche Übersetzungsprobleme in modernere Sprachen vorkommen können. Man stelle sich die „stille Post" aus dem Kindergarten vor, bei der nach kurzer Zeit schon deutliche Missverständnisse auftreten.

Jesus heilt zehn aussätzige Männer

Und es geschah, als er nach Jerusalem reiste, dass er mitten durch Samaria und Galiläa ging. Und als er in ein Dorf einzog, begegneten ihm zehn aussätzige Männer, die von fern standen. Und sie erhoben ihre Stimme und sprachen: Jesus, Meister, erbarme dich unser! Und als er sie sah, sprach er zu ihnen: Geht hin und zeigt euch den Priestern! Und es geschah, während sie hingingen, wurden sie gereinigt. Einer aber von ihnen kehrte zurück, als er sah, dass er geheilt war, und verherrlichte Gott mit lauter Stimme; und er fiel aufs Angesicht zu seinen Füßen und dankte ihm; und das war ein Samariter. Jesus aber antwortete und sprach: Sind nicht die Zehn gereinigt worden? Wo sind die Neun? Haben sich sonst keine gefunden, die zurückkehrten, um Gott Ehre zu geben, außer diesem Fremdling? Und er sprach zu ihm: Steh auf und geh hin! Dein Glaube hat dich gerettet.

(Lukas 17, 11-19)

Seit meinem Kontakt mit diesem wunderbaren Arzt in Österreich ist das Thema der Neurodermitis für mich erledigt. Im Laufe der Jahre wollte ich - immer noch stark beeindruckt vom Wirken dieses Menschen - mehr über „alternative" Heilkunde und Energiemedizin in Erfahrung bringen. So beschäftigte ich mich mit Heilphänomenen in der ganzen Welt, besuchte viele Heiler und Therapeuten in Fortbildungskursen und versuchte den gemeinsamen Nenner ihrer Behandlungsverfahren zu ergründen. Trotz teilweiser extrem unterschiedlicher Vorgehensweisen – immer war nach meiner Auffassung eine ansteckende, tief empfundene Nächstenliebe und Empathie für den Patienten vorhanden, die Heilung und zuweilen auch andere Wunder geschehen lassen konnte. Ich erkannte hierbei, dass wahre Heilung weit über die schulmedizinisch oft angestrebte Symptomfreiheit hinausreicht. Für den Einsatz von Medikamenten bedeutet das beispielsweise, dass bei einer wahren Heilung diese Substanzen überflüssig werden können. Diese Begegnungen führten dazu, dass ich eine echte Leidenschaft im Kennenlernen alternativer und komplementärmedizinischer Ansätze entwickelte. Das gilt besonders für Energiemedizin und geistige Bewusstseinsaspekte. Hier hatte ich über die Jahre hinweg in Fortbildungen zahlreiche außergewöhnliche Lehrer und las hunderte Bücher zu diesen Themen.

Bei meiner Suche nach Erkenntnis profitierte ich besonders von den Erfahrungen des britischen Heilers Malcolm S. Southwood, mit dem ich einige Jahre eng zusammengearbeitet habe. Von ihm erfuhr ich viel über die Wirkungsweise und die Dynamiken des menschlichen Bewusstseins und deren Rolle bei chronischen Krankheitsgeschehen. So lernte ich beispielsweise immer besser zu verstehen, dass vielfach der wahre Grund hinter der Erkrankung eine

Art Umprogrammierung (Konditionierung) durch **emotionale, gefühlsintensive Ereignisse** des Lebens ist. Dies gilt insbesondere für traumatische Erlebnisse, die zu tiefen Schockgefühlen führen können. Diese sind häufig mit Schuld- oder Schamgefühlen verwoben. Ich werde im Rahmen dieses Buches einen Weg darlegen, wie ich mit derart traumatisierten Patienten arbeite und wie diese Dinge wieder geheilt werden können. Da in der irdischen Welt die Grundpolarität **Angst <–> Liebe** ist, lassen sich traumatische Erfahrungen grundsätzlich durch Nächstenliebe transformieren und heilen. Dies gilt auch für Akutereignisse, wie Unfälle, bei denen nicht zuletzt der Schockzustand und leider auch unüberlegte negative Bemerkungen Dritter (über eine Suggestivwirkung) die Selbstheilungsfähigkeiten des Körpers dramatisch reduzieren können. In vielen Fällen lassen sich derartige Dinge mit einer oder wenigen Heilsitzungen komplett auflösen und der Betroffene kehrt dadurch zu seiner „optimalen" Selbstheilungsfähigkeit zurück.

Obwohl für zahlreiche Menschen je nach Bewusstheitszustand und Optimismus durchaus noch gewisse Einschränkungen der Heilung bestehen, ist das Potential für eine vollständige Heilung immer vorhanden. Ich spreche gerne bildhaft davon, dass ein Mensch, der ja aus einer Samen- und Eizelle entstanden ist, grundsätzlich alles neu erschaffen kann, was für eine Heilung erforderlich ist. Akutmedizin leistet hier eine wertvolle Arbeit, um dem Menschen die Zeit und die Unterstützung zu geben, eine Selbstheilung zu bewirken. Ich bin daher durchaus ein Fürsprecher für die moderne Medizin, wenn sie die Heilung mit ihren Mitteln und einem hohen Anspruch an Ethik und Moral in geordneter Art und Weise unterstützt.

Es kennzeichnet heute meine Arbeit, dass ich sinnvolle schulmedizinische Therapien befürworte und hierbei gerne vertrauensvoll mit Ärzten zusammenarbeite. Gleichzeitig bringe ich als ganzheitlicher Therapeut aber Erweiterungen der Behandlungsebenen mit, die ihre Basis häufig in den nicht sichtbaren, feinstofflichen Bereichen haben. Da Ärzte heutzutage mit immer mehr chronischen Erkrankungen konfrontiert sind, die schulmedizinisch oft nur symptomatisch behandelbar sind, ist eine Bewusstseinserweiterung im Bereich der Medizin sicher zu begrüßen. In der Vergangenheit ließen sich auf diese Weise bereits zahlreiche chronische Beschwerden von Patienten meiner Praxis komplett ausheilen und akute Zustände wesentlich lindern, bei denen zuvor die Schulmedizin an ihre Grenzen gestoßen war.

Ich versuche, in den Behandlungen immer die göttliche Vollkommenheit und Harmonie der Patienten zu sehen, die sich derer nicht mehr bewusst sind bzw. die sich durch Situationen ihres Lebens aktuell in Disharmonien „verstrickt" haben. Gemeinsam arbeiten wir dann körperlich und/oder geistig daran, wieder harmonisch mit dem Leben im Einklang zu sein, denn viele Menschen haben sich regelrecht von der universellen Harmonie, die unser naturgegebenes Naturell darstellt, „weggedacht" bzw. „entfremdet", so dass Krankheiten oder widerstreitende Zustände überhaupt erst entstehen konnten. Diese Form des Heilungsweges erfordert allerdings für viele Menschen eine gewisse Offenheit gegenüber geistigen Ebenen, die der logisch-analytische Verstand nicht durchdringen kann und die stattdessen oftmals nur aus dem Herzen und einem erweiterten Bewusstsein heraus spürbar werden. Eine Krankheit kann durchaus ein Anstoß sein, im Leben bewusster Harmonie und Liebe dauerhaft an die Mitmenschen auszustrahlen und entsprechend zu handeln.

Ziel dieses Kapitals ist nicht zuletzt, dem Leser durch die Schilderung einiger sehr persönlicher Lebenserfahrungen aufzeigen, was mich geprägt hat und wie es zu meinem geradezu unerschütterlichen Optimismus in Bezug auf eine bessere Heilkunst der Zukunft kommt. Hierfür ist die selbstständige Mitarbeit der Patienten allerdings im Sinne einer aktiven „Hilfe zur Selbsthilfe" unerlässlich – man ist immer „seines Glückes Schmied" oder „Wo ein Wille, da ein Weg".

Ich bin der absoluten Überzeugung, dass die Fragen und die Antworten des Lebens bereits vor ihrer Entstehung miteinander verknüpft sind, wie die zwei Seiten einer Medaille. Es gäbe die Frage niemals ohne die jeweilige Antwort. Daher ist in meinem Weltbild für eine, wie auch immer geartete, Herausforderung bereits eine Lösung präsent und diese muss/darf/soll nur noch ins Leben gerufen werden. Dieser Prozess dient somit auf geniale Art und Weise dem körperlichen, emotionalen und geistigen Wachstum. Ein Hinweis auf diese Wahrheit findet sich auch in dem bekannten Sprichwort *„Aus Schaden wird man klug"*, das in meinem bisherigen Leben durchaus seine Berechtigung hatte.

Ich glaube an Gott, in dem ich den Geist und die Liebe
und das Prinzip von allem Seienden sehe.
Ich glaube, dass er in mir ist, wie ich in ihm bin.
Ich glaube, dass der Wille Gottes
nie klarer ausgedrückt worden ist
als in der Lehre vom Christus-Menschen;
aber man kann nicht Christus als Gott betrachten
und Gebete an ihn richten, ohne meiner Meinung
nach das größte Sakrileg zu begehen …
Ich glaube, dass der Sinn des Lebens
für jeden von uns darin besteht,
die Liebe zu ihm stärker werden zu lassen.
Ich glaube, dass ein solches Stärkerwerden der Liebe uns
in diesem Leben ein Glück bringt, das täglich größer wird
und dass in der anderen Welt
eine Glückseligkeit auf uns wartet,
die um so vollkommener sein wird,
je mehr wir gelernt haben, ihn zu lieben.
Ich glaube, dass, um in der Liebe Fortschritte zu machen,
es nur ein Mittel gibt: das Gebet.
Nicht das öffentliche Gebet in den Kirchen,
das Christus verworfen hat (Matthäus VI, 5-13),
sondern das Gebet,
für das er uns selber das Beispiel gegeben hat,
das einsame Gebet,
das darin besteht, sich stärker
des Sinns unseres Lebens bewusst zu werden
und zu spüren,
daß wir vom Willen Gottes abhängen sollen.

Leo Tolstoi (1828 - 1910),
russischer Philosoph, Denker und Autor

Dir geschieht nach Deinem Glauben

Wie die Worte Jesu „Dein Glaube hat Dich gerettet" ausdrücken, ist die innere Überzeugung der Schlüssel zu Wohlbefinden und Heilung. Im Grundsatz betrifft dies alle Bereiche des Lebens.

„Darunter (unter den vielen Menschen, die Jesus folgten und sich um ihn drängten) war eine Frau, die schon zwölf Jahre an Blutungen litt. Sie war von vielen Ärzten behandelt worden und hatte dabei sehr zu leiden; ihr ganzes Vermögen hatte sie ausgegeben, aber es hatte ihr nichts genutzt, sondern ihr Zustand war immer schlimmer geworden. Sie hatte von Jesus gehört. Nun drängte sie sich in der Menge von hinten an ihn heran und berührte sein Gewand. Denn sie sagte sich: Wenn ich auch nur sein Gewand berühre, werde ich geheilt. Sofort hörte die Blutung auf, und sie spürte deutlich, dass sie von ihrem Leiden geheilt war. Im selben Augenblick fühlte Jesus, dass eine Kraft von ihm ausströmte, und er wandte sich in dem Gedränge um und fragte: Wer hat mein Gewand berührt? Seine Jünger sagten zu ihm: Du siehst doch, wie sich die Leute um dich drängen, und da fragst du: Wer hat mich berührt? Er blickte umher, um zu sehen, wer es getan hatte. Da kam die Frau, zitternd vor Furcht, weil sie wusste, was mit ihr geschehen war; sie fiel vor ihm nieder und sagte ihm die ganze Wahrheit. Er aber sagte zu ihr: Meine Tochter, dein Glaube hat dich gerettet. Geh in Frieden! Du sollst von deinem Leiden geheilt sein."

(Markus 5, 25-34)

Welche Dynamik der Glaube im Sinne der inneren Überzeugung hat, zeigt exemplarisch die Placebo-Medikamentenforschung. Als Placebo wird ein Medikament bezeichnet, das keinen Arznei-Wirkstoff beinhaltet. Pharmazeutische Studien vergleichen bei ihren Ergebnissen üblicherweise die Wirkung der Medikamentengabe in einer Gruppe mit einer zweiten Gruppe von Behandelten, die (lediglich) ein Placebo erhalten. Der Nutzen eines Medikamentes wird dann beispielsweise folgendermaßen ermittelt:

Angenommen wird eine Gruppe von 50 Personen in der Medikamentengruppe und 50 Personen in der Placebo Kontrollgruppe. Am Ende der Studie hatten 36 Personen der Medikamentengruppe und 30 Personen der Placebo Kontrollgruppe eine erfolgreiche Wirkung.

Obwohl dies auf den ersten Blick ein sehr positives Ergebnis für das Medikament darstellt, zeigt eine genauere Prüfung der Zahlen ein differenzierteres Bild: Von 50 Personen, die in der Medikamentengruppe behandelt wurden, hatten 36 einen medikamentösen Nutzen (72%). In der Placebo Gruppe hatten 30 von 50 Personen einen Nutzen (60%). Das ist ein Vorteil von lediglich 12 %. Darüber hinaus dürften in der Medikamentengruppe 50 Personen unter etwaigen, vielleicht sogar erheblichen Nebenwirkungen zu leiden haben und müssen die Kosten der Behandlung tragen. In der Placebo Gruppe dürften echte Nebenwirkungen mangels Wirkstoffes ausgeschlossen sein. 34 Personen aus beiden Gruppen ziehen überhaupt keinen Nutzen aus der Behandlung. Der Nutzen einer Medikamentengabe wird in diesem Beispiel also deutlich relativiert.

Diese Betrachtung sei nur am Rande erwähnt und soll zeigen, dass die zuweilen naive Vorstellung mancher Menschen von den bahnbrechenden Errungenschaften der Pharmaindustrie weit von der tatsächlichen medizinischen Realität entfernt ist. Wenn man die Möglichkeiten der Manipulation von

Medikamentenstudien (wie sie bereits vielfach bewiesen wurden und hier nicht weiter thematisiert werden sollen) noch zusätzlich in Betracht zieht, sinkt der in der pharmazeutischen Werbung oft versprochene Nutzen dann im Praxistest noch weiter ab. Ich möchte hier an die Selbstverantwortung jedes Einzelnen und an die Hausärzte appellieren, dauerhaften Medikamentenkonsum auf ein notwendiges Minimum bei gutem Risiko/Nutzenverhältnis zu beschränken.

Erfahrungsgemäß gibt es vor allem bei älteren Menschen eine Tendenz zu immer mehr Medikamenten und es wird selten wieder etwas reduziert oder abgesetzt. Die Wechsel- und Nebenwirkungen dieses Medikamentenkonsums sind vielfach nicht abschätzbar und Gegenstand zahlreicher kritischer Medizinwissenschafts-Diskussionen. Ich kenne zahlreiche Patienten, deren einziges Problem am Ende die Nebenwirkungen ihrer Medikamente war. Als Heilpraktiker kann ich hier aus rechtlichen Gründen nicht viel tun. Hier ist im Zweifelsfall ein guter Hausarzt gefragt, der diese Hintergründe kennt, individuell umsichtig handelt und wenn vertretbar nicht streng der „Standard-Leitlinienmedizin“ folgt. Meist wird es sinnvoll sein, Eine (!) kompetente Person (Arzt oder Apotheker) als langfristigen Ratgeber zu konsultieren, der eine Vielzahl von Präparaten (die oft von verschiedenen Fachärzten unabhängig voneinander verschrieben wurden) in Summe beurteilen kann und gegebenenfalls die Sinnhaftigkeit in Frage stellt oder Alternativen aufzeigen kann.

Ich unterscheide gerne im Grundsatz zwischen Akutmedizin und der Behandlung chronischer Leiden. So wird beispielsweise in der Intensivmedizin, als Extremfall der Akutmedizin, der Körper mit den

Substanzen unterstützt, die er aufgrund des akuten Geschehens zu wenig oder gar nicht mehr bilden kann. Hier haben die letzten Jahrzehnte in der Medizin ein wünschenswertes, sehr großes Verständnis der biochemischen Vorgänge im Körper hervorgebracht. Man kennt viele Botenstoffe, Vitamine, Spurenelemente etc. und kann diese bei Bedarf relativ gut zugeben, bis der Körper nach überstandener Erkrankung wieder die Eigenregulation übernehmen kann. Oftmals ist hier auch zeitweise das Bewusstsein beeinträchtigt (künstliches Koma, Schlaganfall etc.), was eine vorübergehende medikamentöse Unterstützung des Körpers bei den Regulationsprozessen nötig und hilfreich erscheinen lässt.

Im Bereich der chronischen Erkrankungen sollte aber hinterfragt werden, warum diese Eigenregulation dauerhaft aus dem Gleichgewicht geraten ist. Es ist zu kurz gedacht, dieses Thema ausschließlich der körperlichen Ebene zuzuschreiben. Zudem finden sich hier oft keine biochemischen Parameter, die bestimmte körperliche Symptome erklären könnten. In vielen Fällen erinnert die medizinische Vorgehensweise mehr an eine chemische Manipulation oder vermeintliche „Optimierung" des Körpers. Die gesamte Tragweite des körperlichen, feinstofflich energetischen, emotionalen und seelischen Zusammenspiels wird hierbei leider auf die Betrachtung der Körperchemie und ihre Messwerte reduziert. Diese leichtfertige Reduktion erklärt aus meiner Sicht, warum heute so viele Menschen an angeblich unheilbaren, chronischen Beschwerden leiden, für die die Schulmedizin keine Lösungen bieten kann – obwohl es Heilung dennoch geben könnte, wenn andere Ebenen in eine Therapie mit einbezogen würden.

Derzeit scheint es leider so zu sein, dass die Pharmafirmen sich aufgrund eines Profitstrebens vor allem auf chronische Patienten mit langfristiger

Medikamenteneinnahme fokussieren, während eigentlich der Nutzen von Medikamenten besonders im Akutfall (zur kurzfristigen Unterstützung körperlicher Regulationsvorgänge) sinnvoll erscheint. Jeder Notarzt kennt den Nutzen von lebensrettenden Substanzen. Für die Medikamententherapie der neuen Zeit wäre liebevolles Handeln aller Beteiligten, auch im Sinne von Authentizität, Wahrhaftigkeit und Ehrlichkeit, als Zielsetzung sicher zu befürworten. Hinzu kommt die Tatsache, dass Medikamente ganz speziell für ein Krankheitsbild bei bestimmten Menschen auch rein feinstofflich oder energetisch als „Bewusstseinsinformation" verabreicht werden können, was im Rahmen dieses Buches aber nicht weiter ausgeführt werden soll. Der Körper reagiert auf Reize und kann diese für seine Selbstheilungsfähigkeiten nutzen. Kälte-, Wärme-, Reizstrom- oder Lichtanwendungen kennt man beispielsweise im Bereich der Physiotherapie schon lange, doch diese Reize können durchaus auch durch feinstofflichere, nicht direkt hör-, sicht- oder spürbare Schwingungen, Informationen oder Frequenzen verabreicht werden. Der potentielle Erfolg dieser Therapie setzt aber im Regelfall voraus, dass der Betroffene sich für diesen Zugangsweg der Heilung öffnen kann und nicht mit Willenskraft dagegen arbeitet, im Sinne von „So ein Unsinn kann ja nicht funktionieren". Die Effekte einer solchen Therapiemöglichkeit geschehen ebenfalls nach den Regeln der jeweiligen „Glaubensüberzeugung".

Der Fokus soll nun auf das Phänomen gelegt werden, dass Patienten offensichtlich auf ein Scheinmedikament reagieren. In der öffentlichen Wahrnehmung wird dieser Effekt häufig leichtfertig heruntergespielt „Ist ja nur Placebo!", aber wäre die Placebo Wirkung nicht äußerst wünschenswert?

Keine Nebenwirkungen bei maximalem Nutzen und geringsten Kosten. Selbst bei Operationen wurde der Nutzen einer Placebo-Scheinoperation bereits bewiesen. Wenn Patienten in der Erwartung eine „echte Therapie“ zu bekommen positiv reagieren, obwohl sie tatsächlich das Placebo bekommen hatten, dann stellt sich doch die Frage, welche Dynamik hier wirkt. „Ich stelle mir vor es wirkt und es wirkt?“ So funktioniert es tatsächlich – der Erfolg ist am Ende vor allem von der inneren Überzeugung des Patienten abhängig. Dies öffnet die Tür für eine neue Art der Bewusstseinsmedizin, welche die innere Erwartungshaltung des Patienten bezüglich des Therapeuten und der Therapie mitberücksichtigt.

Für mich ist dieser Sachverhalt durch die Erfahrungen vieler Jahre Therapiepraxis schon lange bewiesen und ich nutze das Bewusstsein des Patienten in meiner täglichen Arbeit zum Vorteil. Zusätzlich führe ich für den vielleicht noch nicht ganz überzeugten Leser eine wissenschaftliche Recherche an: Es gibt einen aus meiner Sicht überzeugenden Beweis in einer Studie des Uniklinikums Hamburg-Eppendorf[1]:

22 Probanden wurden in 3 Gruppen aufgeteilt. Ihnen wurde ein unangenehmer Hitzereiz zugefügt und man verabreichte ihnen ein sehr starkes Schmerzmittel (aus der Gruppe der Opiate) unter folgenden 3 Bedingungen:

---

1 Bingel U, Wanigasekera V, Wiech K, Ni Mhuircheartaigh R, Lee MC, Ploner M, Tracey I. The effect of treatment expectation on drug efficacy: imaging the analgesic benefit of the opioid remifentanil. Sci Transl Med. 2011; 3(70):70ra14. https://doi.org/10.1126/scitranslmed.3001244

1) Die erste Gruppe erhielt das Schmerzmittel, aber ohne es zu wissen. Bei dieser versteckten Zuführung des Medikamentes sank die Schmerzintensität leicht.
2) Der zweiten Gruppe wurde mitgeteilt, dass sie ein Schmerzmittel erhalten. Die Wirkung war doppelt so groß, bei gleicher Dosierung. Zur chemischen Wirkung kam eine psychologische Wirkung hinzu.
3) Die dritte Gruppe bekam von den Ärzten zu hören, dass sie keine Therapie erhalten. Sie sollten sich auf eine Verstärkung des Schmerzes gefasst machen. Sie bekamen das Medikament allerdings heimlich verabreicht. In dieser Gruppe wurde die Wirkung des Medikamentes komplett aufgehoben.

Ist es nicht überaus bedeutsam, wenn negative, manipulative Worte die Wirkung eines der stärksten Schmerzmittel komplett aufheben können? Offensichtlich kann der medikamentöse Eingriff in die Körperchemie durch das Bewusstsein und die Erwartungshaltung des Patienten komplett neutralisiert werden. Scheinbar haben sich die Teilnehmer der dritten Gruppe von der Aussage so beeindrucken lassen, dass sie diese als ihre „eigene, unumstößliche Wahrheit" übernommen haben. Hierbei ist davon auszugehen, dass sie sich gleichzeitig sicherlich weniger Schmerz gewünscht hätten. Aber gegen die „machtvollen Worte der Ärzte" konnte sich diese Hoffnung nicht durchsetzen.

Hier zeigt sich die Macht der Worte „Dir geschieht nach Deinem Glauben" in einem konkreten Fall der Praxis, der selbstverständlich auch in Richtung eines „gesunden Lebensoptimismus" wirksam ist. Diese Kräfte optimal zur Selbstheilung zu nutzen, sollte das Ziel einer „Bewusstseinsmedizin" der

Zukunft sein. Generell scheint inzwischen sehr gut wissenschaftlich dokumentiert zu sein, wie therapeutisches Handeln auf das Bewusstsein des Patienten wirkt. Optimismus von Seiten des Therapeuten führt im Grundsatz zu besseren Behandlungsergebnissen. Vermeiden sollte man daher in der Therapie, negative Aussagen zu machen. Dies erlebe ich leider allzu häufig und es kostet mich und die Patienten oft einiges an Aufwand, negative Glaubenssätze, die von anderen Therapeuten leichtfertig gesagt wurden, wieder umzukehren.

In meinem konkreten Fall als betroffener Patient im Alter von 18 Jahren kann ich nur von „Glück" sprechen, dass mein Lebensoptimismus sehr viel größer war als die von den Ärzten prophezeiten maximal 24 Std. Überlebenszeit. Ich erinnere mich noch genau, dass dies auch eine Art konstruktive Wut auslöste, dass jemand über meine Überlebenschance urteilte. Hätte ich „klein beigegeben", gäbe es dieses Buch heute vermutlich nicht. Doch es scheint mein selbst gewähltes Schicksal zu sein, dass ich viele Herausforderungen und diverse Erkrankungen zuerst selbst meistern durfte, um Menschen mit Problemen heute ein authentischer Beistand zu sein. Von daher dienten dieses und auch spätere Belastungsereignisse letztlich nur der Weiterentwicklung und ich bin dankbar für diese Erfahrungen – so belastend sie in der Krise auch waren. Speziell die Nahtodeserfahrung war ein so wunderschönes Ereignis, das mein Leben vollkommen veränderte und mein Bewusstsein stark erweiterte – trotz der kaum aushaltbaren Schmerzen, die mit der Erkrankung damals einhergingen. Insofern ist mein Therapeutendasein vor allem durch eigene Erfahrung geprägt. So durfte ich (neben diesem Beispiel) noch weitere aus schulmedizinischer Sicht eher als unmöglich angesehene

Heilungen am eigenen Körper über die Jahre hinweg demonstrieren.

Im Einzelnen waren das körperlich gesehen die Ereignisse rund um das Alter von 18 Jahren, anschließend die komplette Ausheilung der Neurodermitis, dann die komplette Wiederherstellung eines gerissenen Kniekreuzbandes nach einem Skiunfall und ein vollständig zurückgebildeter Bandscheibenvorfall in der Lendenwirbelsäule, der laut Aussagen von Radiologen riesig (2,3 cm in den Spinalkanal hineinragend) und operationspflichtig gewesen wäre. Ich überwand operationsfrei alle Erkrankungen – ohne dass Schäden zurückblieben. Zudem transformierte ich geistig zahlreiche emotionale Blockaden, Schockerlebnisse und Traumatisierungen.

Durch jedes einzelne Ereignis habe ich Dinge erfahren, die mein Bewusstsein erweiterten und mich tief in die Ursachen und die Heilung dieser und anderer Erkrankungen führten. Ich bin sozusagen vor allem bei meinem eigenen Leben in die Lehre/Ausbildung gegangen um das zu lernen, was ich heute in der Praxis anwende. Dadurch entstand meine Überzeugung, dass es vor allem die Liebe in körperlichen, emotionalen und geistigen Bewusstseinsaspekten ist, welche die Basis für natürliche Selbstheilung ist. Dies schließt die Erkenntnis ein, dass man sich als das vermeintliche „Opfer" irgendeines äußeren Umstandes sehen sollte. Zielführend ist es, besonders in Krisensituationen den Optimismus nicht zu verlieren und die Überzeugung aufrecht zu erhalten, dass sich eine konstruktive Lösung finden wird. Ich bin überzeugt, dass die meisten Herausforderungen des Lebens letztlich für unsere Weiterentwicklung und das geistige Wachstum dienlich sind.

„Gesundheit ist die Liebesbeziehung zwischen allen Organen des Körpers"

Platon
(griechischer Philosoph, 428 – 348 v. Christus)

Manifestationsfähigkeiten

Ich denke das dieses relativ lange Kapitel in gewisser Hinsicht das Herzstück dieses Buches ist, um zu verstehen, wie Gesundheit ausrechterhalten wird und welche Voraussetzungen es gibt, damit eine Erkrankung ausheilen kann.

Hier werden einige grundsätzliche Dinge angesprochen, wie Manifestation, die Erschaffung von Realität und die Gestaltung des Lebens funktionieren. Mit dem Begriff Manifestation meine ich hier alle Lebensbereiche, angefangen bei vergleichsweisen banalen Dingen, wie Essen zu kochen, über Erfindungen bis hin zu außergewöhnlichen, wundersamen Erfahrungen, die nur wenige Menschen bisher gemacht haben. Ich werde mich an dieser Stelle nicht nur auf den körperlichen oder Gesundheitsbereich beschränken. Meine Fähigkeit, mein Gesicht im Alter von 18 Jahren wieder komplett neu aufzubauen oder die Fähigkeit über 9,5 Monate hinweg nichts zu essen, auf die ich später zu sprechen kommen werde, sind Beispiele eher ausgewöhnlicher Manifestationserfahrungen.

Zur Begriffsklärung weise ich darauf hin, dass bezüglich der Zukunftsrealität ein sehr großer Unterschied zwischen „Erwartungen haben" und „Manifestation" besteht. „Erwartungen" beinhaltet den Begriff „Warten" und die Lebenserfahrung vieler Menschen ist, dass manchmal *„Erwartungen enttäuscht werden"*. In dieser Volksweisheit ist der Begriff der „Täuschung" beinhaltet. Ich habe mich in meinem Vorgehen zur Befriedigung eines Wunsches getäuscht. Denn es ist eine Zukunftsprojektion und man wartet insofern jeden Tag quasi neu auf die Befriedigung der Erwartung. Daher ist eine „Erwartungshaltung" für mich nicht zweckdienlich, zumindest nicht innerhalb meiner Definition, da sie eine Art Zukunftsprojektion darstellt, die nicht unbedingt etwas mit der heute gefühlten, tatsächlichen Alltagsrealität zu tun hat.

Anders verhält es sich mit dem heutzutage leider selten benutzen Begriff „Manifestation“, der aus dem Lateinischen „manifestare“ als „offenbaren oder sichtbar machen“ übersetzt werden kann. Damit verbunden ist die Anerkennung der Tatsache, dass ein Manifestationswunsch bereits jetzt im Moment als Potential, möglicherweise noch unsichtbar im feinstofflichen Energiefeld, vorhanden ist und durch mein Bewusstsein im Sinne einer Schöpfung gelenkt und damit sichtbar und erlebbar gemacht werden kann. Ich bin der Auffassung, dass alles, was erdacht werden kann, grundsätzlich auch manifestiert werden könnte. Einige Physiker sprechen in dem Zusammenhang auch von „Nullpunktenergie“ und meinen vermutlich von der wissenschaftlichen Seite her betrachtet das Gleiche, was meine geistige Sichtweise hier ist. Zudem gilt der Grundsatz, dass die Schöpfung ein mit Worten nur unzulänglich zu beschreibendes, wahres Wunderwerk darstellt. Albert Einstein sagte zu dem Thema: *„Alles ist Energie, und dazu ist nicht mehr zu sagen. Wenn du dich einschwingst in die Frequenz der Wirklichkeit, die du anstrebst, dann kannst du nicht verhindern, dass sich diese manifestiert. Es kann nicht anders sein. Das ist nicht Philosophie. Das ist Physik.“*

Menschen manifestieren permanent Gedanken und treiben den Schöpfungsprozess an. Das meiste davon unbewusst, das wenigste bewusst mit fokussierter Willenskraft. Denken wir an den Körper, so erfolgt die Manifestierung eines gesunden Körpers prinzipiell automatisch – bereits vorgeburtlich im Bauch der Mama. Zu diesem Zeitpunkt galt für die meisten Menschen: „Der Körper liebt mich und ich liebe meinen Körper." Das ist die beste Basis für ein gesundes Heranwachsen, vor allem wenn die Liebe der Eltern ebenfalls spürbar ist. Bereits jetzt entstehen geniale Körpervorgänge wahrhaft künstlerischer Schöpfung, die später als regelrecht „banal" angesehen werden. Wer hat schon einmal bewusst darüber nachgedacht, dass Fingernägel oder Haare wachsen sollen oder wie die Verdauung funktioniert.

Bezüglich Behinderungen und Fehlentwicklungen bereits im Mutterleib ist meine respektvolle Überzeugung: Wer kann schon sagen, was die mit diesem neuen Erdenwesen verbundene Seele sich als Lebensplan vorgenommen hat, welchen Erfahrungen und welchen Einschränkungen sie sich bewusst unterziehen möchte? Ich habe manchmal die dankbare Aufgabe Menschen zu der Quelle ihres Bewusstseins und zum Zeitpunkt der Planung der Inkarnation in die Welt zu führen. Hierdurch habe ich genügend Anhaltspunkte in Behandlungen erhalten, dass gewisse Einschränkungen oder körperliche Beeinträchtigungen bewusst vor der Inkarnation geplant wurden. Selbstverständlich kann ich nicht abschätzen für welchen Prozentsatz von Menschen das gilt, aber es zeigt auf, dass beispielsweise eine Behinderung nicht vorschnell bewertet werden sollte. Dieser Mensch ist möglicherweise viel bewusster und weiter entwickelter als andere, insbesondere was seine Fähigkeit zu bedingungsloser Liebe anbelangt, so dass er ein wunderbarer Lehrmeister für sein Umfeld sein kann.

Die Wissenschaft geht heute von bis zu 100 Billionen Körperzellen (die jeweils u.a. aus Milliarden Proteinen bestehen) aus, die alle in Perfektion und Harmonie gesteuert werden. Es gibt also sozusagen in unserem Bewusstsein eine Dirigentin, welche diese Funktion übernimmt. Diese Steuerung übersteigt mein logisch-analytisches Vorstellungsvermögen und ich bin daher sehr dankbar, dass ich mich nicht bewusst und aktiv mit diesem Prozess auseinandersetzen muss. Körperlich wird das allermeiste vollkommen automatisch und unbewusst im Sinne eines Autopiloten manifestiert. Jede Zelle ist von Bewusstsein beseelt, dessen Quelle für mich mit dem Begriff „göttlich“ am besten beschrieben werden kann. Und dieses Zellbewusstsein ist miteinander vernetzt, es verwaltet die vielfältigen Körperprozesse quasi autonom. Man denke an Herzschlag, Verdauung oder Atmung – bewusst gesteuert wäre man wohl schon innerhalb von Minuten in einem nicht mehr sehr leistungsfähigen Zustand oder hätte zumindest keine Zeit sich mit anderen Dingen zu beschäftigen.

Diese Steuerung ist der heutigen Computertechnologie weit voraus und im Gegensatz zu Maschinen kann sie im Sinne einer lebendigen, liebevollen Weisheit Leben einhauchen. Sie bringt einen Lebensrhythmus hervor anstatt eines stupiden, monotonen Taktes. Einzugreifen braucht man in die Steuerung des Körpers – solange er gesund ist – normalerweise nicht. Und – darauf werde ich später noch zurückkommen – viele chronische Erkrankungen sind kein Fehler des Systems, sondern das absichtsvolle Hervorbringen eines Symptoms, um den Betroffenen beispielsweise auf einen emotionalen Konflikt oder energetische Störungen hinzuweisen. Ich habe Grund zu der Annahme, dass zumindest bei chronischen Erkrankungen meist immer noch eine Perfektion der Steuerung zum Ausdruck kommt und es sich keinesfalls um einen Fehler im System handelt. Ich möchte hier niemandem – schon gar nicht kranken Menschen – in Überheblichkeit zu nahetreten. Das liegt mir vollkommen fern, da es mir nur um die grundsätzlichen Voraussetzungen für eine Heilung geht. Und hier beinhaltet mein Weltbild, dass Dinge sich nur manifestieren können, wenn eine Absicht das „erste Samenkorn" ist. Wer oder was auch immer diesen Gedanken in die Welt gebracht hat, denn sie können beispielsweise durchaus aus feinstofflichen Dimensionen wie ein Gedankenblitz ins Bewusstsein „einfallen".

Um vorab etwas besser zu verstehen, warum zu irgendeinem Zeitpunkt der Körper Krankheiten/Störungen hervorbringen kann und wie diese dann wieder beseitigt werden können, sollen an dieser Stelle die Grundlagen einer jeden Manifestation etwas beleuchtet werden. Denn auch hier gilt das Gesetz von Ursache/Wirkung und Resonanz.

Tatsächlich ist alles, was existiert, am Anfang ursprünglich ein Gedanke. Ganz offensichtlich ist das bei Alltagsgegenständen erkennbar, wie Kleidung. Ein Designer erdenkt ein Kleidungsstück, dann erfolgt das „Durchdenken" der technischen Umsetzung bis hin zum fertigen Produkt. In diesen Lebensbereichen ist der logisch-analytische Verstand sehr nützlich, um das gewünschte Ziel zu erreichen. Für den Erfolg des Produktes ist jedoch auch das Gefühl, die Empfindung und die Emotion des Designers während der Produkterstellung und der geistigen Visualisierung von entscheidender Bedeutung. Hier wird bereits an einem simplen Beispiel deutlich, dass verschiedene Bewusstseinsaspekte für die Erschaffung eines Gegenstandes erforderlich sind. Ist der Schöpfer dann auch noch mit dem Herzen dabei, wird in das Projekt eine wirkliche Begeisterung und Leidenschaft hineingebracht – für mich ist dies der wichtigste Aspekt für die Qualität des Endproduktes, auch wenn nachfolgend ein wirtschaftlicher Erfolg damit noch nicht unbedingt garantiert ist.

Für das Produkt braucht es Materialien. Und diese Stoffe, so lehrt uns die moderne Physik, sind aus winzigen Teilchen erschaffen (Molekülverbindungen, Atome, Elektronen, Neutronen, Protonen, Quarks etc.), die in letzter Konsequenz aus Energie entstehen. So wie ich das geistig wahrnehme, entstand und entsteht alle Materie und jeder Stoff, den wir kennen aus feinstofflicher Energie. Und je häufiger etwas erschaffen wird, umso einfacher geht es. Man kennt dies z.B. aus der Kristallforschung: Wird ein neuartiger Kristall gezüchtet, dauert das anfangs sehr lange und wird dann mit „Nachzüchtungen" immer einfacher. Erklärbar wird dies über das Kollektivfeld des Bewusstseins. Wenn immer mehr Leute dasselbe Ziel „erdenken", dann wird die Eintrittswahrscheinlichkeit für die Manifestation erhöht und die tatsächliche Umsetzung immer schneller. Ich denke, dass diese Tatsache in der Welt leicht erkennbar ist.

Heute erstellen wir die Produkte meist aus Rohstoffen. Diese sind bereits fertig „erdacht", teilweise seit Millionen von Jahren – aber es ist wichtig zu verstehen, dass auch diese heute als ganz selbstverständlich angesehenen Rohstoffe ursprünglich aus feinstofflicher Energie „erdacht" wurden. Nennen wir es „Schöpfung". Man schöpft aus dem bereits feinstofflich Erdachten und Vorhandenen. Dieser wundersame Prozess ist den meisten Menschen nicht bewusst, aber ALLES was auf der Erde existiert, ist das Ergebnis eines Schöpfungsprozesses, in gewisser Hinsicht eine Art technisches Design der irdischen Umwelt. Die derzeitigen Menschen verwenden viele Dinge der Erde für neue Produkte, scheinen aber vergessen zu haben, dass vor ihrer Zeit die Grundstoffe, Elemente, Mineralien, Natur und Lebewesen .... durch Gedanken erschaffen wurden. Selbst die Körper der Menschen sind „erdacht worden" und haben ein atemberaubendes Design.

Ich kann die Frage nicht beantworten, wer dies getan hat, aber die Philosophen und Religionen haben seit Hunderten von Jahren diverse Sichtweisen hierzu: Über die Schöpfungsgeschichte der Erde in sieben Tagen (Genesis), himmlische Mächte, Gott oder die Götter, bis hin zur Erweckung des Adam durch den göttlichen Funken, was in dem berühmten, wunderbaren Michelangelo Bild in der Sixtinischen Kirche im Vatikan zum Ausdruck kommt.

Ich kenne zwar die Details der Vergangenheit der Menschheits- und Erdgeschichte nicht ausreichend, bin aber der absoluten Überzeugung, dass das Design der Welt bewusst „erdacht" wurde und die Erde nicht zufällig aus einer „Ursuppe" entstanden ist. Für mich existieren Wesenheiten aus wahrhaft himmlischen Ebenen, die den meisten Menschen im Bewusstsein weit voraus sind und die zur Manifestation beliebiger Dinge aus reiner Energie in der Lage sind. Ob der Leser als Quelle nun das Universum, das Göttliche, das Himmlische, das Quantenfeld, Erzengel oder andere bewusste Wesen ansieht, ist in der Praxis kaum relevant. Wir sind als Menschen hier auf der Erde, weil etwas, dessen Größe mit Worten nicht fassbar ist, diesen Prozess überhaupt erst möglich gemacht hat. Persönlich kann ich sagen, dass ich durch meine Nahtodeserfahrung von der Existenz der Engel absolut überzeugt bin und diese in den Heilbehandlungen meiner Patienten oft helfend liebevoll die Arbeit unterstützen – ja mitunter vielleicht sogar die Hauptakteure eines Heilungsprozesses sind. Das „Göttliche" als Wesenheit zu definieren werde ich erst gar nicht versuchen zu definieren, da es in seiner allumfassenden Größe für mich jenseits des menschlichen Vorstellungsvermögens liegt und unmöglich mit dem limitierten logischen Verstand fassbar ist.

„Ich betrachte Bewusstsein als grundlegend.
Ich betrachte Materie als Derivat des Bewusstseins.“
Max Planck (Deutscher Quantenphysiker, 1848-1947)

Kommen wir zurück zu der Fähigkeit des Menschen, Dinge bewusst oder unbewusst zu manifestieren. Im Alltag machen wir das täglich und in vielen Lebensbereichen geht es uns leicht von der Hand. Denken wir beispielsweise ans Kochen – wer regelmäßig kocht wird es als Leichtigkeit ansehen, ein geschmackvolles Essen zuzubereiten. Oder Haare wachsen lassen, extrem Vieles manifestiert sich unbewusst automatisch ohne eine bewusste, fokussierte Willensanstrengung, da ein ursprüngliches (Wiederholungs-)Programm diese Arbeit übernimmt. Das gilt vor allem für körperliche Steuerungs- und Regenerationsprozesse.

Die Basis jeglicher Manifestation hatte ich oben bereits angedeutet:

Bewusstsein <u>und</u> Energie kreieren Realität.
Energie folgt dem Bewusstsein.

Dies ist eines der wichtigsten Naturgesetze im Universum. Energie kann in diesen Fall entweder feinstofflich oder bereits stofflich (gegenständlich) sein.

Daneben gilt als weiteres Naturgesetz:

Jeder Mensch darf seinen Willen frei ausdrücken.
(Dies ist das höchste Versprechen, das über allem thront.)

In der Summe bedeutet dies, dass jeder Mensch grundsätzlich nach Belieben das Erschaffen kann, was er erschaffen möchte. In der Praxis wird das allerdings bei den meisten Menschen stark limitiert. Dies liegt vor allem an der Unfähigkeit des Einzelnen, auf allen Bewusstseinsebenen klar und eindeutig zu sein. Mehr dazu später. Und es liegt an der Tatsache, dass als das Gesetz des Karmas gilt:

Du erntest, was Du säst.

Oder nach der Überlieferung von Apostel Paulus:

„Was der Mensch sät, das wird er ernten.
(Galater 6,7)"

Auf was ich hiermit hinaus möchte sind die irdischen Begriffe der Ethik und Moral – und darüber hinaus. Doch es gibt gleichzeitig den freien Willen alles tun zu können, was auch brutale und lieblose Dinge miteinschließt.

Derzeit wird von Vertretern der Quantenphysik (aus meiner Sicht korrekt) angenommen, dass die Erschaffung von Realität durch „die Beobachterrolle" eines menschlichen Bewusstseins gelenkt wird. Einige New-Age-Esoterik Ansätze interpretieren dies allerdings so, dass es im Rahmen der unzähligen Möglichkeiten des Universums (teilweise im Sinne von modelltheoretischen Parallelwelten) im Prinzip egal ist, wie man sich im Alltag entscheidet oder das man „alles" im persönlichen Leben manifestieren kann, wenn man nur richtig „wünscht". Andere postulieren, dass alles im Leben sowieso „vorherbestimmt" sei. Diese extremen „Philosophien" halte ich für nicht richtig.

Es mag in der Tat so sein, dass die dahinterstehenden (göttlichen) Naturgesetze der Schöpfung, als Prozess gesehen, nicht bewerten, ob eine Manifestation sinnvoll ist oder nicht. Zudem sind die Möglichkeiten des Universums tatsächlich als „grenzenlos" interpretierbar. Doch das menschliche Bewusstsein (mit seiner quantenphysikalischen Beobachterrolle) kennt und erlernt gesellschaftliche Moralvorstellungen, daher bewertet es Handlungen beispielsweise in nützlich oder unnütz. Und hier haben die Menschen dann auch unterschiedliche Ansichten bezüglich des „rechten Weges". Man könnte es auch so sehen: Dem Quantenfeld aller Möglichkeiten ist es vermutlich „gleichwertig" oder „egal", ob es Krieg gibt oder jemand gesund ist. Es wertet diesbezüglich nicht, sondern eröffnet lediglich Räume der Möglichkeiten, die den „Spielplatz" für menschliche Erfahrung darstellen.

Für den Einzelnen und ein Kollektiv von Menschen macht es im praktischen Leben jedoch einen gewaltigen Unterschied, denn es ist menschliches Bewusstsein, dass aus der unbegrenzten Vielfalt der Möglichkeiten im Universum bestimmte Dinge ins Leben bringt und auswählt. Viele Philosophen, wie z.B. Immanuel Kant (mit dem kategorischen Imperativ), haben sich daher mit den grundsätzlichen Fragen des Lebens beschäftigt, wie bei freier Wahl von Handlungsmöglichkeiten ein Zusammenleben vieler Menschen untereinander friedlich und freudvoll ermöglicht werden kann.

Das „Design" des Schöpfungsprozesses erklärt, warum es in der Welt grundsätzlich auch die negativen, dunkel anmutenden Kräfte und Handlungen gibt. Sie ergeben sich zwingend aus den freien Wahlmöglichkeiten jedes Einzelnen, der seine Wahl selbst vielleicht auch nicht beispielsweise als dunkel, sondern eher als lichtvoll ansieht. Im Regelfall ist ein (mental gesunder) Mensch im Alltag immer davon überzeugt, aus seiner Sicht richtig zu handeln und sieht das gegenüber seinen Mitmenschen als gerechtfertigt an. Alles ist hier relativ zu betrachten und von Gegenpolen gekennzeichnet, das ist das Wesen der menschlichen Erfahrung. Ich bin allerdings nicht der Auffassung, dass es zahlenmäßig (quantitativ im Sinne von „ein liebevoller Mensch" auf der einen Seite, ein „destruktiv veranlagter Mensch" auf der anderen Seite) ausgeglichen sein muss. In der menschlichen Erfahrung ist es ausreichend, wenn ein geistiger „Bezugspunkt" bekannt ist, beispielsweise was es bedeutet „nicht liebevoll zu handeln", um anschließend sein Handeln in Richtung „liebevoll handeln" anpassen zu können. Da das Göttliche immer die Vollkommenheit und Einheit widerspiegelt, gilt für die aus dieser Ebene geborene Liebe, die alles Bewusstsein sowie Zeit und Raum durchdringt, nicht die Notwendigkeit sich in eine Polarität aufzuspalten. Man könnte vielleicht sagen, dass die Liebe die Polarisierung im Sinne von „entweder/oder" in ein „sowohl/als auch" eint.

Bei der individuellen Bewertung von Handlungsoptionen im Alltag kommen vor allem (in der Kindheit und durch Eltern) konditionierte Grundüberzeugungen und Glaubenssysteme ins Spiel. Radio, Fernsehen, Zeitungen, Fehlinformationen und wirtschaftliche oder politische Systeme spielen ebenfalls eine große Rolle. Viele Konflikte in der Welt beruhten und beruhen im Kern auf bewusster Irreführung vieler Menschen, damit einige wenige Individuen Vorteile aus dem hieraus resultierenden Verhalten anderer ziehen können. Ein Blick in die Geschichte hat das immer wieder offenbart und es gilt bis heute in veränderter Form. Dies nur am Rande bemerkt. Andererseits gibt es jedoch auch „Hoffnung" im Sinne einer in das System eingebauter Selbstkorrektur im Sinne von Konsequenzen, die zu irgendeinem Zeitpunkt einen Ausgleich (der im Sine von „Gerechtigkeit" interpretiert werden kann) herstellen. Wirklich verstehen kann man dies erst durch die

Akzeptanz der Vorstellung, dass ein Mensch viele Leben auf der Erde führt. Für mich ist das – nicht zuletzt durch hunderte Rückführungen mit Patienten in frühere Leben – eine unumstößliche Tatsache. Ob diese Leben „gleichzeitig parallel" oder tatsächlich zeitlich hintereinander stattfinden – was Gegenstand quantenphilosophischer Gedankenexperimente ist – ist für diese Ausführungen erst einmal irrelevant. Wichtig ist die Erkenntnis, dass jedes Handeln Konsequenzen im grobstofflichen und feinstofflichen Bereich hat. Dies gilt sogar für Nichthandeln im Sinne von „Kopf in den Sand stecken und die Augen vor der Realität verschließen."

Ich möchte Verständnis dafür wecken, dass das Bewusstsein durch Fokussierung auf Dinge, Personen, Situationen etc. augenblicklich eine sogenannte Verschränkung eingeht und somit zum sogenannten Beobachter wird. Dieser Beobachter, so lehrt uns die Quantenphysik, definiert das Ergebnis und/oder beeinflusst die Umwelt augenblicklich. Manifestationen können nur durch Bewusstsein gesteuert bzw. hervorgebracht werden. Eine Sache ohne Bewusstsein, wie es zum jetzigen Zeitpunkt noch für Maschinen oder Roboter gilt, kann nichts aus sich selbst heraus manifestieren, sondern nur Programmierungen wiederholen. Da aber an Quantencomputer mit Neuronen (Nervenzellen) geforscht wird, könnte sich das in Zukunft ändern.

Wenn ein Mensch stirbt, wird er innerhalb der Todeserfahrung die prägenden Handlungen und Situationen seines Erdenlebens wie vor einem geistigen Spiegel sehen. Es ist eine sehr bewegende Erkenntnis, die mit Worten kaum zu beschreiben ist, denn die relevanten Situationen des Lebens werden gleichzeitig aus dem Blickwinkel aller beteiligten Menschen erfahren. In diesem Moment sind auch die Gefühle und Emotionen von allen zugänglich. Dieses Ereignis trägt intensiv zur Selbsterkenntnis bei. Man spürt selbst, was in anderen Menschen durch das eigene Denken und Handeln ausgelöst wurde. Für einen mitfühlenden, liebevollen Menschen, der sich so gut es ging in seinem Leben bemüht hat, mit anderen Menschen gut auszukommen und sie zu unterstützen, wird es eine sehr erhebende und freudvolle Erfahrung sein. Er wird die Liebe der Menschen als „Bonus“ spüren und aufnehmen, die er in seinem Erdenleben unterstützt hat. Nennen wir das vereinfacht „liebevolles Karma“. Ein Mensch, der sich eher durch ein vom Ego getriebenes Leben auszeichnete, der nach dem Motto agierte „Nach mir die Sintflut“ oder andere Menschen misshandelte und ausnutzte, wird in seinem Todesmoment eher unangenehme Wahrnehmungen haben. Er spürt die Gefühle und Emotionen der Menschen, die er verletzt hat, als Belastung – nennen wir es vereinfacht „nicht liebevolles Karma“. Wichtig ist aber, dass diese Erfahrung in keiner Weise eine Bestrafung darstellt, sondern der Erkenntnis und Weiterentwicklung dient.

An dieser Stelle wird es nun sehr schwer, mit Worten auszudrücken was nach Eintritt des Todes geschieht, zumal die weitere Entwicklung der betroffenen Seele auf ihrem Entwicklungsweg sehr individuell ist. Für dieses Kapitel, das sich mit Manifestation von Gedanken beschäftigt, reicht an dieser Stelle folgende vereinfachte Darstellung:

Wenn die Seele den sterbenden Körper verlassen hat, wird sich durch den Todesmoment erst einmal nur wenig verändern. Man wird nicht plötzlich weise oder erleuchtet, nur weil man stirbt. Da jeder Mensch etwas anderes darunter versteht und die Begrifflichkeiten oft nicht einheitlich definiert sind: Mit der Seele meine ich den Teil des Bewusstseins oder des Geistes, der nach dem körperlichen Tod immer noch vorhanden ist und der die Essenz dessen darstellt, was der Mensch tatsächlich ist. Für den Menschen ist in das System vieler Leben eingebaut, dass man die wesentlichen Dinge, die man „gesät" hat, nach dem Tod anschauen muss. Prinzipiell ist es egal, ob man diese als „positiv" oder „negativ" betrachtet. Da man die Umstände vollumfänglich aus dem Blickwinkel aller Beteiligten gespiegelt bekommt und sich hierdurch beispielsweise Missverständnisse erklären und tiefere Wahrheiten erkennbar werden, löst sich sofort ein Teil der „positiven" oder „negativen" Einschätzung auf. Die Ereignisse werden transformiert und die Einschätzung richtet sich mehr nach den Gesichtspunkten „zweckdienlich" oder „nicht zielführend".

Gleichzeitig erfolgt mit dieser Art „Innenschau oder Erkenntnis-Moment" die Grundlage für ein weiteres Erdenleben. Man erkennt sich selbst als Urheber gewisser Umstände, insbesondere in anderen Menschen und trifft daraufhin Entscheidungen, ob und wie man ähnliche Situationen in einem zukünftigen Leben angehen würde. Es ist ein wenig wie in der Schule, nur dass man selbst darüber entscheidet, ob man in die höhere Stufe versetzt werden kann oder ob man die Klasse noch einmal wiederholen möchte, um bestimmte Emotionen, Charakterprägungen oder Herausforderungen noch einmal menschlich zu durchleben. Eigentlich ist es mehr als Spiel gedacht, aber wir Menschen haben uns weitgehend etwas zu ernst in diesem Spiel der dichten Materie „verzettelt" bzw. wurden dahingehend manipuliert, was hier nicht weiter ausgeführt werden soll.

Ich möchte an dieser Stelle betonen, dass man den Evolutionsweg über viele Leben hinweg erleichtern und verkürzen kann, wenn man sich für den Weg der Liebe entscheidet. Für mich, der ich eine sehr besondere Beziehung zum Christusbewusstsein habe, ist der Lebensweg Jesu und seine Worte in vielerlei Hinsicht ein Ansporn für die Ethik und Moral meines Lebens. Auch wenn es vor zweitausend Jahren eine andere Zeit war, sind Worte wie *„Liebe Deinen Nächsten, wie Dich selbst"* eine aus meiner Sicht zeitlos anzustrebende Lebenseinstellung. Mir ist bewusst, dass man die biblischen Texte bezüglich des Lebens Jesu nicht 1:1 wortwörtlich interpretieren kann, da sie zuerst aus dem Aramäischen mündlich überliefert wurden, in einer Zeit in der die Anhänger Jesu noch der Christenverfolgung unterlagen (bis ca. im Jahre 313 n.Chr.), und anschließend im Mittelalter in den Klöstern eine zusätzliche „Anpassung" zahlreicher Bibelstellen erfolgte (u.a. was die Stellung der Frau anbelangt). Dennoch stellen diese Überlieferungen, vor allem zwischen den Zeilen, eine lebens- und gesundheitsfördernde Wahrheit bzw. eine Weisheitslehre dar.

Mit dem Herzen lässt sich normalerweise schnell erfühlen, welche Handlungen für mich und meine Mitmenschen zweckdienlich sind – und welche nicht förderlich sind. Wichtig ist mir an dieser Stelle nur die Erkenntnis, dass über uns nach dem Tod nicht „gerichtet" wird, sondern dass wir unser eigener Richter im Sinne einer Selbstreflexion sind. Würde über uns „gerichtet" werden, dann wäre das Gesetz des freien Willens nicht erfüllt – daher erfolgt es auch nicht. Es stehen uns aber jederzeit geistige Berater/Engel zur Verfügung, wenn uns etwas unklar ist oder wir Hilfe benötigen. Diese Geistwesen dürfen aber nur auf unsere Bitte hin tätig werden – denn sonst würden auch sie „ungebeten" in den freien Willen eingreifen.

Diese besondere Form der Selbstreflexion sollte aber nicht leichtfertig als banal abgetan werden. Sie ist die treibende Kraft in der seelischen Entwicklung und bestimmt unseren Lebensweg und die Personen, auf die wir treffen, zu einem erheblichen Maße - über sehr viele Leben hinweg. An dieser Stelle möchte ich daher bereits ein Votum dafür abgeben, Ärger und Zwistigkeiten mit Mitmenschen während des Lebens in Ordnung zu bringen oder zumindest einseitig „Frieden" mit gewissen Umständen zu schließen. Denn es ist erheblich schwerer, nach dem Tod des Körpers aufgrund einer Erkenntnis plötzlich eine „Wiedergutmachung" zu ersehnen. Möglicherweise wird dies erst in einem erneuten Leben umzusetzen sein und erfordert dann die Mitarbeit von mehreren Beteiligten. Im Prinzip ist die Selbstreflexion auch während des Lebens bereits ein wertvoller Partner, um Konflikte und Störungen effektiv aus dem Weg zu schaffen. Je nach Bewusstseinszustand ist es in einer Art Meditation oft leicht, sogar die Gefühle der beteiligten Menschen zu erspüren – ganz ähnlich der Lebensrückschau nach dem Tod. Ich mache das beispielsweise oft mit Patienten um Konflikte bzw. diesbezügliche Energien zu transformieren. Hierbei ist ein sehr wichtiger Bereich, Schuld- oder Schamgefühle bestmöglich aufzulösen. Denn diese können einem Menschen lange „nachhängen" und sein Leben bedeutend einschränken bzw. mitbestimmen. Hierzu gehören auch alte Eide und Gelübde, die in Vorleben auf „ewig" geschworen wurden.

Ich versuche hier Komplexes mit einfachen Worten auszudrücken. Im Allgemeinen ist es für einen selbst das Beste, wenn man sich bemüht, im aktuellen Leben Konflikte aufzulösen und Liebe dorthin zu bringen, wo man sich hasst oder wo Unverständnis durch Liebe in Gemeinsamkeit transformiert werden kann. Mir ist bewusst, dass es hierzu den Willen aller Beteiligten braucht und dass dieser nicht immer vorhanden ist. Dann sollte der eigene

Teil zur Heilung eines Konfliktes beigetragen werden und der Rest im Sinne einer Akzeptanz erlittenen Unrechts beiseitegelegt und **gesegnet** werden, ohne Groll, Wut, Rachegedanken oder Schuldgefühl. Denn die Sichtweise „Auge um Auge, Zahn um Zahn“, die Jesus in seiner berühmten Bergpredigt bereits als nicht sinnvoll erwähnt hat, bringt die Beteiligten nur immer und immer wieder im Rad der Wiedergeburt in die gleichen Situationen. Das ist nicht zielführend, sofern das Wachstum der Seele und des Bewusstseins angestrebt wird.

Dieser Selbstreflexions-Prozess, der dann die entsprechenden Umstände in zukünftigen Leben maßgeblich beeinflusst, ist aus meiner Sicht genial. Denn er führt – bei allem Klagen über karmische Verstrickungen – am Ende vieler, vieler Erdenleben dazu, dass man sich immer weiter in Richtung der Nächstenliebe entwickelt. Die eigene Seele möchte das so, damit man sich immer mehr aus den Verstrickungen alter („negativer“) Erfahrungen befreit. Könnten wir alle unsere Leben wie auf einem Schachbrett anschauen, würde das Spiel komplett Sinn machen. Ein Problem oder Leiden ergibt sich im Leben meist daraus, dass wir den Nutzen einer Erfahrung im Kontext vieler Leben nicht erkennen können – für die meisten zumindest solange sie leben. Dann entstehen Gefühle wie sich ungerecht behandelt zu fühlen oder Wut über die Lebensumstände, in denen man sich befindet. Würde der Betroffene das Ganze – geistig betrachtet – komplett sehen können, würde er den Nutzen der Situation erkennen. Beispielsweise könnte er einen problembehafteten Menschen liebevoll anerkennen und ihm vielleicht helfen, bestimmte Dinge zu lösen.

Es gilt hier:
Das, was Du Dir für Dich selbst wünscht –
das bring in anderen hervor, die es sich wünschen.

Die in der Lutherbibel zitierte Redewendung „Geben ist seliger als Nehmen" (Apostel 20,35) deutet in die gleiche Richtung. Es ist der Bewusstseinszustand, es für andere freigiebig manifestieren zu wollen, der den Egoismus transzendiert. Auch die psychologische Forschung hat bereits erkannt, dass die größte Freude durch Handlungen entsteht, die Freude in anderen Menschen auslösen oder ein freiwilliger Dienst am Nächsten sind. Daher ist ein „Altruismus" im Sinne von „Nächstenliebe" für mich selbst von Vorteil. Das bedeutet aber keinesfalls die „Aufopferung für andere Menschen" oder etwas abzugeben, was ich selbst dringend benötige bzw. nicht ausreichend zur Verfügung habe. Eine derartige Handlung ist aus meiner Sicht falsch verstandene Nächstenliebe, führt mittelfristig zu Frust/dem Gefühl von Ungerechtigkeit und ist vermutlich der schnellste Weg zum Unglücklichsein. Dies kann mitunter dann zum „Burnout" führen. Wenn jeder hingegen aus seiner Fülle und dem Überfluss des Lebens heraus anderen Menschen etwas abgeben oder schenken würde, dann wären alle Menschen reich beschenkt. Vermutlich bekäme jeder das im rechten Maß, was er oder sie gerade benötigt. Zudem wären die Menschen in Resonanz zu „Überfluss" und „Güter miteinander teilen zu wollen". Das wäre wirklich ressourcenschonend und nachhaltig. Staatliche Umverteilung und Sozialsysteme würden dann zunehmend überflüssig werden. Ich halte dies auch nicht für weltfremde „Spinnerei", sondern für das langfristige Ziel im gesellschaftlichen Leben weltweit, um die derzeit bestehenden, teilweise großen, Probleme einer Lösung zuzuführen. Die Ressourcen der

Erde langen bei gerechtem Teilen und vernünftigem Leben im Einklang mit Mutter Natur aus meiner Sicht leicht für alle in der Welt lebenden Menschen.

Ich hoffe, mit diesen kurzen Ausführungen genügend Anhaltspunkte dafür geliefert zu haben, dass ein egoistisches Leben der geistigen Entwicklung schaden kann. Im Laufe des Lebens sehr wenig oder keine Liebe für die Mitmenschen zu empfinden bleibt nicht folgenlos, auch wenn diese Menschen vermeintlich innerhalb ihres jetzigen Lebens noch zu den vermeintlichen Gewinnern zählen können. Aber äußerlicher Reichtum, der beispielsweise durch Raffgier und Egoismus erwirtschaftet wurde, zählt am Ende des Lebens nichts. „Das letzte Hemd hat keine Taschen". Das Einzige, das man mitnehmen kann, ist die Bewusstseinsentwicklung. Ein Mensch, der die Liebe zum Nutzen anderer lebt und der an seinen identifizierten Charakterschwächen arbeitet, wird am Ende der wahre Gewinner sein. Denn sein Bewusstsein hat sich weiter entwickelt – raus aus den niederen Emotion wie Geiz, Neid, Eifersucht, Gier, Besitzanspruch, Narzissmus etc. mit dem Endziel der reinen, bedingungslosen Liebe, das die Grundlage für den Aufstieg in höhere Lichtdimensionen darstellt. Die Erde ist bei weitem nicht die einzige „Welt" in der ein Bewusstsein existieren kann. Sie ist als blauer Planet wunderschön, aber es gibt auch andere – auch weniger materielle und in höheren geistigen Bereichen angesiedelte – „Welten", in die ein menschliches Bewusstsein sich entwickeln kann.

Warum sind die hier dargestellten Aspekte rund um Karma und Tod so wichtig?

Ich hatte begonnen, über Manifestation zu sprechen und den freien Willen als höchstes Gesetz erwähnt.

Viele kennen die Vorgehensweise, sich beispielsweise einen Parkplatz beim Universum zu bestellen – und bekommen diesen dann meistens auch. Selbstverständlich können unsere Gedanken bzw. unser Bewusstsein große zielerreichende Auswirkungen auf derartige Alltagsprobleme haben. Der moderne Physiker würde hier vielleicht von der Beobachterrolle im Quantenfeld sprechen, aber das ist mir an dieser Stelle zu komplex für eine verständliche, pragmatische Erklärung. Die meisten Menschen dürften die Erfahrung gemacht haben, dass bei eher einfachen Problemen der Wunsch/die Visualisierung letztlich oft die Lösung bringt.

Bei komplexeren Wünschen von größerer Tragweite, insbesondere falls Emotionen involviert sind (Partnerschaft, Familie, Arbeit...), wird der Wunsch oftmals nicht so leicht erfüllt. Es ist dann sehr viel wahrscheinlicher, dass die meisten Menschen nicht das bekommen, was sie sich wünschen. Zumindest nicht immer und manchmal bekommen sie sogar das Gegenteil. Woher kommt das? Es hat vielfach mit dem Karma zu tun. Den wirklich vollkommen freien Willen zur Manifestation von allem, was ich mir wünsche, gibt es erst nach der Auflösung karmischer Verstrickungen. Denn für die Manifestation ist nicht nur fokussierte Willenskraft, Logik und ein Gefühl der Realisation erforderlich, sondern auch die Mithilfe anderer, höherer Bewusstseinsaspekte. Und in diesem Zusammenhang ist das die „Chefin". Sollte es – aus welchen Gründen auch immer – aus der Warte höheren Bewusstseins aus gesehen nicht zweckdienlich sein, etwas zu manifestieren, dann wird es nicht geschehen. Ein Mensch ist geistig sehr viel größer als sein analytischer Verstand und seine Emotionen/Gefühle.

Das Erschaffen von Realität folgt dieser Regel:

Bewusstsein und Energie = Manifestation

Auch wenn es schwer vorstellbar ist, aber die Energie ist feinstofflich immer ausreichend vorhanden, hier liegt nicht der limitierende Faktor. Der entscheidende Faktor ist das Bewusstsein und dieses hat verschiedene Ebenen, die alle am „gleichen Strang ziehen" müssen. So kann sich eine Sache beispielsweise nur dann manifestieren, wenn ich sie mir vorstellen kann.

Außerdem dürfen keine emotionalen Störfaktoren vorhanden sein.

Beispiel:

Sollte ich einmal in diesem Leben mit einer rothaarigen Frau eine unangenehme emotionale Erfahrung gemacht haben, kann dies dazu führen, dass in einem späteren Lebensabschnitt bei der Begegnung mit einer anderen rothaarigen Frau mein Unterbewusstsein mich emotional so beeinflusst, dass ich dieser Frau keine Chance geben werde, einen Platz in meinem Leben einzunehmen. Selbst wenn es die passendste Partnerin auf der ganzen Welt für mich wäre – das Unterbewusstsein kann sehr machtvoll aufgrund konditionierter negativer emotionaler Erfahrungen aus der Vergangenheit in mein Leben hinderlich eingreifen. Sehr häufig werden willkürlich Merkmale wie rote Haare mit „Gefahr" verknüpft.

In der Psychologie ist das als klassische Konditionierung bekannt. Das wohl berühmteste Experiment dazu ist der „Pawlowsche Hund“[2]

Derartige emotionale Störfaktoren sind vermutlich einer der größten Verhinderer von Manifestationen. Ich werde rund um Heilungsaspekte darauf zurückkommen, aber als Beispiel bereits erwähnen, dass viele Fälle von ungewollter Kinderlosigkeit ihre Ursache im emotionalen Bereich haben.

Als nächstes benötigen wir die mentale Ebene, die ich als fokussierte Willenskraft umschreiben möchte. Je nach Ausmaß und Schwierigkeit der Manifestation wird eine erhebliche Willenskraft benötigt, die nicht immer im notwendigen Maße bereits entwickelt ist. Für bestimmte Projekte braucht es einen „langen Atem“ , sprich eine auf Dauer angelegte Willensanstrengung. Ich denke ich muss nicht besonders betonen, dass der unbewusste Gegenspieler „innerer Schweinehund“ auch durchaus stärker als bewusste, beständige und fokussierte Willenskraft sein kann. Meiner ist zuweilen ein innerer „Schweine-fant“ und ich arbeite daher beständig daran, die Willenskraft und deren Fokussierung im Alltag noch weiter zu verbessern.

Neben der Willensanstrengung und dem Fokus braucht es zwingend das Gefühl, dass die Manifestation bereits bewirkt ist. Keine komplexere Manifestation wird sich ereignen, wenn sich nicht das Gefühl bzw. die Empfindung hervorbringen lässt, das Ziel wäre sei bereits bewirkt oder zumindest im „Möglichkeitsraum des Quantenfelds“ vorhanden. „Wahrnehmung“ ist möglicherweise auch ein guter Begriff: Es als „wahr“ anzunehmen, dass etwas bereits in der

2 https://de.wikipedia.org/wiki/Klassische_Konditionierung

Entstehung begriffen ist. Dies ist möglicherweise der schwierigste Teil des Manifestationsprojektes, denn der logische, analytische Verstand wird den Versuch meist mit den Gedanken begleiten: „Es ist ja noch nicht da, ich sehe es nicht, daher geht es nicht etc....".

Hier gibt es viele Wege den Verstand regelrecht zu überlisten. Dies beginnt bereits damit, dass ich den Wunsch nicht in die Zukunft projiziere. Für die Manifestation ist die Gegenwartsform wichtig – ich hatte bereits im Vorwort erwähnt, dass die Worte **„Ich bin"** sehr kraftvoll sind. Sie schließen das wirklich authentische, wahrhaftige, eher intuitive Gefühl, das oft im Herzen als Leidenschaft wahrgenommen wird, automatisch mit ein. Manifestationen zu wünschen mit dem Gedanken „Ich will..." oder „In der Zukunft will ich..." sind nicht zielführend, weil ich dann sozusagen das Ziel die ganze Zeit vor mir herschiebe.

Wenn wir den Aspekt der Manifestation von Gesundheit betrachten, so zeigt sich hier auch, dass es wesentlich einfacher ist, die bereits vorhandene Gesundheit zu erhalten – denn das kann ich mit Leichtigkeit fühlen und mir vorstellen – als eine vorhandene Erkrankung zu heilen. Hier kommen oftmals Angst und Sorge mit hinein und einige Dinge, welche die Heilung grundsätzlich erschweren. Daher benötigt man dann häufig Therapeuten, die den Zweifel zerstreuen und die vielleicht vorübergehend den Optimismus mitbringen, den der Patient verloren hat. Ich bin daher ein großer Freund der Lebenseinstellung, seinem Körper jeden Tag für sein Wunderwerk zu danken und ihn zu bitten, weiterhin gesund und fit den Lebensweg zu begleiten. Sollte er dann dennoch Krankheiten oder Beschwerden hervorbringen, dann dienen diese vermutlich dem Erkenntnisgewinn und der Weiterentwicklung. An etwas wie „zufällige Erkrankungen" kann ich nach meinen Erfahrungen nicht mehr glauben.

Zu guter Letzt benötigen wir für eine Manifestation auch die höchste Bewusstseinsebene, die man als geistig-seelisch bezeichnen könnte. Bei Manifestationsprojekten, die mit Leidenschaft und Freude angegangen werden, kann fast immer davon ausgegangen werden, dass diese Ebene mit „am Strang zieht". Dann liegen die Limitierungen im bereits vorher Genannten. Doch man kann auch Wünsche manifestieren wollen, mit denen diese Ebene nicht einverstanden ist, wie z.B. aus karmischen Gründen. Oder aus Weitblick, da von dieser Ebene erkennbar ist, welche Dynamik (z.B. ein Jobwechsel, Scheidung, Umzug etc.) dadurch entfaltet würde. Aber diese Ebene ist oft die leiseste und widersetzt sich oft nicht, wenn man sich „einbildet", etwas unbedingt manifestieren zu müssen. Dann werden halt die Konsequenzen zu tragen sein. Für die geistig-seelische Ebene ist das nicht weiter tragisch, einfach nur eine neue Lebenserfahrung – für den Betroffenen bedeutet dies aber häufig einen mühevollen Umweg, der nicht unbedingt beschritten werden müsste. In gewisser Hinsicht könnte man vielleicht sagen, dass diese Ebene sich dem freien Willen des Mentalen unterwirft und ihn gewähren lässt, solange das Ergebnis sich nicht allzu dramatisch im Leben bzw. auf den vorgeburtlich grob geplanten Seelenwunschweg auswirken wird. Sofern die Intuition bereits gut entwickelt ist, wird sie allerdings dennoch oft leise Hinweise geben, dass der mental ausgedachte „Plan" nicht besonders zielführend für den weiteren Lebensweg erscheint oder ein Umweg ist. Aber so wie manche Menschen beschwerliche Bergtouren lieben, kann ein beschwerlicher Umweg die Bewusstseinskräfte auch letztendlich stärken. Jeder darf, wie er oder sie mag und jeder hat jede Zeit der Welt, da das Leben unendlich ist. Wir wechseln lediglich bei Bedarf die Fahrzeuge = Körper.

Ich denke, dass in den Biographien mancher Erfinder das Gesagte offensichtlich wird. Hier kommt große Leidenschaft, Tüftlerfreude, Beharrlichkeit, Ausdauer verbunden mit Intellekt und starker Willenskraft zum Ausdruck. In gewisser Hinsicht herrscht völlige Hingabe an ein Manifestationsprojekt – und wird dann meist von Erfolg gekrönt. Doch auch hier gilt das Gesetz des Karmas: Wer beispielsweise Atomwaffen erfindet, der wird zu irgendeinem Zeitpunkt das ernten, was er sät. Mir ist es unerklärlich, warum angeblich 50 % aller Wissenschaftler direkt oder indirekt für das Militär forschen. Mein Bewusstsein würde sich niemals für derartige Dinge interessieren oder Lebenszeit darauf verschwenden sich zu überlegen, wie man effizient Menschen tötet. Die Folgen eines derartigen Tuns würde ich zumindest im Sinne meines persönlichen Karmas niemals tragen wollen. Aber dennoch darf jeder seinen Lebensweg frei beschreiten und so erklären sich bestimmte Zustände, die es derzeit in der Welt noch gibt.

Trotzdem ist es für mich nach wie vor schwer fassbar, warum alleine im Jahr 2017 die weltweiten (am Ende steuerfinanzierten) Rüstungsausgaben angeblich etwa 1,7 Billionen US$ umfassten. Für einen Bruchteil der Summe könnte dem Hunger in der Welt ein Ende bereitet werden und den Menschen Zugang zu Hygiene und sauberem Trinkwasser ermöglicht werden. Studien zufolge besitzen wenige Dutzend Menschen einen Großteil des Weltvermögens, man geht von bereits 50% mit steigender Tendenz in den letzten Jahrzehnten aus. Warum lassen wir als Kollektivbewusstsein „Menschheit" eine solche einseitige Umverteilung zu? Warum lassen wir uns durch mediale Einflussnahme in vermeintliche Feindbilder hineinsteuern, uns ängstigen und erkennen nicht die offensichtliche Wahrheit, dass ein kleiner Personenkreis, der sich für vielleicht auserwählt hält, die Geschicke der Politik und Wirtschaft zu seinem und nicht zu Gunsten des Großteils der Menschen lenkt (und der sich vermutlich auch nicht um das Wohlergehen unseres Planeten kümmert – obwohl einige dieser extrem reichen Personen sich regelmäßig in den Medien, die sie zum Teil auch kontrollieren oder besitzen, gerne als „Gut-Menschen" darstellen lassen)? Müssen diese Ereignisse in die Welt treten, damit ein „Aufwachen" stattfinden kann und kollektiv ein liebevollerer Weg für die Menschheit eingeschlagen wird?

Wir finanzieren vieles weltweit vor allem mit Steuern, die von den extrem reichen Menschen kaum oder nicht geleistet werden. Gäbe es keine sinnvolleren Verwendungsmöglichkeiten für Teile unserer Arbeitskraft als die Umverteilung zu den obersten 0,01 % der Menschheit? Ich bin sicher kein Sozialist, natürlich aber auch kein Freund des Turbo-Kapitalismus, in dem u.a. das von den Zentralbanken dieser Welt einigen wenigen Personen oder Institutionen überreichlich zur Verfügung gestellte Geld „Gott" ist und vor allem gesellschaftsschädigend für Finanzspekulationen verwendet wird, sondern ein Befürworter einer ausgeglichenen, sozialen und spirituell entwickelten Marktwirtschaft in der jeder möglichst das erreichen kann, wonach er aufrichtig und tatkräftig strebt. Das bedeutet auch, dass der Einzelne seine Fähigkeiten und seine Weisheit auch optimal in die Gesellschaft einbringen darf, denn Geld alleine löst überhaupt keine Probleme – es sind das Denken, Fühlen und Handeln der Einzelnen, die am Gesamtwerk tatkräftig mitarbeiten. Ein Blick in die Geschichte lehrt, dass Dekadenz, Ausbeutung und Maßlosigkeit schon immer ein Hauptgrund für den Verfall von Kulturen waren.

Dieses Themen haben ebenfalls sehr viel mit Heilung und konkret mit Erkrankungen zu tun, weil die derzeitigen politischen und wirtschaftlichen Verhältnisse in vielen Teilen der Welt zu Krieg, Flüchtlingsströmen, (Alters-)Armut, unbezahlbarem Wohnraum etc. führen und die hierdurch jeweils betroffenen Menschen sehr in Stress und mitunter in Gewaltbereitschaft geraten. Das häufige Argument, dass sich für die Ärmsten der Armen in Entwicklungsländern bereits viel zum Vorteil verändert hat, mag richtig sein – aber es ist allenfalls ein kleiner Meilenstein einer für die Zukunft wünschenswerten Entwicklung.

Die oben beschriebenen Tatsachen zeigen aus meiner Sicht, wie sehr es einigen herrschenden Machthabern oder Machtstrukturen derzeit noch an Nächstenliebe im Sinne eines Wohlergehens und Wertschätzung für alle Menschen, Tiere und Mutter Erde mangelt. Diese (eher zerstörerisch wirkenden) Kräfte sollten aber nicht bekämpft werden, sondern besser im Sinne von „Liebet Eure Feinde" gesegnet werden. Ich kann mir diese Entwicklung, in der heute noch immer Kriege und Verteilungskämpfe geführt werden, nur mit früherer Verletzung, Unbewusstheit und mangelnder selbst erfahrener Liebe erklären. Denn ein destruktives, egoistisches und zerstörerisches Verhalten einzelner Menschen, aus denen am Ende ein ganzes Kollektiv zusammengesetzt ist, hat als tatsächliche Ursache oft eine eigene Verletzung und Opferrolle als Hintergrund. Es ist sehr wahrscheinlich, dass sie ihr Verhalten auch nicht als destruktiv, sondern als konstruktiv im Sinne einer Führungsrolle und Ordnungsmacht ansehen. Es ist aus meiner Sicht vor allem eine Fehlinterpretation der Umstände, die sie zu diesem Handeln bringt. Es ist notwendig, dass sich die Erkenntnis durchsetzt, dass der Dienst <u>am</u> „Nächsten" glücklicher macht und zielführender ist, als <u>vom</u> „Nächsten" eine Dienstboten Mentalität zu fordern oder sie sogar zu „knechten“, was lediglich egoistischen Zielen dienlich ist.

Daher braucht es hier eine Heilung/Erkenntnis und keine bloße Anklage oder Kritik. Eine konstruktive, langfristige Entwicklung auch in dem Sinne, dass es ist Zeit für das kollektive Handeln wird, auch andersartige Menschen als unsere Brüder und Schwestern anzuerkennen und nicht mehr länger als potentielle Feinde. Um anschließend gemeinsam Lösungen zu entwickeln, die weniger egoistische Motive und Ziele verfolgen und für die Allgemeinheit Verbesserungen im Sinne von „Chancengleichheit“ sowie „Hilfe zur Selbsthilfe“ bringen. Zum jetzigen Zeitpunkt gehe ich davon aus, dass diese Transformation entweder schnell durch einen Bewusstheitswandel vieler Menschen erreicht wird oder Mutter Erde Veränderungen erschaffen wird, die uns kollektiv zu diesem Umdenken bringen werden.

Es muss offenbleiben, welcher (göttlich gesehen vollkommene) Weg sich hier derzeit im Kollektivbewusstsein der Menschheit entfalten soll. Da wir einen freien Willen besitzen und keine „Marionetten“ einer höheren Macht sind, gehe ich davon aus, dass es sehr sinnvoll für jeden Einzelnen ist, im jeweils direkten, persönlichen Umfeld konstruktiv an Verbesserungen und Mitmenschlichkeit im Alltag mitzuarbeiten. Für die meisten Menschen dürfte gelten, dass es besser ist, sich um die Lösung von Konflikten und Wiederherstellung von Harmonie im Alltagsumfeld zu bemühen, als sich der Probleme in fremden Ländern oder Kulturkreisen anzunehmen. Denn meist fehlt hier die Einsicht und Weitsicht, da die Information auf die das Hilfsangebot gestützt sind, nicht selbst wahrgenommen wird.

Für alle Hilfsangebote, nicht nur in Bezug auf die Gesundheit, gilt: Es kann in vielen Fällen als regelrecht anmaßend empfunden werden, wenn man sich ungefragt in fremde Angelegenheiten einmischt – solange man nicht um Hilfe gebeten wurde. Das Gegenteil von „gut“ ist hier oft „gut gemeint“. Solange die Hilfe nicht tatsächlich erbeten wurde und solange der Hilfesuchende nicht wirklich bereit ist, seinen Beitrag dazu voll zu leisten, ist der Versuch einer Hilfeleistung unnütze Verschwendung von Geld, Zeit und Energie. „Erlaube jeder Seele ihre Erfahrung“ ist mein Credo und ich kann mir nicht anmaßen zu beurteilen, ob beispielsweise Armut, Elend oder sogar Gewalt nicht vielleicht für diese Seele zu diesem Zeitpunkt doch genau das richtige Umfeld darstellt, ihre Lebenserfahrungen diesbezüglich zu machen. Es sollten aber in einer entwickelten Gesellschaft die Hilfsmittel zur Verfügung gestellt werden, dass der Wunsch nach einer Veränderung von Lebensumständen geeignet unterstützt wird, wenn ein Mensch seinerseits alles daransetzt, diese Veränderungen zu bewirken. Im Hinblick auf Zivilcourage im Alltag ist meine Sichtweise, einer etwaigen Notsituation richtig und helfend zu begegnen: Schaden von jeder Person abzuhalten, die akut bedroht ist und hierfür die jeweiligen Hilfsmittel im rechten Maß einzusetzen. Wo immer möglich, sollte der Versuch unternommen werden, eine Win-win-Situation mit dem „Aggressor“ herzustellen, damit dieser Konflikt auch dauerhaft gelöst wird.

Handlungen des Alltages sollten immer im Kern möglichst liebevoll sein. Bereits im 6. Jahrhundert vor Christus hat ein weiser Philosoph bereits auf die Gefahren eines nicht liebevollen Handelns hingewiesen:

Pflichtbewusstsein ohne Liebe macht verdrießlich.
Verantwortung ohne Liebe macht rücksichtslos.
Gerechtigkeit ohne Liebe macht hart.
Wahrhaftigkeit ohne Liebe macht kritiksüchtig.
Klugheit ohne Liebe macht betrügerisch.
Freundlichkeit ohne Liebe macht heuchlerisch.
Ordnung ohne Liebe macht kleinlich.
Sachkenntnis ohne Liebe macht rechthaberisch.
Macht ohne Liebe macht grausam.
Ehre ohne Liebe macht hochmütig.
Besitz ohne Liebe macht geizig.
Glaube ohne Liebe macht fanatisch.

Lao-Tse

Die Praxis der Manifestation

Wie weit eine Person mit der Manifestationsfähigkeit bezüglich eines bestimmten Projektes bereits gekommen ist, lässt sich aus meiner Sicht aus gesprochenen Worten heraus leicht bestimmen:

„Ich hoffe, dass xy eintreten wird“:

Hier ist die Überzeugung noch wenig ausgeprägt. Der Mensch hat begonnen das Ergebnis zu visualisieren bzw. sich vorzustellen. Möglicherweise hat es bereits ein paar Mal geklappt, ein paar Mal auch nicht. Man hofft, aber man glaubt auch, dass man scheitern kann. Die Eintrittswahrscheinlichkeit für den Erfolg ist noch eher gering.

„Ich glaube, dass xy eintreten wird“:

Hier ist die Überzeugung schon stärker und viele der genannten Ebenen ziehen bereits „an einem Strang“. Vermutlich hat es bereits einige Mal geklappt und man tritt aus dem Schatten des „Hoffens“ heraus. Im besten Fall ist man sich **fast** sicher. Die Eintrittswahrscheinlichkeit liegt höher, aber ein Scheitern ist innerhalb des Weltbildes noch möglich und akzeptiert.

„Ich weiß, dass xy eintreten wird“:

Dies ist die Ebene, die echte „Meister“ anstreben. Sie manifestieren aus allen Bewusstseinsebenen heraus und haben keinerlei Angst „zu versagen“. In der Regel sieht es für Außenstehende wie mit Leichtigkeit bewirkt aus und ist das Ergebnis eines Entwicklungsprozesses, bei dem alle Ebenen „an einem Strang“ ziehen. Im Bereich der Artistik oder der

Kampfkunst sieht es für einen Zuschauer dann beispielsweise auch langsam oder wie in Zeitlupe aus, da der perfekte Fluss und optimales Timing erreicht sind. Es gibt keine Hektik oder gestörten Rhythmus. Zudem ist ein Meister so bewusst, dass er nur manifestieren wird, was im Einklang mit der geistig-seelischen Ebene und seinem göttlichen Ursprung steht. Er ist vollkommen vom Ergebnis überzeugt, hat es bereits im Geiste bewirkt und weiß, dass es im Universum als Potential (gegebenenfalls erst feinstofflich) vorhanden ist. Er fühlt es innerlich als bereits manifestiert. Für ihn existieren keine Störfaktoren im logischen, mentalen oder emotionalen Bereich, die ihn am geplanten Ereignis zweifeln ließen.

Jeder Mensch hat in gewissen Bereichen diese Überzeugung bzw. diese Meisterschaft bereits verinnerlicht. Beispielsweise die Selbstverständlichkeit den Körper zu benutzen, zu greifen, zu tasten, zu atmen bis hin zu Zellerneuerung und Selbstheilungskräften etc. . Es erscheint erstrebenswert, diese Meisterschaft in immer weitere, alltägliche Lebensbereiche hinein auszuweiten, so dass sie auch bewusstes Wünschen und Kreieren umfasst. Doch auch der Umkehrschluss bringt Erkenntnis: Falls selbstverständliche Dinge – beispielsweise bezüglich des Körpers – nicht mehr funktionieren, sollte die „Disharmonie" auf der Ebene gefunden werden, welche die Manifestation eines natürlichen Lebensvorganges plötzlich „verhindert". Denn auch im Nichtfunktionieren steckt oft am Ende Weisheit – nüchtern und sachlich betrachtet.

In gewisser Hinsicht verräterisch sind innere Worte oder Gedanken wie z.B. „Ich habe es doch gleich gewusst, dass ... passiert" nachdem etwas mit der Manifestation nicht geklappt hat. Sie deuten stark auf vorab noch bestehende Zweifel bezüglich des Erfolges hin. Man manifestiert dann quasi mit angezogener Handbremse - das kann klappen, wird aber auch oft scheitern.

Die Jesus zugesprochenen Worte „Euch geschehe nach Eurem Glauben" sollten aus meiner Sicht sinngemäß besser so übersetzt werden: „Euch geschehe nach Eurem geistigen Wissen". Aus „Wissen" wird „Gewissheit".

Fassen wir noch einmal zusammen, welche Ebenen für eine erfolgreiche Manifestation einer neuen Sache im Leben konstruktiv mitarbeiten müssen:

1) Logisches Denken/Analytik/Verstand
2) Emotionale Ebene
3) Gefühlsebene
   (oft auch mittels Visualisierung)
4) Mentale Ebene (Willens-/Schaffenskraft)
5) Geistig-Seelische Ebene

Mir ist bewusst, dass diese Trennung der Ebenen im Sinne einer Ganzheitlichkeit in gewisser Hinsicht durchaus willkürlich ist. Tatsächlich arbeiten diese Ebenen immer zusammen und die Auftrennung in Teilbereiche erfolgt nur, damit ein Leser die Grundlagen einer Manifestation bzw. die Hindernisse besser verstehen kann. Im Idealfall arbeiten alle Ebenen harmonisch zusammen.

Hierbei sind die stärksten Bewusstseinskräfte „Angst" und „Liebe", denn sie stellen die Grundpolarität in unserer Welt dar. Ich ziehe das in mein Leben, wovor ich Angst habe. Dies erschafft eine Resonanz und die angsterfüllten Gedanken drücken sich auf vielen Ebenen als Manifestationsfaktor aus, meist sehr unbemerkt. Daher ist es erstrebenswert, weitgehend frei von Ängsten und Sorgen zu werden, denn dann kann ich die Dinge manifestieren, die ich liebevoll in mein Leben ziehen möchte. Diese Liebe drückt sich in erster Linie durch Optimismus, Leidenschaft und Begeisterung bezüglich der Wünsche aus und erschafft eine zielführende Resonanz zur Erfüllung der Wünsche. „Begeisterung“ ist ein wunderschönes Wortspiel: „Be“ = „Sein bzw. tatsächliches Vorhandensein“ und „Geisterung“ im Sinne von „mit dem Geist/dem Bewusstsein füllen und durchdringen“. Nicht in der „Liebe“ zu sein, bedeutet schlussendlich aber auch, dass ich mich von der Quelle der göttlichen Vollkommenheit in Teilbereichen meines Denkens und Handelns abgetrennt habe. Diese Abtrennung ist aber, auch wenn es sich faktisch real und ernst anfühlt, dennoch eine „Illusion des Egos“, denn ein Mensch ist tatsächlich immer Teil des Göttlichen und das „Ebenbild Gottes“. Das war die Lehre Jesu und ich teile diese Einschätzung voll und ganz.

Jesus legte seine Sicht bezüglich der Manifestation von Wünschen offen:

„Amen, ich sage euch: Alles, was ihr auf Erden binden werdet, das wird auch im Himmel gebunden sein, und alles, was ihr auf Erden lösen werdet, das wird auch im Himmel gelöst sein. Weiter sage ich euch: Was auch immer zwei von euch auf Erden einmütig erbitten, werden sie von meinem himmlischen Vater erhalten. Denn wo zwei oder drei in meinem Namen versammelt sind, da bin ich mitten unter ihnen.“ (Matthäus 18,18-20)

Das kann als Hinweis verstanden werden, dass es sich nicht um egoistische Ziele handeln sollte, sondern um Wünsche, die mehreren Personen einvernehmlich dienlich sind. Zudem sollten Handlungen und Wünsche genau geprüft werden, da sie Konsequenzen im Himmel (also nach dem körperlichen Tod) zur Folge haben. Sich beispielweise an materiellen Reichtum zu binden und davon nicht mehr loskommen zu können, vor allem wenn es egoistischen Zielen dient und mit nicht nächstenliebendem Verhalten verbunden ist, dürfte aus meiner Sicht daher nicht die beste Wahl sein.

Kommen wir nun zu einer detaillierteren Betrachtung der bereits genannten fünf Störfaktoren, die einen Erfolg beim Manifestieren beeinflussen können:

1) Ebene des logisch-analytischen Denkens:

„Das geht doch nicht...", „Das hat noch niemand gekonnt..." , „Dafür muss man lange trainiert haben...", „Dafür gibt es keine Beweise...", „Dafür bin ich nicht gut genug..." etc. .

In Kurzform ist hier alles zu summieren, was am Erfolg logisch-analytisch zweifeln lässt. Der Verstand ist hier sehr mächtig, denn er liebt die Kontrolle und dass alles in geordneten Bahnen abläuft. Da er keine intuitive Wahrnehmung von der Zukunft hat, basiert er seine Schlussfolgerungen auf vergangenen Erfahrungen. Dies ist nicht die beste Voraussetzung, um gänzlich neue, kreative Dinge hervorzubringen. Bei Dingen, die schon oft manifestiert wurden, ist er aber meist der beste Partner, weil diese ja bereits „bewiesen" wurden und es somit ein Leichtes ist, die erneute Manifestation zuzulassen. Man spricht beim logisch-analytischen Verstand auch oft von dem inneren Kritiker. Er ist nicht selten der „Bremser", hat aber auch seine absolute Berechtigung, damit keine Dinge getan werden, die blödsinnig oder mitunter lebensgefährlich wären. Um diesen „Kritiker" zu besänftigen ist es mitunter förderlich, ihn als wichtigen Partner zu sehen und mehr spielerisch mit einem Manifestations-Projekt umzugehen, denn das setzt dann auch die Logik nicht so unter

Zugzwang, eine Lösung erdenken zu müssen. „Ich muss..." ist keine gute Einleitung für eine Manifestation, denn der Verstand wird dann so gründlich in der Analyse (basierend auf alten Erfahrungen) werden, dass mehr Bedenken im Kopf sind als Optimismus bezüglich des Projektes. Man sollte sich nicht unter Druck setzen, von daher ist die recht bekannte Vorgehensweise „es beim Universum zu bestellen" ein durchaus förderlicher Weg, die Manifestation etwas lockerer anzugehen. Nicht selten erfüllt sich der Wunsch letztlich sowieso viel genialer, als sich der Verstand es jemals hätte ausdenken können – so zumindest meine Lebenserfahrung und ich bin dankbar für diese Form der Geschenke des Universums.

2) Emotionale Ebene:

Ich trenne Emotion begrifflich von Gefühl. Die Basis des Wortes ist „emotere", aus dem Lateinischen „heraustreten". Sie ist für mich die körperliche Reaktion auf eine Empfindung/Wahrnehmung und der anschließenden Informationsverarbeitung einer Situation. Diese Reaktion erfolgt durch eine zuallererst meist unterbewusste Bewertung und wird anschließend bewusst im Sinne von z.B. „dass eine Gefahr droht". Sie wird durch Hormone hervorgebracht und lässt sich daher auch künstlich auslösen. Eine Emotion erfolgt immer als Reaktion auf ein (unbewusst und/oder bewusst) bewertetes Ereignis und ist somit zeitlich nicht im „Jetzt", sondern um Millisekunden verzögert. Sie ist vollkommen natürlich und sollte sich daher grundsätzlich authentisch Ausdruck verleihen dürfen. Nur dann wird die dahinterstehende emotionale Energie nicht blockiert und kann frei fließen – so wie alles im Universum auf dem Prinzip des freien, ungehinderten Energieflusses beruht.

Doch in unseren heutigen Zeiten der „Political Correctness", in der das Verhalten durch Schuldgefühl, Moralvorschriften, Gesetze und künstliche Feindbilder massiv beeinflusst wird, ist der freie Ausdruck von Emotionen oftmals nicht möglich. Dies hat massive mentale und körperliche Konsequenzen, in der beispielsweise die nicht natürlich ausgedrückte Emotion der Wut zu schweren chronischen Erkrankungen führen kann. So stehen beispielsweise Auto-Aggressionserkrankungen für mich im Generalverdacht, tatsächlich auf diesem Prinzip der Unterdrückung von Emotionen zu beruhen. Daher bin ich ganz grundsätzlich der Meinung, dass ein Verbot von „Hasssprache", wie es in Europa immer stärker durchgesetzt werden soll, nicht wirklich zielführend ist. Es ändert sich nichts an den bestehenden Aggressionen, wenn diese nicht mehr öffentlich ausgesprochen werden dürfen. Eher im Gegenteil werden sich diese noch mehr aufstauen und sich dann möglicherweise eher gewalttätig Ausdruck verleihen. Selbstverständlich bin ich mir bewusst, dass Mobbing in Sozialen Medien für Menschen sehr belastend sein kann, aber mit Verboten alleine ist aus meiner Sicht langfristig nichts erreicht. Unterdrückte Emotionen brauchen Heilung und Erkenntnis. Sie lassen sich mit Gesetzen nicht transformieren. Zudem kann die derzeitige Tendenz, rechtsstaatlich gegen angebliche Fehlinformationen („Fake News") und aggressivere Formen von Internetkommentaren vorzugehen, sehr leicht zur Einschränkung der freien Meinungsäußerung führen. Es muss hier wirklich ein Interessenausgleich gewahrt bleiben, um nicht mit „Kanonen auf Spatzen zu schießen" – in einer zukünftigen Welt, in der die eigene Meinung nicht mehr authentisch kundgetan werden kann, weil sich vermutlich fast immer jemand angegriffen fühlen könnte.

Zielführender und natürlicher wäre es daher, mit der Emotion von Aggression – zumindest so lange diese nicht gemeistert ist – wie die Kinder umzugehen: Streiten und sich wieder vertragen, als ob nichts gewesen wäre. Sozusagen eine gesellschaftliche Streitkultur ohne Gewalttätigkeit zu entwickeln bzw. zu fördern, wie es beispielsweise in südlichen europäischen Ländern, wie Italien, heute immer noch üblich ist. Wäre jeder im Ausdruck seiner Emotionen wahrhaftig, so wäre das gesellschaftlich in kürzester Zeit akzeptiert, weil es letztlich ein vollkommen natürlicher Ausdruck ist. Erst dann lässt sich diese Emotion verstehen, lenken und harmonisieren – das funktioniert nicht durch künstliche Unterdrückung und Bestrafung. So zeigt es uns auch das Tierreich, in dem die Tiere in der Regel nicht nachtragend sind. Erst das (lange) Aufstauen von nicht ausgedrückten Aggressionen bildet eine Art Caldera eines Vulkans, der irgendwann ausbricht. Dann meist zu einem eher ungünstigen Zeitpunkt und an Menschen gerichtet, die eigentlich überhaupt nicht die Verursacher dieses Energiestaus waren. Hier spielt Über- und Unterordnung im Sinne von Dominanz oft mit hinein. Gegen die wahren Urheber von emotionalen Blockaden, die sich manchmal hinter ganzen Systemen (Rechtssystem, Politisches System, Wirtschaftssystem etc.) „verstecken", kommt der einzelne Mensch oftmals nicht an und so entlädt sich aufgestaute Emotion meist genau bei den Menschen, die uns nahestehen und die wir eigentlich sogar lieben. Denn nur hier „traut" man sich im Allgemeinen, authentisch etwas loszuwerden und auch unangenehmere Dinge zum Ausdruck zu bringen. Daher sollte bei einem aggressiven Verhalten eines Gegenübers im Alltag immer die Frage im Hintergrund stehen, ob tatsächlich nicht jemand anderes (z.B. durch ein früheres Trauma, Schuldgefühle oder eine emotionale Verletzung) gemeint ist. Dann könnte man sehr viel leichter diesen Wutausbruch ertragen und konstruktiv dazu beitragen, die andere Person bei der Auflösung dieser Aggression zu unterstützen. Ich bevorzuge die Sichtweise, dass „ein Angriff letztlich ein Hilferuf ist", der angreifende Mensch aber nicht gelernt hat, das entsprechend konstruktiv zu vermitteln.

Denn viele Menschen haben einfach nicht gelernt, mit ihren Emotionen natürlich umzugehen. Vielfach durften sie diese bereits in ihrer Kindheit, beispielsweise unter Androhung von Bestrafung oder Liebesentzug, nicht natürlich ausdrücken. So „maskieren" sie sich als Jugendliche oder Erwachsene regelrecht und halten eine Art Fassade aufrecht – doch das ist ein nicht wahrhaftiges Leben, das zu Problemen führen wird. Die meisten Menschen in der Gesellschaft gehen jedoch auf eine Weise mit diesem Problem um, dass die Krankhaftigkeit dieses Sozialverhaltens, welches den Menschen weitgehend indoktriniert und vorgelebt wurde, nicht erkennbar wird.

Da sie natürlich sind, haben die Emotionen auch ihren Nutzen. Ganz besonders gilt das für die Freude, die eine ganze Kaskade an gesundheitsfördernden Hormonen ausschüttet und den Körper entspannter sein lässt. Doch falls Emotionen unkontrollierbar oder aufgestaut sind, besteht darin vor allem ein Hinderungsgrund für eine gewünschte Manifestation. Deshalb sollten auch die positiven Emotionen im Sinne einer Meisterschaft in Balance gehalten werden. Ich halte beispielsweise wenig davon, süchtig nach Glückshormonen zu werden. Dies ist in manchen Fällen beispielsweise bei Leistungssportlern, Stichwort „Runners High", erkennbar. Sie sind wie süchtig nach der körperlichen Wahrnehmung der

Ausschüttung von Endorphinen und müssen beständig weiter und intensiver an Grenzbelastungen gehen, um diese Ausschüttungen immer und immer wieder zu provozieren. Zu irgendeinem Zeitpunkt ist derjenige dann möglicherweise komplett aus der Balance gefallen und „süchtig".

Dann kommen oft Krankheiten (z.B. Unfallverletzung) ins Spiel, um die natürliche Balance wiederherzustellen. Oft werden diese dann aber nicht als Korrektiv einer Fehlentwicklung akzeptiert (dann wäre die Heilung meist schnell und leicht) und so kommt es zu weiteren emotionalen Aufstauungen, wie z.B. Wut über die nicht mehr vorhandene Leistungsfähigkeit. Im Regelfall will das Bewusstsein nur wieder Ordnung und Harmonie herstellen, um die die Sucht aufzulösen. Mitunter ist ein Mensch aber schwer von dieser Wahrheit zu überzeugen.

Zumindest die aufgestauten, unangenehmen Emotionen sind meist ein Hinweis darauf, dass wir bezüglich eines früheren Erlebnisses noch in der Vergangenheit feststecken und uns immer noch in einer „Opferrolle" befinden. Auch das sogenannte „Bauchgefühl", zumindest wenn es sich in Richtung Angst oder Magengrummeln äußert, ist keine weise Intuition des Herzens, sondern aus meiner Sicht die Bewertung der aktuellen Situation aus dem Blickwinkel einer früheren, ähnlichen und schmerzhaften Erfahrung. Diese früheren Erfahrungen, die mit unangenehmen Erlebnissen bezüglich einer Sache verknüpft sind, können eine erfolgreiche Manifestation oder sogar größtes Glück verhindern, siehe das Beispiel mit der rothaarigen Frau. Wir werden diesen Bereich im Zusammenhang mit Krankheiten noch sehr intensiv später betrachten. Ganz generell sind Ängste jeglicher Art hier zu nennen und auf dieser Ebene liegen nach meiner bisherigen Praxiserfahrung der letzten 15 Jahre die Hauptursachen vieler chronischer Gesundheitsprobleme.

3) Gefühlsebene:

Ich trenne die Gefühlsebene von der Definition her entschieden von den Emotionen. Ein Gefühl, das vielleicht auch mit den Begriffen „Empfindung" oder „Intuition" zu umschreiben ist, entsteht augenblicklich, und ist im „Jetzt" präsent. Hierbei erfolgt noch keinerlei Interpretation des Gefühls durch den Verstand oder das Unterbewusstsein, das alle Ereignisse des Lebens aufgezeichnet und mit der aktuellen Lebenssituation vergleicht. Es wird meist in der Herz- oder Brustregion wahrgenommen und ist ein Weg zu „echtem Wissen" bzw. „Weisheit".

Mir ist wichtig, dass echte, authentische Gefühl vom „reaktiven" Gefühl, das leicht zeitverzögert auftritt und das erst durch eine meist unbewusste, manchmal auch bewusste Bewertung letztlich die Folge der Informationsverarbeitung von Sinneseindrücken ist, zu unterscheiden. Dieses reaktive Gefühl ist es, das die meisten Menschen als ihr Gefühl bezeichnen und mit denen auch Emotionen verbunden sind. Sie sind sich (in diesem Fall) ihres echten, authentischen Gefühls oder der reinen, noch unbewerteten „Empfindung" überhaupt nicht bewusst. Leider gibt es im Deutschen kaum gut passende Begriffe, um diesen Unterschied sprachlich abzugrenzen. Daher ein Beispiel: Das Gefühl oder die Empfindung von Kälte ist eine reine, unbewertete Sinneswahrnehmung. In dem Augenblick, in dem dieses Gefühl vom Unterbewusstsein interpretiert wird, erfolgt etwas zeitverzögert der logische Gedanke wie beispielsweise „Das ist <u>zu</u> kalt". Hierdurch kann dann auch eine Emotion hervorgebracht werden, einerseits körperlich im Sinne von Gänsehaut oder andererseits auch als Angst bis hin zu Panik.

Die Gehirnforschung beweist heutzutage deutlich, dass ein Mensch von der Vielfalt an Informationen nur einen Teilbereich wahrnimmt. Bereits vorab übernimmt das Unterbewusstsein eine Bewertung, die im Regelfall wie eine Art Computerprogramm automatisiert abläuft und in der eine Vorauswahl getroffen wird, welche Informationen dem Menschen überhaupt bewusstwerden. Daher ist jede Wahrnehmung der Realität subjektiv. Wenn diese Programmierungen „bewusst“ werden, können diese verändert werden. Der Mensch nimmt dann seine Umwelt „ungefilterter“ wahr und damit werden seine Handlungsmöglichkeiten größer und die er bekommt die Fähigkeit, bestimmte „Illusionen“ des Lebens immer klarer zu „durchschauen“. Daher ist eine Bewusstseinsarbeit im Bereich der unterbewussten Konditionierungen ein wichtiger Bestandteil für die Weiterentwicklung.

Es gibt leider viele Menschen, die kaum Zugang zu ihren wahren, echten Gefühlen haben. Sie meinen zu fühlen, fühlen aber nur die bereits erfolgte Interpretation durch das Gehirn bezüglich einer Lebenssituation. Daher leiden sie dann häufig unter unangenehmen Gefühlen, da sie „festgefahren“ sind. Echte Gefühle oder Empfindungen können extrem intensiv sein, dauern aber zeitlich niemals sehr lange. Viele Menschen sind konditioniert und nehmen beispielsweise einen Schmerz (oder Traurigkeit) wahr, der aber nicht das echte, lebendige Gefühl ist, sondern eher einer „Konditionierung“ entspricht.

Warum ist dies bei vielen Menschen ein Thema? Hintergrund können Aspekte sein wie „Nicht richtig geerdet zu sein“, was besonders bei Kaiserschnittgeburten recht häufig ist. Oder die leise Stimme des Gefühls ist aufgrund von vielen Ängsten und anderen (aufgestauten) Emotionen nicht deutlich zu hören. Viele traumatisierte Menschen haben den Zugang zum authentischen, echten Gefühl verloren und tun sich deshalb schwer, positive Veränderungen im Leben zu manifestieren. Der medizinische Begriff „Pathologie, gr. = Erkrankung“ leitet sich von „Pathos, gr. = Gefühl“ ab und ist ein Hinweis für die Bedeutung von Gefühlen bei Manifestationen von Erkrankungen.

Sofern immer noch Unklarheit besteht, was ich mit dem Begriff „Gefühl“ hier umschreiben möchte: Wenn man sich in einer Art Meditation oder Bewusstseinsreise in einer wunderbare Natur begibt, mit den schönsten Details und einer wärmenden Sonne, kann man in „Gefühle“ der Schönheit, der Entspannung, der Harmonie oder auch der wunderbaren Wärme eintauchen. Das „Gefühl“ hat man erreicht, wenn der logische Verstand nicht mehr bewertet, wenn man fast wie träumt und das Gefühl so intensiv wahrnimmt, als wäre man tatsächlich in dieser Situation. Diese Gefühle können ebenfalls Hormon-Ausschüttungen und körperliche Reaktionen hervorrufen, die jedoch der Gesundheit förderlich sind. Wie viele Menschen nehmen sich Zeit, derartige positive Gefühle bewusst im Alltag entstehen zu lassen? Doch genau diese Art des inneren Spürens ist bei Manifestationsprojekten ein entscheidender Teil, um vor allem außergewöhnliche Projekte erfolgreich werden zu lassen.

„Ein fröhliches Herz tut dem Leibe wohl;
aber ein betrübtes Gemüt lässt das Gebein verdorren“

(Lutherbibel, Sprüche 17,22)

Wahre Gefühle sind nach dem (körperlichen) Tod in der geistigen Welt immer noch vorhanden und sie sind das Bindeglied zur intuitiven Wahrnehmung von Problemlösungen. Wer sein Gefühl gut entwickelt hat, spürt wie etwas manifestiert werden kann und kann sich gut in die Manifestation hineinversetzen, als ob sie bereits bewirkt wäre. Das Gefühl, auch im Sinne einer Hellfühligkeit, ermöglicht den Kontakt zur Seele, dem höheren Selbst bzw. dem inneren Kind. Es ist meist eine eher leise Stimme, während der logische Verstand und das Unterbewusstsein oft eher „polternd" im Leben auftreten können.

Im Prinzip gibt es keine Limitierung bezüglich des Potentials einer Manifestation. Alles was erdacht werden kann, hat grundsätzlich die Möglichkeit der Entstehung. Das klingt unglaublich, aber ich habe in meinem Leben bereits mehrfach „Meister" kennengelernt, die außergewöhnliche Dinge augenblicklich manifestieren konnten (ohne Tricks) und dadurch mein physikalisches Weltbild vollkommen auf den Kopf stellten. Alleine der menschliche Körper oder die Natur sind Wunder genug, um an Wunder und riesiges Potential zu glauben...

4) Mentale Ebene/Schaffenskraft

Hier ist die fokussierte Willenskraft ein entscheidender Faktor. Diese sollte ausreichend trainiert und nicht „halbherzig" sein. Wenn ein Wunsch wirklich wichtig ist, wird je nach Ausmaß der Bewusstseinsreife eine erhebliche Zeit und Anstrengung erforderlich sein bevor die Manifestation in Erscheinung tritt, insbesondere, wenn der Wunsch umfangreich ist, für mich komplett neu ist oder gegen die herrschende Meinung des Kollektivbewusstseins verstößt. Denn die Wiederholung bereits manifestierter Wünsche ist wesentlich einfacher, als das erste Mal ein neues Projekt zu manifestieren. Dies gilt grundsätzlich für alle Lebensbereiche.

In vielerlei Hinsicht kann man auch hier kindlich agieren: Wie viele hundert Male sind wir als Kleinkind aufgestanden, hingefallen, wieder aufgestanden um am Ende das Ziel Türklinke zu erreichen, um die Tür zu öffnen. Man schätzt, dass ein Kleinkind etwa fünf Jahre und sechs Millionen Schritte benötigt, bis es richtig laufen kann. Erwachsene neigen dagegen nur allzu oft dazu, bereits nach wenigen Fehlversuchen aufzugeben – auch wenn der Wunsch feinstofflich schon manifestiert ist und kurz vor dem Durchbruch stehen würde. Eine gewisse Beharrlichkeit, ohne sich von der Wunscherfüllung abhängig zu machen, ist hier der Königsweg.

Jedes Ding hat seine Zeit und manche Dinge brauchen länger oder die Zeit ist noch nicht reif dafür. In unserer irdischen Dimension ist Zeit ein wichtiger Parameter und für viele Wünsche braucht es eine gewisse Dauer – so wie ein Bauer nach dem Säen auch nicht augenblicklich ernten kann. Ein guter Weg besteht darin, das Feld zu bestellen, optimistisch in die Zukunft zu blicken und das Universum die Wunder vollbringen zu lassen. Das Bewusstsein löst quasi die Erschaffungsmaschine aus und je nach Manifestationswunsch braucht es dazu einige Zutaten und Zeit. Zudem habe ich in meinem Leben RÜCKBLICKEND oft erkennen dürfen, dass die Manifestation eines Wunsches zu einem früheren Zeitpunkt mir gar nicht zweckdienlich gewesen wäre. Mit dem „Kopf durch die Wand zu gehen" ist nicht die richtige Einstellung, um energieschonend ein Ziel zu erreichen oder die Erfüllung eines Wunsches zu manifestieren.

5) Geistig-seelische Ebene

Diese Ebene in der Tiefe wahrzunehmen ist derzeit wohl für zahlreiche Menschen noch schwierig, aber sie ist die absolute Chefin zumindest bei Manifestationen großer Tragweite. Hier sind die Erfahrungen aus vielen Leben gespeichert und es existiert eine Art Masterplan, was in diesem Leben erreicht werden soll. Dies bezieht sich vor allem auf Aspekte, die mit Weiterentwicklung in Verbindung stehen. Wenn ein Wunsch sich einfach nicht manifestieren will, steht meist die Absicht dieser Ebene dahinter, den Wunsch zu verhindern, denn er ist langfristig nicht dienlich. Dies zu erkennen und zu akzeptieren im Sinne von „Dann kommt halt etwas Besseres", kann das Loslassen von Erwartungsdruck und somit große Entspannung bewirken.

Für mich ist beispielsweise eines der großen Langfristziele jedes Menschen über viele Leben hinweg, die Liebesfähigkeit seinen Mitmenschen gegenüber zu verbessern und sich des Menschendaseins immer bewusster zu werden. Wenn hier nun selbst vorgeburtlich definiert wurde, dass derjenige ein moralisch rechtschaffenes Leben führen will, wird sich eher kein Wunsch in diesem Leben manifestieren, der beispielsweise zu einem Rechtsbruch führen würde. Die geistig-seelischen Anteile unseres Bewusstseins überwachen die Manifestationswünsche quasi auf Vereinbarkeit mit dem selbst definierten Werte- und Ethiksystems. Dies kann erhebliche Auswirkungen haben, wenn z.B. die von der Gesellschaft definierten Gesetzesregeln mitunter den eigenen Ethikvorstellungen in Teilbereichen widersprechen. Ich kann aus meinem Leben selbst berichten, dass sich dies als durchaus konfliktvoll erweisen kann. Einige Regeln der Gesetzgeber (die sich je nach Kulturkreis weltweit stark voneinander unterscheiden) mit ihren unzähligen Verordnungen, Gesetzen und manchmal fragwürdiger juristischer Gerechtigkeit und gewisser Willkür, fühlen sich für mich einfach nicht sinnvoll oder nicht mehr zeitgemäß an. Dennoch möchte ich mich rechtskonform verhalten und schränke mich daher in meiner freien Manifestationskraft in gewisser Hinsicht ein – mitunter sogar stark. Ethik und Moral sind in diesem Fall nicht durch Erziehung und Bestrafung im Kindesalter konditioniert, sondern beruhen auf vorgeburtlichen Prägungen/Leitlinien, die für dieses Erdenleben bewusst als eine Art Kompass verinnerlicht wurden.

So kann ein Zielkonflikt im Zusammenleben in der Gesellschaft entstehen, auf den vermutlich bereits der griechische Philosoph Aristoteles (384 - 324 v. Chr.) hinwies: *„Wenn auf der Erde die Liebe reagieren würde, wären alle Gesetze entbehrlich"*. Ich gebe offen zu, dass ich mir so eine Welt tief im Herzen sehnlichst wünsche – wenngleich es zum jetzigen Zeitpunkt als leider noch utopisch angesehen werden muss.

In den letzten Jahren sind viele Menschen zu mir in die Praxis gekommen, die Bücher über Quantenphysik und Selbsthilferatgeber gelesen hatten und anfangs voller Begeisterung über die Möglichkeiten der Wunscherfüllung waren. Ich erkenne an, dass es im Bereich der Quantenphysik unglaubliche Erkenntnisse gibt, aber nicht die Quantenphysik ist das eigentliche Wunder, sondern die Physiker versuchen die bereits auf der Erde schon immer vorhandenen Wunder und Naturgesetze der Manifestation mit Erklärungen und Formeln, vor allem für den logischen Verstand, zu umschreiben und führen eine gemeinsam verstandene Definition/Nomenklatur für Forschungen ein. Das ist in etwa so, als wenn man die Notensprache als das Wunder der Musik ansehen würde. Denkt man an die schönsten Musikstücke der Welt, so sind diese sicherlich himmlisch inspiriert. Ein feinfühliger Musiker hat diese bereits vorhandene Melodie lediglich in die Notensprache übersetzt, damit andere es auf Instrumenten nachspielen können und es reproduzierbar wird. Im Bereich der Quantenphysik sind die beobachteten Phänomene für den logischen Verstand nicht mehr wirklich greifbar – so sonderbar und wunderbar sind die beobachteten Ergebnisse. Ich habe häufig gelesen, dass viele Quantenphysiker letztlich durch die Arbeit von der Existenz einer höheren Ebene/des Göttlichen überzeugt worden sind – da sie sich die Wunder nicht logisch erklären konnten und der Verstand hier zu begrenzt für das Begreifen erscheint.

Bezüglich der angesprochenen Bücher kam dann oft schnell die Ernüchterung. Zumindest hatten es viele meiner Patienten nach der Lektüre derartiger Bücher oder diesbezüglicher Quanten-Workshops/ Seminaren in gesundheitlichen Belangen offensichtlich doch nicht geschafft, ganz so einfach sich wieder Heilung zu manifestieren. Viele dieser Bücher enthalten sicherlich nützliche Dinge und Wahrheiten, aber wie ich oben ausgeführt habe, gibt es aus meiner Sicht doch einige wesentliche Aspekte, die bei der Erfüllung von Wünschen mit hineinspielen. Ich sage gerne, dass die Zeit des Philosophierens vorbei ist. Es genügt nicht, einfach nur etwas zu lesen, es dann etwas zu durchdenken und dann sofort „die Ernte als Belohnung einfahren" zu wollen. Es ist wie mit der berühmten Pille gegen jegliche Krankheit: Sie wird es niemals geben, denn das Bewusstsein und Bewusstheit sind die essentiellen Aspekte. In den allermeisten Fällen (Ausnahmen mit sofortigen Manifestationen gibt es aus verschiedenen Gründen – bei bewussten Menschen häufiger) wird es eine erhebliche innere Arbeit sein, eine wirkliche Meisterschaft bezüglich des Manifestierens zu erreichen. Diese Herausforderung hat mit dem eigenen Bewusstsein und der „Tatkräftigkeit" im Alltag zu tun. Hier sollte der Betroffene selbst an sich arbeiten, um das Leben immer besser nach seinem Wünschen zu strukturieren. Dies ist aus meiner Sicht bezüglich ist dies bezüglich des wirklich freien Willens kein so ganz leichtes Unterfangen, das auf dem Weg zur Meisterschaft mitunter viele, viele Leben umfassen kann. Daher rate ich ein wenig zur Demut, damit nach anfänglicher Begeisterung nicht sofort die Ernüchterung folgt, die dann vielleicht nur Emotionen wie Wut oder Frustration zur Folge hätte und dem Selbstwert nicht dienlich wäre.

Für gewöhnlich wird die Seele dennoch dafür sorgen, dass wir alle Dinge im Leben manifestieren können, die für den jeweiligen Lebensweg wichtig sind. Und hier gibt es manchmal sehr positive Überraschungen und außergewöhnliche Erfahrungen augenblicklicher Manifestationen, die uns geschenkt werden, um beispielsweise die Lust am Leben nicht zu verlieren oder damit wir inspiriert werden, uns weiter zu entwickeln. Jeder hat das Recht glücklich und fröhlich im Leben zu sein oder zu werden. Wir sind nicht die Marionetten einer höheren Macht, die uns einschränkt und die uns bestimmte Dinge nicht erreichen lässt. In aller Regel begrenzen wir uns selbst, am häufigsten durch die Einnahme einer Opferrolle bezüglich vergangener Erfahrungen und dem Schwelgen in Ereignissen der Vergangenheit.

Ich habe in meinem Leben einige sehr bahnbrechende Heilungen an meinem Körper erreicht, von denen die meisten als medizinisch unmöglich erachtet wurden. Für mich ist das eine experimentelle Beweisführung und Evidenz, dass ich zumindest in Teilbereichen meines Lebens in Krisensituationen sehr gut manifestieren konnte – und mich sogar gegen die herrschende Lehrmeinung oder das akzeptierte Gesellschaftsdenken stellen konnte. Aber „geschenkt" ist mir das sicher nicht worden und es war immer ein erheblicher, oft sehr einsamer Bewusstseinsprozess, in dem es um die Stärkung aller oben genannten Ebenen ging. Dennoch sehe ich mich in anderen Teilbereichen meines Lebens als immer noch weit von einer Meisterschaft bezüglich Manifestierung entfernt.

Zeit:

Ein Faktor der noch separat betrachtet werden muss und der mit den physischen Gegebenheiten auf der Erde assoziiert ist, ist die Zeit. Es ist einfach so, dass in der irdischen Realität die Zeit ein Faktor ist. Schnelles oder augenblickliches Manifestieren ist bezüglich Energien, Gefühlen, Emotionen etc. durchaus möglich, im Bereich der Materie oder der Heilung bestehender Krankheiten wird je nachdem eine gewisse Zeit erforderlich sein. Meine pragmatische Einstellung hierzu ist: Es dauert so lange, wie es dauert. Persönlich habe ich festgestellt, dass Heilungsprozesse von beispielsweise kleineren Verletzungen bei meinem Körper nur etwa 30-50 % der „normalerweise“ zu erwartenden Zeit dauern. Mir wurde allerdings bereits glaubhaft von einigen „Meistern“ berichtet, die im Bereich der Materie anscheinend augenblicklich Dinge manifestieren können. Tatsächlich konnte ich das persönlich bislang nur im Rahmen von Kampfkunsterfahrungen erleben und bin gespannt, ob ich irgendwann diesbezüglich noch weitere, wunderbare Erfahrungen machen darf. Für vermeintliche „Wunder“, die keine Zaubertricks darstellen, bin ich immer dankbar und offen – denn sie erweitern die Möglichkeiten des Handelns und das Entwicklungspotential.

Manifestation und Mitmenschen

Ein wichtiger Bereich, der bislang bezüglich Manifestation von Wünschen nicht angesprochen wurde, sind die Mitmenschen. Hier gibt es einige Aspekte, die das Gelingen schwerer oder leichter machen können.

Wie weit der freie Wille in das Leben anderer Menschen hineinwirken darf, ist bereits Gegenstand zahlreicher philosophischer Abhandlungen seit Jahrtausenden gewesen. Es ist offensichtlich, dass viele Wünsche Wechselwirkungen mit anderen Menschen haben. Nicht alles wird für jeden gut sein und so ergibt sich im tagtäglichen Leben oft eine Gratwanderung aus meinen Wünschen und den Wünschen der anderen Menschen. Je näher die Beziehung zu diesen Menschen und je liebevoller wir agieren möchten, umso wichtiger ist es, das rechte Maß zu finden. Manche Dinge lassen sich einfach durch Gespräche lösen, aber mitunter sind die

Dinge dann sehr komplex oder erscheinen auch erst einmal nicht lösbar.

Ein liebevoller Mensch wird seinen freien Willen bezüglich seiner Wünsche oft mit seinen Mitmenschen abstimmen, ein egoistisch agierender Mensch eher nicht. Dies bedeutet aber nicht, dass der egoistisch agierende Mensch nicht durchaus erfolgreich manifestieren kann. Eher sogar im Gegenteil, denn diese Menschen haben meist ein sehr klares (egoistisches) Ziel vor Augen, visualisieren das, erfreuen sich am Ergebnis und sind vor allem nicht ängstlich etwas falsch zu machen oder jemandem „auf die Füße zu treten". Vermutlich wird diese Lebenseinstellung sie nicht langfristig glücklich machen, doch zumindest kurzfristig sind sie oft sehr erfolgreich in ihrer definierten Zielerreichung und man kann derartige Menschen im Bereich der Wirtschaft oder Politik oft klar erkennen. Am Lebensende erfolgt dann manchmal die Ernüchterung, aber es steht mir nicht zu, darüber ein Urteil abzugeben. Dieses wird die Seele nach dem körperlichen Tod bei der Rückschau auf die Lebensumstände dann selber fällen.

Ich wollte darauf hinweisen, dass die Rücksichtnahme auf andere Menschen automatisch in unserer Welt mit Einschränkung der freien Manifestation von Wünschen einhergeht. Das ist aus meiner Sicht in Ordnung und zeigt die Bedeutung der Liebe zu den Mitmenschen auf. Sie wird zu besseren Gesellschaftssystemen führen, wo jeder dann Rücksicht auf die Bedürfnisse der anderen nimmt. Empathie und Mitfühlen statt Ego und reiner Eigennutz zeichnet entwickelte Gesellschaften aus. Denkt man an die Ereignisse nach dem Tod und die Lebensrückschau, so könnte man sogar behaupten, dass der beste Eigennutz tatsächlich ein maximal liebevoller Umgang mit den Mitmenschen wäre. Im Prinzip denken Egoisten nur zu kurzfristig und sehen nicht, dass diese Vorge-

hensweise ihnen am Ende nicht zweckdienlich sein wird. Von daher ist ihr Verhalten auch nicht grundsätzlich „falsch“, sondern zeugt nur von einem Bewusstsein, dass noch nicht weit entwickelt ist.
Für diejenigen, die sich mit den sieben Hauptenergiezentren des Körpers, den Chakren, beschäftigen: Die unteren Chakren im Bereich des Beckens haben mit Überlebenskampf und Existenz, dem Materiellen, zu tun. Aus diesem Bereich heraus agieren die oben genannten Menschen dann oft, da sie sich den höheren Bereichen, in denen es um Liebe, Mitmenschlichkeit und Schöpfung geht, noch nicht geöffnet haben. Daher agieren sie auch teilweise wie „ewig gestrig“ und beuten die Ressourcen der Erde aus als gäbe es kein Morgen mehr. Es ist nicht verwerflich auf dieser Bewusstseinsstufe zu sein, aber für mich ist es noch immer schwer zu begreifen, warum anscheinend vor allem diese Menschen derzeit an den Schaltstellen der Macht und des Vermögens sitzen. Ich würde mir hier für die Zukunft mehr Persönlichkeiten wünschen, welche das Wohl des Nächsten immer im Blick haben und langfristig zum Nutzen aller fühlenden Wesen denken. Eine Welt in der Liebe mehr zählt als Krieg und Gewalttätigkeit im Sinne von „Überleben des Stärkeren“.

Etwas vorsichtig muss man bei der Bewertung dennoch sein, einerseits gemäß dem biblischen Motto „Richtet nicht, damit ihr nicht gerichtet werdet“, andererseits weil es Menschen gibt, die voller Überzeugung und mit Weitblick im Einklang mit ihrem Seelenplan neue Dinge in die Welt bringen. Sie stellen die herrschende Weltordnung mitunter in Frage und treten hierbei einigen Mitmenschen gehörig auf die Füße. Hier geht es aber nicht um das Ego, für sich selbst das Beste herausholen zu wollen. Hier geht es um Weiterentwicklung und neues Wissen für größere Teile der Menschheit. Derartige

Menschen können durchaus als unangenehme Zeitgenossen mit „Bulldozer"-Mentalität wahrgenommen werden, aber ihr Verhalten entspricht dem Bild des indischen Gottes „Shiva", der in dieser Kultur auch als Zerstörer angesehen wird – neben Brahma (Schöpfergott) und Vishnu (Erhaltung). Alle drei Götter symbolisieren dort die fundamentalen Kräfte der Natur.

Um Systeme oder Verhältnisse zum Nutzen der Menschheit zu verändern, braucht es zuweilen das Zusammenbrechen bestehender Strukturen. Dass dies dann für die Erschaffer oder Kontrolleure der alten Systeme unangenehme Erfahrungen sind, ist klar. Zudem bevorzugen viele Menschen den bestehenden Status Quo, da sie Veränderungen ganz grundsätzlich fürchten. Für diese werden bestimmte Veränderungen erst einmal als unangenehm wahrgenommen werden – bis hin zu gewaltsamer Blockade. Hierdurch können Innovationen oder Veränderungsprozesse so gebremst werden, dass sie dann nur mit richtiger „Wucht" am Ende umsetzbar sind. Es ist wie in einer Familie, je länger man ein Problem versucht auszusitzen, umso schwieriger ist meist am Ende die Lösung, die dann vielleicht oft eine Trennung beinhalten muss. Vielfach wäre zu einem früheren Zeitpunkt durch kleinere Veränderungen diese Trennung noch aufzuhalten gewesen. Daher sollte aus meiner Sicht jeder daran arbeiten, seine Ängste soweit aufzulösen, dass er konstruktiven Veränderungen optimistischer gegenüber gestimmt ist und somit nicht fahrlässig zum „Bremser" wird.

Wie Jesus bereits beschrieben hatte (Matthäus 18,18-20), sollten bei einem Manifestationswunsch die beteiligten Personen einmütig, das heißt völlig übereinstimmender Meinung, sein. Nur dann macht es Sinn, sich mit anderen Menschen im Sinne eines gemeinsamen Ziels zu verbünden. Im Alltag wird es aber häufig Mitmenschen geben, die ein gewünschtes Projekt stattdessen nicht unterstützen oder sogar bekämpfen wollen. Das kann durchaus auch im Bereich der Gesundheit sein, wenn ein Partner beispielsweise einen Gewinn aus der Erkrankung des anderen Partners zieht. Ein „sich kümmern wollen" kann ein so starkes Bedürfnis sein, dass man sich wünscht, der Partner würde nicht gesund werden. Wir müssen daher immer davon ausgehen, dass unsere Wünsche – egal in welchem Bereich – auf Widerstand bei anderen Personen treffen. Und diese Personen können dann – je nach Stärke ihrer Manifestationskraft – ein großes Hindernis für meine Wunscherfüllung darstellen.

Einerseits kann dies als Gedankenkraft erfolgen. Manche Therapeuten sprechen hier von Fremdenergien, die sich mit meinen eigenen Gedanken vermischen und von denen ich in gewisser Hinsicht manipuliert werde. Dies ist keine abstrakte Vorstellung – ich habe quasi täglich mit derartigen Beeinflussungen bei Patienten zu tun. Auch wenn es feinstoffliche, zum Teil destruktiv wirkende manipulative Einwirkungen auf das Bewusstsein von Menschen gibt (auf die in einem späteren Kapitel eingegangen werden wird und die teilweise karmische Verstrickungen aus Vorleben sind) ist es oft viel banaler: Viele dieser Fremdeinwirkungen sind allgegenwärtig und sind lediglich die alten Überzeugungen und das vermeintliche Wissen, das beispielsweise in Büchern, Zeitungen oder Fernsehsendungen vermittelt wird. Man sollte sich immer im Klaren sein, dass die leichtfertige Übernahme von Gedanken oder „angeblichen Wahrheiten" anderer Menschen mich beeinflusst und meine eigene kreative Manifestationskraft erheblich einschränken kann. Ich übernehme in gewisser Hinsicht das Glaubenssystem einer herrschenden Lehrmeinung oder Strömung als meine eigenen Grundüberzeugungen, die mich prägen und damit auch den Umfang der persönlichen Wunscherfüllungen limitieren. Weil einige mächtige Institutionen sich keine Menschen wünschen, die über sich selbst hinauswachsen, wird teilweise bewusst und teilweise unbewusst viel dafür getan, Menschen in ihrem Schöpfungspotential zu limitieren. Ein Faktor kann hier auch soziale Ausgrenzung sein. Da Menschen im Regelfall soziale Wesen sind, ist dies ein sehr starkes Mittel, um sich nicht allzu weit vom akzeptierten Denken und Handeln einer Gemeinschaft zu entfernen.

Daher dürften die folgenden Worte eine tiefe Wahrheit über den Versuch außergewöhnlicher Manifestationen ausdrücken:

Zuerst ignorieren sie dich, dann lachen sie über dich,
dann bekämpfen sie dich und dann gewinnst du.

Mahatma Gandhi (1869-1948)

Manchmal wird die Manifestation eines Wunsches auch dadurch erschwert, dass sich Freunde, Partner oder Familienmitglieder mit besten Absichten einbringen wollen. Es sind oft wohlgemeinte Ratschläge, die mitunter aber Zweifel säen. Hierbei bringen diese Menschen meist nur ihre eigenen Bedenken – wohlwollend gemeint – ein und können vor allem im Bereich des logischen Denkens und der Emotionen einiges an „Staub aufwirbeln". Kennzeichen dieser Dynamik ist der Zweifel oder auch plötzliche Ängste, die vorher nicht da waren. Ich sehe das im Grundsatz als gut an, es sollte aber konstruktiv und optimistisch damit umgegangen werden. Es bestärkt die Willenskraft, wenn ich mich mit diesen Bedenken anderer auseinandersetze, sie zerstreue und mit meinem Bewusstsein die Dinge vielleicht noch besser strukturiere, indem ich die Ratschläge konstruktiv auf Werthaltigkeit prüfe und möglicherweise dann meine Wunschvorstellung in Richtung „noch besser" adjustiere, wie bei einem Trainingsgerät, wo noch mehr Gewicht am Ende zu mehr Leistung führt. Das setzt allerdings eine starke Willenskraft und Überzeugung voraus, am besten noch die leidenschaftliche Überzeugung aus dem Herzen, dass mein Wunsch sinnvoll ist und erfüllbar ist.

Doch nicht immer sind die Gedanken anderer Menschen wohlwollend und mit besten Absichten. Vordergründig vielleicht ja, aber auf einer emotionalen Ebene sind sie unter Umständen sehr destruktiv. Es kann beispielsweise soweit gehen, dass aus Neid oder anderen Gründen mein Wunsch tatsächlich gestört wird – durch Zerstörung oder im Sinne von „Steine in den Weg legen". Möglicherweise hat jemand Angst ich würde ihm mit meinem Wunsch etwas wegnehmen und reagiert sehr aggressiv – auch auf der energetischen Ebene mit Wut- oder Hassgedanken. Als Beispiel führe ich hier einmal die verlassene Exfrau an, die ihren Mann an eine andere Frau „verloren" hat. Auch wenn sich geistig-seelisch betrachtet vermutlich zeigen würde, dass dies für alle Beteiligten das Beste war, kenne ich unzählige Fälle in denen die Exfrau noch über Jahre hinweg jeden Tag mit Wut und Hass an den Exmann dachte. Nicht unbedingt die besten Voraussetzungen für das neu entstandene Paar, insbesondere falls einer der beiden sensibel für derartige Wutenergien ist und/ oder Schuld- oder Schamgefühle in sich trägt. Darüber hinaus dürfte die erlassene Frau aufgrund ihrer destruktiven Aggression und ihrer Verstrickung in das noch immer bestehende alte Beziehungstrauma nicht die attraktivste Wahl für einen neuen Partner sein. Das Beispiel ist auch für den umgekehrten Fall eines verlassenen Ehemanns denkbar, aber aus der Erfahrung heraus wirkt sich das emotional und körperlich meist anders aus. Im Allgemeinen sind Frauen die sensibleren Wesen, die unter einer Trennung emotional häufig stärker leiden und nicht „loslassen" wollen bzw. stärker als Männer zu Schuldgefühlen neigen. Bei Männern kann das beispielsweise eher zu Alkoholkonsum und Aggressionspotential führen und sie „trösten" sich vielfach schnell mit einer neuen Frau zur Ablenkung – das soll nicht stereotyp dargestellt sein, denn beide Geschlechter können sehr stark unter einer Trennung leiden, sondern beruht auf den bisherigen Erkenntnissen aus meiner Praxis als Therapeut.

Ganz allgemein zählen Gefühle „etwas falsch gemacht zu haben" zu den mächtigsten destruktiven Kräften und werden von Mitmenschen auch oft subtil eingesetzt, um Menschen nach ihrer „Pfeife tanzen zu lassen". Das schränkt mitunter die eigene Freiheit im Leben massiv ein und kann zu innerer Selbstablehnung und geringeres Selbstwertgefühl führen. Der hierdurch geschwächte Mensch kann so auch wirklich ernste Erkrankungen bekommen. Es erklärt mitunter auch psychische oder physische Störungen bei den Kindern, sofern vorhanden. Auch hier wäre ein liebevolles Miteinander aller Beteiligten wünschenswert, damit jeder Einzelne wieder glücklich werden kann. Ich erinnere mich an eine Patientin, die über Jahrzehnte hinweg pro Tag stundenlang bewusst hasserfüllte Gedanken an ein Familienmitglied sendete, bis es verstorben ist. Und selbst dann war es für sie mit dem Hass noch nicht beendet. Sie selbst litt unter einer schweren Erkrankung, bei der ihr Körper immer mehr verhärtete (Sklerodermie), die aus meiner Sicht das Ergebnis des eigenen, hasserfüllten Denkens und ihrer Härte im Umgang mit ihren Mitmenschen war. Ich unternahm hier keinen Versuch der Heilung, da diese Frau sich zu diesem Zeitpunkt keinerlei liebevollem Sein öffnen wollte. Mir zeigte es einmal wieder sehr anschaulich das Potential negativer Gedanken und Gefühle. Sie erfüllte die bereits genannten Manifestationskriterien – aber auf eine nicht liebevolle Art und Weise und musste die destruktiven Konsequenzen bereits im jetzigen Leben spüren. Es bleibt zu hoffen, dass sie dies irgendwann erkennen wird und an ihrer Einstellung arbeitet. Daher ist anzuraten immer aus einem Optimismus und einer Liebe, die auch andere Menschen mit einbezieht, heraus zu manifestieren.

Was die Manifestation oder Wünsche bezüglich anderer Menschen betrifft: Ich bin hier der Meinung, dass es in vielen Fällen nicht zweckdienlich ist, für einen anderen Menschen zu manifestieren oder sich bewusst einzumischen. Zumindest nicht so lange, bis man um Hilfe gebeten wird. Eine Ausnahme stellen hier Kinder oder Personen mit Pflegebedürftigkeit dar, hier darf man selbstverständlich Hilfe anbieten. Aber es sollte immer so sein, dass der andere Mensch (soweit möglich) für sich alleine verantwortlich bleibt und man sich nicht ungefragt einbringt. Sei es mit Gedanken, Energie oder Taten. Oftmals ist „gut gemeint" das Gegenteil von „gut" und es wäre – außer vielleicht für die besten Hellfühler der Welt – anmaßend sich einzubilden zu wissen, was das Beste für einen anderen Menschen ist. Die meisten Menschen, die das in der Vergangenheit getan haben, werden früher oder erfahren haben, dass es ihnen nicht gedankt wurde und oft zu Ärger geführt hat. Ich halte es so, dass ich dem Patienten bestmöglich helfe, seine Wünsche selbst zu manifestieren und die Ursachen für das Nichtfunktionieren des kreativen Bewusstseins-Schöpfungsprozesses geistig und körperlich zu erkennen bzw. zu beheben. In Unfall-/Schock- oder Komasituationen handle ich ggfs. anders, aber hier frage ich geistig die Seele des Patienten, ob ich mithelfen darf, etwas zu bewirken. Es gäbe hier viel auszuführen, aber ich denke es ist genug erwähnt, um im Einzelfall zu entscheiden, ob und wie man sich einbringen soll oder nicht.

Sich mit anderen oder für andere Menschen einzusetzen:

Wenn mehrere Menschen involviert sind, kann eine Gruppe von Menschen zusammenkommen, die sich für ein gemeinsames Projekt engagiert. Dann erhöht sich normalerweise automatisch die Erfolgswahrscheinlichkeit der Manifestation. Es bildet sich ein Gruppenbewusstsein, das grundsätzlich stärker oder schneller manifestieren kann als ein Einzelner. Doch so einfach ist es in der Praxis dann oft auch nicht, denn es addieren sich auch die bereits genannten Störfaktoren jedes Einzelnen und so kann es innerhalb der Gruppe durchaus erhebliche Spannungen geben, welche die Manifestation erschweren. Dies können Emotionen sein, aber auch Aspekte des logischen Denkens, wenn die Mitglieder unterschiedliche Wege zum Ziel im Kopf haben. Einfach nur mehrere Leute zu organisieren und eine Gruppe zu bilden ist bei wirklich herausfordernden Projekten nicht sinnvoll. Denn hier müssen tatsächlich „alle einmütig am selben Strang ziehen" und liebevoll (in einem Gemeinschaftssinn zum Nutzen aller Beteiligten) sich in die Gruppe harmonisch einbringen. Eine Gruppe darf einen oder mehrere starke Moderatoren haben, sollte aber nicht die Summe von

Egoisten sein, wenn sie gut manifestieren möchte. Bildhaft kann man sie mit einem Orchester vergleichen, in dem ein Dirigent das Ziel vorgibt und jedes Orchestermitglied sein Bestes gibt, um harmonisch Teil des Ganzen zu sein – sonst entstehen Disharmonien, die den Erfolg des Projektes dann gefährden.

Das Gruppenziel muss vor dem (egoistischen) Einzelziel stehen – ansonsten ist es im Allgemeinen besser stattdessen alleine oder mit weniger, dafür aber gleichgesinnten, Menschen zusammen ein Ziel zu manifestieren. Gruppendynamiken sind mitunter recht komplex und es kann sogar erforderlich sein, einzelne Mitglieder auszuschließen, die disharmonisch für einen Projekterfolg sind. So wie ein Firmenchef ab und zu aus der Gruppe seiner Mitarbeiter jemanden entlassen muss, wenn dieser Mitarbeiter die Erreichung des Gruppenziels erschwert oder nicht gut unterstützt. Mitunter ist das eine schwere Entscheidung, aber das Gemeinwohl muss dann vor dem Schutz des Einzelnen stehen. Streng genommen ist dieser dann wohl auch fehl am Platz und hat das nur noch nicht erkannt.

Dies sollten nur kurze Hinweise darauf sein, dass auch die Umwelt und die Mitmenschen einen erheblichen konstruktiven oder auch destruktiven Anteil an der erfolgreichen Manifestation von Wünschen haben. Wir sind nicht alleine in der Welt und damit unterliegen wir in der Dimension, in der die Menschen derzeit leben, im Allgemeinen noch vielfältigen Einschränkungen. Eine geistige Bewusstseinsarbeit kann uns auch hier helfen, tiefere Einsichten in die Gruppendynamiken zu bekommen.

Bezüglich der eigenen Gesundheit bestehen die bisher genannten Einschränkungen der Manifestationsmöglichkeiten jedoch nicht oder allenfalls kaum. Wir haben jederzeit das Recht – wenn aus Sicht aller Bewusstseinsebenen der richtige Zeitpunkt gekommen ist und wir zur Harmonie unserer göttlichen Quelle zurückgelangt sind – Erkrankungen zu heilen, die uns nicht länger dienlich sind und deren Ursache in destruktiven, weitgehend unbewussten Manifestationen liegt. Daher ist dieses Kapitel von immenser Bedeutung und ich werde im weiteren Verlauf viele Beispiele von Patienten erwähnen, die zeigen warum und auf welche Art und Weise das geistige Bewusstsein absichtlich körperliche Symptome, emotionale Auffälligkeiten, Burn-Out oder Blockaden hervorbringen konnte. Vorab musste jedoch erwähnt werden, wo grundsätzlich die Einschränkungen auf den verschiedenen Bewusstseinsebenen liegen können, um ein besseres logisches Verständnis für die jeweiligen Heilungsansätze zu bekommen.

In Kurzform könnte man sagen, dass Liebe und geistige Bewusstheit in diejenigen Bereiche gebracht werden sollte, die nicht konstruktiv am Manifestationsprojekt mitarbeiten. Liebe wirkt immer ganzheitlich und hat viele Ausprägungen, darunter Weisheit, Wahrheit, Erkenntnis und die Auflösung alter emotionaler Belastungen. Hierfür ist nicht unbedingt ein Therapeut oder Coach erforderlich, mitunter ist das Leben oft selbst der beste Lehrmeister durch die Erfahrungen von Ursache und Auswirkung.

Manifestation im Alltag

Um die Ausführungen nun etwas greifbarer für den Alltag werden zu lassen, wird zur Verdeutlichung nachfolgend ein Experiment beschrieben, dass die beeindruckenden Fähigkeiten unseres Bewusstseins aufzeigen soll. Es ist eine Übung, die ich bereits seit Jahren kenne und auch schon auf einigen Workshops/Seminaren mitgemacht habe.

Experiment:

Eine Gruppe von Menschen wählt eine Person aus, die sich auf einen Stuhl setzt. Nennen wir die Person Felix. Nun heben zwei Leute Felix mit dem Stuhl hoch und spüren das Gewicht. Dann stellen sie den Stuhl wieder ab. Für gewöhnlich wird es sich schwer anfühlen und je nach Kraft gerade so möglich sein, dass diese zwei Personen den Stuhl hochheben können. Anschließend soll Felix sich vorstellen, dass er sich leicht anfühlt und das auch innerlich fühlen. Gleichzeitig begleitet die Gruppe das mit Worten wie z.B.: „Du bist leicht wie eine Feder“ oder „Du wirst immer leichter, leichter und leichter...“. Dies für etwa eine Minute. Anschließend heben die beiden vorherigen Personen den Stuhl wieder an und sie werden es dann im Regelfall sehr leicht haben, den Stuhl hochzuheben. Normalerweise ist das wirklich ein spürbarer, extremer Unterschied. Das Experiment könnte man beliebig weitertreiben, auch beispielsweise in Richtung „immer schwerer, schwerer und schwerer...“, so dass der Stuhl mit Felix auch von vier Personen dann nicht mehr anzuheben sein wird.

Je nachdem, ob man derartige Übungen bereits kennt, kann das eine sehr eindrucksvolle Erfahrung sein, wie das Bewusstsein von Felix (und hier auch der Gruppe) die Gewichtserfahrung tatsächlich verändert. Auch wenn es ein sehr einfaches Experiment ist, ist diese Erfahrung überhaupt nicht trivial. Man kann sie in alle Lebensbereiche übertragen.

Warum in diesem Fall die Manifestation so leicht gelingt: Alle von mir im vorherigen Kapitel bereits angesprochenen Bewusstseinsebenen „ziehen an einem Strang". Der logische Verstand dürfte bei diesem Experiment keine Vergangenheitsdaten haben und hält sich daher mit der Bewertung zurück. Er weiß auch nicht, was kommen wird, sofern er dieses Experiment noch nicht kennt. Emotional gesehen ist „sich leicht zu fühlen" normalerweise konfliktfrei. Das Gefühl oder die Empfindung von Leichtigkeit kann meist problemlos innerlich erzeugt werden. Ebenfalls ist die mentale Ebene (Schaffenskraft) ein guter Partner, denn gerade in einer Übungsgruppe will jemand für gewöhnlich gut mitarbeiten. Die geistig-seelische Ebene hat normalerweise nichts gegen diese Lebenserfahrung einzuwenden und ethisch-moralische Konflikte sind vermutlich diesbezüglich nicht existent. Auch unangenehme Erfahrungen aus Vorleben, die eine Manifestation durchaus stark bremsen oder behindern können, dürften bei diesem Experiment nicht abgespeichert oder involviert sein. Daher sind alle Voraussetzungen für eine sofortige Manifestation von Leichtigkeit gegeben und das Experiment zeigt augenblicklich die Auswirkung dieses „Schöpfungsprozesses".

Bei Kindern können derartige Schwerkraftveränderungen auch gut getestet werden: Versuche einmal, ein spielendes Kind wegzutragen, wenn es das nicht will. Selbst Kleinkinder können unglaublich schwer werden, wenn sie sich im Bewusstsein dem Wegtragen widersetzen. Ich denke, dass Eltern dies schon oft erlebt haben, aber für gewöhnlich nicht darüber reflektieren.

Es ist so, dass vergleichsweise banale Dinge, wie der bereits angesprochene „Parkplatzwunsch“, sich in der Regel sehr gut manifestieren lassen. Das ist gut, denn so können Menschen spielerisch die Macht ihrer Bewusstseinskräfte erfahren. Das obige Beispiel mag für manche Leser keine Beweiskraft haben, doch ich kann versichern, dass das gleiche Prinzip beispielsweise in den höchsten, energetischen Kampfkünsten schier unglaubliche Auswirkungen haben kann. So bin ich beispielsweise einmal im Rahmen einer Übung bäuchlings langgestreckt auf dem Boden gelegen. Anschließend legten sich zehn Menschen auf mich, so dass diese wie gestapelt übereinander lagen. Das Gewicht betrug dann mehrere hundert Kilogramm, die auf meinen Körper drückten. Hier kann das Atmen dann erst einmal sehr beschwerlich werden. Mit Kraft aufzustehen ist praktisch unmöglich und wäre mitunter auch mit der Gefahr einer Verletzung verbunden. Durch die Anwendung obiger Manifestationsprinzipien wurde augenblicklich bewirkt, dass ich binnen Sekunden mit Leichtigkeit aufgestanden bin und alle Beteiligten heruntergefallen sind. Anschließend waren alle lachend erstaunt. Dieses Beispiel ist jedoch nicht für den Leser zur Nachahmung bestimmt, denn mit reiner Kraftanstrengung ohne Manifestationserfolg würde man sich wohl nur den Rücken verreißen.

Anderes Beispiel: Mit einem normalen Bestecklöffel übte ich die Auswirkung von Bewusstsein auf Materie. Binnen Minuten wurde der Löffel sehr warm und biegsam, so dass ich diesen wie eine gekochte Spagetti mehrfach einrollen konnte. Wie eine Art Rosenblüte ist er nun mehrfach gewickelt und diese Form entsprach meiner geistigen Vorstellung während dieser Übung, die ich sehr spielerisch angegangen bin. Das sind nur Beispiele zur Veranschaulichung um die Auswirkungen von Manifestationskräften auf Mitmenschen oder Materie kurz aufzuzeigen. Für Bewusstsein und Energie gibt es in meinem Weltbild keine Einschränkungen – außer denjenigen, die wir selbst verursachen, auf welcher Ebene auch immer. Zur Klarstellung: Ich unterliege wie die meisten Menschen immer noch auf vielfältige Weise Einschränkungen. Allerdings durfte ich bereits sehr viele Erfahrungen machen, die wundersam waren und bei denen ich volle Manifestationskraft unter Beweis stellen konnte.

Da es in diesem Buch aber prinzipiell um Gesundheit und Heilung geht, ist dieser Übungs-Exkurs nur zur Veranschaulichung gedacht. In der Praxis stellt sich das Manifestieren bedeutender Dinge, insbesondere falls Angst im Spiel ist oder Leistungsdruck (= Versagensangst) besteht, für den Einzelnen meist als wesentlich schwieriger dar. Ein Teil der Lösung ist wirklich, es spielerisch locker und unverkrampft anzugehen. Die meisten Menschen würden bei bedeutenden Dingen vielfältige Glaubenssätze denken oder sagen wie z.B.: „Das muss unbedingt klappen, denn ein Scheitern hätte schlimme Konsequenzen/Bestrafung ....“ , „Das können nur gebildete Leute“ oder „Das widerspricht meiner Lebenserfahrung“, doch genau hier liegt die Krux.

Du hast es schwierig,
weil Du glaubst es sei unwahrscheinlich oder schwierig.
Dir geschieht
nach Deinem Glauben/Überzeugung/Wissen.

Daher ist es im Allgemeinen ratsam, die bewusste Manifestationskraft häufig mit kleinen, spielerischen Dingen zu üben. Am besten nimmt man anfangs Dinge, die keine größere Emotionalität beinhalten und die den logischen Verstand unbeeindruckt lassen. Durch Wiederholung positiver Erlebnisse immer und immer wieder erhöht sich die Eintrittswahrscheinlichkeit und der Beweis eigener Manifestationskraft immer weiter, man wird optimistischer und kann dann Dinge von größerer Bedeutung in Erwägung ziehen. Durch Patientenerfahrungen und auch aus dem eigenen Leben habe ich großes Verständnis für die Ernüchterung, die anfänglicher Manifestationsbegeisterung oft folgt. Daher ist es so wichtig, zu verstehen, warum bestimmte Dinge sich (noch) nicht manifestieren können. Wir sind alle Meister des Manifestierens, sonst wären beispielsweise unsere Körper überhaupt nicht aufrecht zu erhalten. Lediglich in bestimmten Bereichen sind wir noch blockiert. Denn eine Manifestation setzt Konfliktfreiheit auf allen Bewusstseins- bzw. Schaffensebenen voraus.

Anders ausgedrückt: Ein Mensch, der wirklich bedingungslose Liebe zum Ausdruck bringen kann, ist in jeglicher Hinsicht konfliktfrei. Dieser Mensch hat unbegrenzte Manifestationskraft. Die aus dem Leben Jesu (der diese bedingungslose Liebe sicher in sich trug) überlieferten Ereignisse sind ein Zeugnis dieser Betrachtungsweise und zeigen, dass er sein Leben vollkommen in den Dienst für die Mitmenschen gestellt hat und sie am Ende selbst für seinen Tod nicht verantwortlich gemacht hat. Die Angreifer im Sinne von „Vater, vergib ihnen, denn sie wissen nicht was sie tun" nicht zu verurteilen zeigt ein Maß an Liebe, welches wirklich absolut bedingungslos ist. Diese reine Form wahrhaft göttlicher Liebe ist aus meiner Sicht das (End-)Ziel jeder Seele über viele Leben hinweg und der „Lohn" hieraus wird nicht in Geld oder Macht (über andere Menschen) gemessen. Mich stimmt zuweilen etwas traurig, dass zahlreiche Menschen Geld über Liebe stellen und nicht erkennen wollen, welche langfristigen

Folgen das haben kann – bis hin zur Beeinflussung zukünftiger Leben. Das Gesetz der Resonanz dürfte hinlänglich bekannt sein. Aus meiner Sicht ist „Das eigene Leben zum Resonanzkörper bedingungsloser Liebe zu machen“ die beste Voraussetzung für die Manifestationskraft. Ich verbinde es mit dem Ziel das „Christusbewusstsein“ anzustreben. Man wird dann genau das erhalten, was für das eigene Leben wichtig und richtig ist, wie viele Leben das auch immer in Anspruch nehmen wird. Es scheint der beste Weg zu sein, in jeder Situation so liebevoll wie möglich zu agieren. Wobei die hier angesprochene Liebe auch durchaus machtvoll im Sinne von „Nein“ agieren darf, um einem Unrecht, einer Ausbeutung oder dem unangemessenen Handeln anderer Menschen zu begegnen. Ich spreche hier nicht von einer falsch verstandenen Liebe, die zu allem „Ja und Amen“ sagt und Leid erduldet. Denn auch ein vermeintlicher Täter muss auf ein Fehlverhalten hingewiesen werden, damit er Einsicht in sein Handeln erlangt. Auch das ist Liebe für einen Mitmenschen.

Im Bereich der Kampfkunst durfte ich schon öfters sehr eindrucksvoll erleben, dass ein bewusster, liebevoll präsenter Bewusstseinszustand unangreifbar macht. Ein Angreifer schafft es in diesem Fall nicht einmal den Körper des Gegners zu berühren und wird meist mit seiner eigenen Energie dynamisch regelrecht zurückgeworfen, was für ihn im Extremfall (falls der Angreifer mit großer Aggression angreift) mit großen Schmerzen oder sogar kurzer Bewusstlosigkeit verbunden sein kann. Hier regelt die Energie automatisch, dass der bewusst präsente, liebevolle Mensch vor destruktiven Energien geschützt ist. An dieser Stelle ist wichtig, dass die meisten Menschen vermutlich mit dem Begriff „Liebe“ etwas Geringeres assoziieren als ich hier meine. Liebe im Sinne eines gelebten Seins-Zustands, der Vollkommenheit, Ausgeglichenheit, Gelassenheit, Gleichwertigkeit, Kooperation, Akzeptanz, Empathie, Nichtbewertung, Uneigennützigkeit, Konfliktfreiheit, Wohlwollen, Kraft, Stärke, Ergebnisoffenheit, Weisheit, Furchtlosigkeit, Freiheit, Harmonie, Selbstvertrauen, Bewusstheit, lehrend ohne belehrend zu sein etc. mit einschließt. Möglicherweise ist er auch als die Überwindung egoistischer Verhaltensweisen zu umschreiben, der aber dennoch nicht passiv erduldend im Sinne einer Opferrolle („Bitte, bitte tu mir nichts") ist. Im Alltag befinden sich die meisten Menschen unserer Zeit eher selten in diesem Zustand, obwohl es das angeborene, gottgegebene Naturell wäre – daher gibt es auch so viele Konflikte im Alltag.

Eine derartige Liebe ist immer stärker als destruktive, dunkle Kräfte – aus welcher Quelle auch immer diese kommen, denn sie ist die stärkste Kohäsionskraft im gesamten Universum. Ich gehe aufgrund dieser Erfahrung heute davon aus, dass Jesus seinem Schicksal jederzeit hätte entkommen können, er fügte sich diesem jedoch in einem höheren Sinne *„Nicht mein Wille, sondern dein Wille geschehe.* (Lukas 23,34)". Laut den Ausführungen der Bibel hatte er bereits vorher darüber gesprochen, dass er seinen Körper innerhalb von drei Tagen wieder auferstehen lassen könne, falls er gerichtet würde.

„Jesus antwortete ihnen: Reißt diesen Tempel nieder und in drei Tagen werde ich ihn wieder aufrichten. Da sagten die Juden: Sechsundvierzig Jahre wurde an diesem Tempel gebaut und du willst ihn in drei Tagen wieder aufrichten? Er aber meinte den Tempel seines Leibes. Als er von den Toten auferweckt war, erinnerten sich seine Jünger, dass er dies gesagt hatte, und sie glaubten der Schrift und dem Wort, das Jesus gesprochen hatte."

(Johannes 2, 19-22)

Ich hatte bereits ausgeführt, dass für mich Teile der Bibel eine universelle und überkonfessionelle Weisheitslehre darstellen. Ein Schlüsselerlebnis hatte ich in Bezug auf diese Worte:

„Wenn dich einer auf die linke Wange schlägt, dann halt ihm auch die andere hin" (Matthäus 5, 39) nebst „Ich aber sage euch: Liebet eure Feinde; segnet, die euch fluchen; tut wohl denen, die euch hassen; bittet für die, so euch beleidigen und verfolgen."

(Matthäus 5, 44)

Über Jahre hinweg habe ich das Zitat nicht verstanden, ich empfand es sogar als geradezu dumm, sich bei einem Angriff nicht zu wehren. In gewisser Hinsicht war ich hier durch frühere Erfahrungen konditioniert worden: Denn in der Schule wurde ich das ein oder andere Mal von Mitschülern drangsaliert und geschlagen. Nicht weiter schlimm und vermutlich eine häufige Lebenserfahrung vieler Menschen, aber doch emotional folgenreich, was meine Manifestationskräfte bezüglich etwaiger Angriffe limitierte.

Wieder einmal war es ein Kampfkunsttraining, das mich zur Erkenntnis führte:

Wenn man sich im Zustand einer liebevollen Bewusstheit, Präsenz oder Akzeptanz dessen befindet, was gerade ist - frei von Bewertung äußerer Aspekte oder gar Feindbilder – dann ist ein Angreifer nicht gewillt, anzugreifen. Eher würde er umarmen als anzugreifen. Ein Kampf ist unmöglich, da eine „Verurteilung" fehlt und somit energetisch keine Resonanz zu Aggressionsenergie existieren kann.

Dies wäre die notwendige Antriebskraft für einen Angriff. Denn Menschen sind im tiefsten Inneren Brüder und Schwestern aus der gleichen göttlichen Quelle und dieses tiefe innere Wissen drückt sich dann im Sinne von wechselseitiger Anerkennung und Akzeptanz aus, den anderen so sein zu lassen, wie er ist. Hier ist kein Platz für Abwertung oder Aggression. Wer diese Prinzipien in einem Workshop selbst einmal kennenlernen möchte, dem empfehle ich die K.I. Seminare von Karl Grunick (www.körperintelligenz.de). Er war der Lehrer, der mir vor vielen Jahren erstmals die Praxisrelevanz der inneren Einstellung in Konfliktsituationen sehr überzeugend beweisen konnte.

Dies veränderte meine Sichtweise auf eine alltagstaugliche, schnelle Lösung von beispielsweise Gewaltkonflikten erheblich: Der tatsächliche Wille einen anderen Menschen anzugreifen entsteht erst in dem Moment, in dem derjenige etwas in mir spürt, was ihn ablehnt, ihn bewertet oder bevormundet. Erst durch meine Bewertung seiner Person im Sinne von „ihn nicht als gleichwertiges Wesen anzuerkennen" kann ein anderer eine auf mich gerichtete Aggression entwickeln. Hier genügen Kleinigkeiten, wie das Ablehnen seines Äußeren, seiner Kleidung, seiner Hautfarbe, um bei einem Menschen mit schon bestehendem Aggressionspotential einen Angriff zu provozieren. Es genügt bereits, derartige (wenig liebevolle) Gedanken zu hegen, ohne dass sie ausgesprochen werden müssen oder eine Handlung meinerseits im Äußeren erfolgt. Alle Menschen haben feinfühlige Antennen, um intuitiv zu empfinden, was andere Menschen über sie denken. Nur bei wirklich psychisch kranken Tätern oder Kriegsgeschehen erscheint es für mich denkbar, dass auch tatsächlich „Unschuldige ohne Resonanz" angefeindet oder angegriffen werden, vielleicht weil das

"Opfer" vielleicht einfach wirklich zur falschen Zeit am falschen Ort verweilt.

Ich bin daher kein Freund von der häufigen Darstellung in Krimis, dass „Unschuldige" zu „Opfern" werden. So entsteht eine Suggestion von Gefahr, die auf den Alltag übertragen wird und die meist so überhaupt nicht gegeben ist. Das verursacht Angst und Stress bei hierfür empfänglichen Menschen, verbunden mit einem Resonanzfeld, das einen Aggressionskonflikt dann sogar wahrscheinlicher machen kann. Aus meiner Sicht findet das tatsächliche Leben keinesfalls auf diese Weise statt. Hier gilt: „Du erntest, was Du säst". Die Resonanz zu Aggression wurde im Inneren erschaffen, für welche Lernerfahrung auch immer das gut sein kann. An so etwas wie „zufällig" ein Opfer zu werden, kann ich im Regelfall nicht glauben und eine geistige Bewusstseinsarbeit kann diesbezüglich Klarheit bringen.

Kurz noch zu einem in Konflikten wichtigen Aspekt: Angst vor einem Mitmenschen zu haben, bedeutet für diesen, sozial abgelehnt zu werden und kann einen großen Konflikt z.B. mit seinem Selbstwertgefühl erschaffen, vor allem falls das häufiger seine Alltagserfahrung ist. Man darf hierbei nicht vergessen, dass in früheren Zeiten (in manchen Kulturkreisen bis heute) eine soziale Ausgrenzung mit dem nachfolgenden „auf sich alleine gestellt sein" den körperlichen Tod extrem beschleunigte. Manche Menschen tragen noch heute diese Muster vergangener Zeiten und Leben in sich.

Im Allgemeinen ist es daher bei Konflikten oder Aggressionen für gewöhnlich meine „Verurteilung" des anderen, die als tatsächliche Ursache den Angriff in Gang setzt. Vermeintlich unschuldige „Opfer" sind daher oft selbst zuallererst „Täter" – auch wenn das nun etwas übertrieben stereotyp dargestellt ist, um ein sachliches und respektvolles Verständnis der Zusammenhänge zu fördern. Bei Patienten, die beispielsweise mit Mobbing ein Problem hatten, stellte sich in einer Behandlung meist eine tiefere Erkenntnis solcher Zusammenhänge heraus. Das ist sehr, sehr eindrucksvoll zu erkennen und zu spüren. Sofern ich also auf „die linke Wange geschlagen werde", habe ich im Regelfall Resonanz zuerst durch mein Urteil, eine Nötigung oder eine Bewertung erschaffen, das einen anderen Menschen zum Angreifen überhaupt erst animiert. Würde authentisch und offen dem anderen gegenüber kommuniziert, bestünde die wunderbare Möglichkeit diese Unstimmigkeiten aus der Welt zu schaffen und beiderseits geistig zu wachsen. Da dies aber oftmals nicht geschieht, staut sich die „Verurteilung" immer weiter auf, bis sie ggfs. im gewaltsamen Konflikt endet.

Dies kann dennoch „Fünf vor Zwölf" noch vermieden werden: Sofern ich es schaffe, augenblicklich in einen liebevollen Bewusstseinszustand jenseits von Bewertung und Urteil zu kommen, dann kann ich ihm gefahrlos sinnbildlich die rechte Wange hinhalten. Im Bereich der Kampfkunst funktioniert dies sogar, falls der Angriff schon eingeleitet wurde, innerhalb von Millisekunden. Auf der bereits genannten Internetseite von Karl Grunick finden sich Videos mit Beispielen. Ich kann die Authentizität derartiger Phänomene bestätigen, da ich vielfach ähnliche Erfahrungen selbst machen durfte.

Mit Erduldung oder Opferhaltung hat dieser Bewusstseinszustand überhaupt nichts zu tun. Obwohl Worte dies kaum beschreiben können, empfinde ich es als eine aktive Präsenz oder eine Art aktiven Loslösens von der vorher bestehenden Bewertung und damit von der Resonanz. Erst dann werde ich nicht mehr angegriffen, ganz im Gegenteil wird sich die Aggression im Angreifer AUGENBLICKLICH auflösen. Zudem wird in ihm möglicherweise sofort eine Erkenntnis wachsen, dass Kampf kein gutes Mittel zur Kommunikation ist. Möglicherweise wird er mich dann sogar umarmen oder lächeln. Selbstverständlich darf man die rechte Wange nicht mit Überheblichkeit nach dem Motto hinhalten, „Schlag doch, tut ja gar nicht weh..." o.ä., denn das wäre nicht der richtige liebevolle innere Bewusstseinszustand. Und so erkannte ich, dass mein kindliches Denken in der Schule, den ein oder anderen Mitschüler zu bewerten, aufgrund von Kleinigkeiten zu verurteilen oder mich in Bezug auf Intelligenz überlegen zu fühlen, die Konflikte damals erst heraufbeschworen hatten. Meine mich drangsalierenden Mitschüler waren praktisch bereits die ersten „Lehrmeister", ohne dass ich es damals erkennen konnte. Trage ich daran eine „Schuld"? Nein, denn ich hatte damals noch nicht die Weisheit in meinem Bewusstsein diesen „Denkfehler" zu erkennen und zu korrigieren. Außenstehende Personen machten mich auch nicht darauf aufmerksam, dass offensichtlich in mir eine Resonanz war, welche Aggressionen anzog. Insofern war es auch kein Fehler im eigentlichen Sinne, sondern (vergleichsweise harmlose) Erfahrungen zur Weiterentwicklung meines Bewusstseins, für die ich heute dankbar sein kann.

Im Bereich einer tatsächlichen Bewusstseins-Kampfkunst auf der Ebene einer Meisterschaft verliert immer der Angreifer, denn er ist aus der Harmonie und Balance gefallen und hat gegen jemanden mit liebevoller Bewusstseinspräsenz keine Chance. Da die Resonanz komplett unterschiedlich ist, wird ein Angriff unmöglich sein. Zudem ist Kampf immer eine Energieverschwendung, denn Gegeneinander erzeugt Reibung. Deshalb sollte man sich nicht von Geschichten oder Filmen täuschen lassen.

Falsch verstandene Liebe im Sinne von „Ich will doch nur dein Bestes" kann mitunter ebenfalls eher große Aggression auslösen. Dies als Rat für Familienkonflikte und auch für Therapeuten: „Nur dort helfen, wo man aktiv um Hilfe gebeten wird." Ausnahmen mag es im Einzelfall geben, wie z.B. bei Intensivpatienten in Bewusstlosigkeit, doch es ist ein genereller Ratschlag zur Zurückhaltung bezüglich eines übersteigerten „Helfersyndroms". Daher fragte Jesus vor der Bewirkung seiner Heilungswunder immer zuerst nach dem „Wunsch" des Hilfesuchenden – denn nicht jeder Mensch will tatsächlich geheilt werden.

Ich kann mir gut vorstellen, dass die vollumfängliche Akzeptanz dieses Prinzips und seiner Folgen für einen Leser durchaus schwierig sein kann. Doch falls man sich in seinem Leben oft Angriffen ausgesetzt sieht, wäre es vermutlich wichtig, bei sich selbst therapeutisch nach den emotionalen Ursachen dieser Resonanz zu suchen. Bei aller Empathie für Menschen, die schlimme Dinge erlebt haben: Ich habe zahlreiche Menschen mit schlimmsten Traumatisierungen sehr erfolgreich in kurzer Zeit behandelt und bin der absoluten Überzeugung, dass Liebe in dem von mir verstandenen Sinne immer die richtige Antwort ist, um Heilung alter emotionaler Wunden zu erreichen. Letzten Endes handelt es sich um aufgestaute, blockierte Energie, die jemanden geistig „in der Vergangenheit gefangen" hält. Solange derjenige noch in einer wie auch immer gearteten „Opferrolle" gefangen ist, kann er Dinge in seinem Leben teilweise nicht vollumfänglich manifestieren. Dies gilt umso mehr, wenn ich neben der Verantwortung, die ich beim „Täter" sehe und mit dem oft eine blockierte Aggressionsenergie meinerseits verbunden ist, auch mir selbst noch zusätzlich Schuldgefühle für die Ereignisse der Vergangenheit anlaste.

In der therapeutischen Praxis hat das oben ausgeführte äußerst große Bedeutung. Denn viele Menschen haben Krankheitssymptome, die durch Wut oder Aggression ausgelöst oder zumindest begünstigt werden. Ob das die Familie ist, Mobbing am Arbeitsplatz oder Angriffe auf das eigene Selbstwertgefühl. Wut ist eine machtvolle Energie, die den Körper schädigen kann und ich hatte bereits darauf hingewiesen, dass dies oft die Grundlage für sogenannte Autoaggressions-/Autoimmunerkrankungen ist. Aufgestaute Wut ist die Folge eines ungelösten Konfliktes und kann sich in einer Person als entzündliches Geschehen bemerkbar machen, dies gilt besonders für introvertierte Menschen, die ihrem Ärger nicht „Luft machen können" (was letztendlich aussprechen bedeuten würde). Schulmedizinisch gesehen sind dann beispielsweise Stresshormone oder Entzündungsparameter erhöht – dies als Folge der aufgestauten, aggressiven Emotion. Dies wird wissenschaftlich bereits seit längerer Zeit im Bereich der Psychoneuroendokrinologie erforscht. Denn das Bewusstsein steuert körperliche Vorgänge – ich spreche hier gerne vom Dirigenten oder der Dirigentin.

Unabhängig von den äußeren Umständen, so schlimm sie auch sein mögen, ist Wut meine eigene, selbst erschaffene Emotion und ich habe jederzeit die Möglichkeit durch einen liebevollen, akzeptierenden Bewusstseinszustand diese Emotion zu transformieren. Der Körper wird davon profitieren, der Geist auch.

So durfte ich – mit großer Dankbarkeit für diese Erfahrungen – bereits sehr vielen Menschen therapeutisch helfen, sich von derartigen Belastungen zu befreien und konnte beobachten, wie zahlreiche chronische und/oder durchaus ernsthafte Krankheitsbilder sich hierdurch in kurzer Zeit in Wohlgefallen auflösten. Wirklichen Erfolg im Sinne einer vollständigen Heilung wird es nur geben, wenn der/die Betroffene bereit ist, die „Opferrolle“ oder ein Denken „Wie du mir, so ich dir“ zu verlassen. Letzteres würde den Konflikt nur immer weiter anheizen und dann gäbe es mehr als einen Verlierer.

Groll mit uns herumtragen
ist wie das Greifen nach einem
glühenden Stück Kohle in der Absicht,
es nach jemandem zu werfen.
Man verbrennt sich nur selbst dabei.

~

Was wir heute sind,
kommt von unseren gestrigen Gedanken her
und unsere gegenwärtigen Gedanken
gestalten unser morgiges Leben.
Unser Leben ist das Erzeugnis unseres Geistes

Buddha (beide Zitate)

Erkenne Dich selbst

Die Worte „Erkenne Dich selbst" können wegweisend bei einer Vielzahl von Problemen sein – nicht nur im Gesundheitsbereich. Sie zierten bereits den Eingang des Orakels von Delphi.

Sich selbst zu erkennen, ist eine Fähigkeit des Bewusstseins. Dessen Potential wird immer weiter erforscht und wie sich zeigt, ist es im vergleichsweisen alltäglichen Bereich bereits schon zu Außergewöhnlichem in der Lage:

Hnseäl und Gertel snid die Kndier eiens armen Hofäerzllls, der mit seienr Faru im Wald lebt. Als die Not zu groß wrid, überredet sie irehn Mnan, die beeidn Knider nach der Aribet im Wald züruck zu lssaen. Der Häflezlolr fürht die bdeien am ntehäcsn Tag in den Wald. Doch Hsneäl hat die Eltren behacuslt und lget eine Supr aus kenieln wißeen Stneien, annhad deerr die Kniedr zenkucfiürdn. So kmmot es, dass der Plan der Metutr siretchet. Dcoh der zweite Vcsrueh gligtne: Deiess Mal haben Hensäl und Gretel nur enie Siebche Brot mit, die Hsänel zrlöbkceret, um eine Supr zu legen. Diese wrid jeocdh von Vöglen grseefesn. Daudrch fneidn die Kniedr nchit mehr nach Husae und virreern sich. Am drtetin Tag fiendn die bdeein ein Hsceäuhn, das gnaz aus Brot, Kuchen und Zeckur hlgsleertet ist. Zhnsäuct bcreehn sie Teile des Hsueas ab, um irhen Heungr zu slilten. In deiesm Huas lbet jodech eine Hexe, die eine Misrcenefhneressn ist.

Für die meisten Leser dürfte dieser Text, dessen Original Verfasser ich nicht kenne, leicht lesbar sein. Nur ein, vergleichsweiser banaler, Hinweis auf die Schnelligkeit der Verarbeitung von Informationen im Bewusstsein, die konventionellem

Denken über Schrift und Sprache erst einmal widerspricht.

Doch das Bewusstsein hat viel größere Fähigkeiten, die zur Erhaltung der Gesundheit laufend eingesetzt werden und die therapeutisch sinnvoll genutzt werden können. Wie wäre es, falls ein Mensch mit einer Erkrankung oder einer Befindlichkeitsstörung die Lösung für sein Problem in seinem Inneren bereits kennen würde, sich dessen aber auf der Verstandesebene bloß nicht bewusst wäre? Die Lösung wäre dann einfach: Therapeutisch den Zugriff auf dieses tiefe innere, aber oft verborgene Wissen bzw. diese Weisheit zu ermöglichen.

Tatsächlich ist dies vereinfacht ausgedrückt meine Vorgehensweise bei einer Vielzahl von Patienten und Erkrankungsbildern. Als Behandler muss ich nicht die wirkliche Ursache vor allem mit Analytik und dem logischen Verstand herausfinden, sondern idealerweise bringe ich den Patienten in einen erweiterten Bewusstseinszustand, in dem er selbst die Ursache erkennt und mit meiner Hilfe und der immer vorhanden universellen Liebe letztlich transformiert. Es ist eine aus meiner Sicht bahnbrechende Methode zur Heilung vieler Störungen, führt zu Selbsterkenntnis und geht im Regelfall äußerst schnell. Zudem ist die Heilung dauerhaft, weil der Patient selbst die „Stellhebel" betätigt und durch sein „Bewusst-Sein" die Veränderung bewirkt. Insofern ist es eine Therapie an der Ursache und nicht nur symptomatisch. Für mich hat es den Vorteil, dass ich „nicht alles wissen muss" und auch nicht in „Schubladen denke", sondern der Individualität einen offenen Raum gebe sich auszudrücken.

Hierbei geht es um alle Bewusstseinsebenen und den Körper. Die von mir angesprochene Selbsterkenntnis und Liebe bezieht sich auf Störungen im mentalen, logischen, emotionalen und spirituellen Bereich sowie die individuellen Bedürfnisse, die der Körper als eigenes System besitzt. In einem Fall kann das bedeuten, alte Blockaden oder Emotionen zu transformieren oder therapeutisch anzugehen, im anderen Fall beispielsweise einen untrainierten Körper durch mehr Sport oder Beweglichkeit wieder fitter zu machen. Daher haben beispielsweise die alten Weisheitslehren in Indien und dem fernen Osten immer die beiden Aspekte „Geist und Körper" im Blickwinkel, während die moderne Schulmedizin zu häufig isoliert den Körper betrachtet und in den Mittelpunkt einer Behandlung stellt.

Mich interessiert dagegen viel mehr, welcher Bewusstseinsanteil als „Dirigent" den Körper in ein Ungleichgewicht bringt – ich interessiere mich eher weniger für die Details der Auswirkung einer körperlichen Störung. Viele Schulmediziner teilen durchaus die Überzeugung „Wer viel misst, misst Mist" und daher rate ich zu einer ganzheitlichen Betrachtungsweise, welche die Persönlichkeit eines Menschen und nicht einen einzelnen Blut- oder Stoffwechsel-Parameter oder eine radiologische Aufnahme zum Mittelpunkt einer Betrachtung macht. Diagnostik kann wertvoll und lebensrettend sein, ist aber nicht immer der Weisheit letzter Schluss.

Da die Bedürfnisse zur Erhaltung der Gesundheit eines Menschen sehr vielschichtig sind, wird die Wahl der richtigen Therapie manchmal zu einem langwierigen und komplexen Unterfangen. Dies gilt insbesondere für chronische Erkrankungen oder Befindlichkeitsstörungen. Hier wirkt die von mir angesprochene Vorgehensweise oft wahre Wunder, da der Patient selbst mit Hilfe des Therapeuten das Störungsfeld identifiziert und dann sehr zielgerichtet vorgegangen werden kann. Krankheiten oder psychische Belastungen entstehen in meinem Weltbild niemals durch Zufall. Ich habe ausreichend Belege in meinem Leben und durch die Erfahrungen der Therapiepraxis erhalten, dass das Gesetz von Ursache und Wirkung im Sinne von Resonanz grundlegend ist.

Von dieser inneren Weisheit war offensichtlich bereits der deutsche Arzt Paracelsus (1493-1541) überzeugt: *„Die beste Arznei für den Menschen ist der Mensch. Der höchste Grad dieser Arznei ist die Liebe.“*. Oder mit den Worten von Shakespeare (1564-1616): *„Unsere Heilmittel liegen oft in uns selber, und wir schreiben sie dem Himmel zu.“*

Ich möchte an dieser Stelle noch einmal in Erinnerung rufen, dass unser körperliches Leben mit einer einzigen Samen- und Eizelle begonnen hat, dass es fortwährend durch Bewusstsein neu erschaffen wird und bis heute in einer außerordentlichen Perfektion funktioniert. Selbst bei einer Erkrankung sind oft > 99 % der angeblich 100 Billionen Zellen noch in einer perfekten Harmonie zum Gesamtsystem. Die Quelle dieser Harmonie wieder zu finden und sich mit ihr zu verbinden, ist für mich der Schlüssel zu wahrer Heilung. In meinem Bewusstsein ist prinzipiell „Jede Erkrankung heilbar“, aber nicht jeder Mensch kann eine Erkrankung auch heilen. Hier gibt es individuelle Limitierungen, die weit über die Erfassbarkeit des logischen Denkens hinausgehen und sicher auch geistig-seelische Aspekte umfassen.

Hierbei muss der jeweilige Heilungsweg für den Betroffenen passend oder kompatibel sein. Die jeweiligen Ebenen der Manifestationskraft, die ich bereits angesprochen habe, sind außerordentlich wichtig. Denn ein Mensch wird auf einem Heilungsweg oder einer Therapie, die für andere bereits sehr erfolgreich war, nur dann erfolgreich sein, wenn dies für ihn auf allen Bewusstseinsebenen stimmig ist. Solange er emotional, mental oder auch geistig-seelisch einen bestimmten Weg ablehnt, wird sich hier keine Manifestation von Gesundheit ergeben.

Sicherlich gibt es Situationen des „ungläubigen Thomas", in denen sich eine anfängliche Ablehnung (beispielsweise feinstofflicher oder spiritueller Themen) in Begeisterung verwandeln kann und dies dann beispielsweise eine wunderbare Keimzelle für Bewusstseins-Wachstum darstellen kann. Aber die innere Heilkraft wird – nachdem es zu einer Erkrankung gekommen ist – sich meist erst dann vollumfänglich entfalten, wenn man mit allen Bewusstseinsebenen von der Genesung überzeugt ist. Wichtig ist das beispielsweise bei Krebserkrankungen, wo sich viele Menschen eine Heilung ohne Operation oder Chemotherapie nicht vorstellen können. Andere Menschen hingegen haben Krebserkrankungen überwinden können, ohne klassische schulmedizinische Maßnahmen in Anspruch zu nehmen. Es ist sinnvoll, wenn jeder – nach Maßgabe seiner Bewusstseins-Entwicklung – den für sich passenden Heilungsweg geht, der eine mehr mit wissenschaftlicher Medizin, der andere teilweise oder komplett über eine energetische Bewusstseinsmedizin.

Ich werde an dieser Stelle kein Votum für oder gegen eine bestimmte Krebstherapie abgeben, denn jeder Betroffene darf seinen Weg frei wählen. Ich möchte nur darauf hinweisen, dass es Einflussfaktoren bei der Heilung schwerster Erkrankungen gibt, welche die Schulmedizin bislang stiefmütterlich betrachtet oder komplett ablehnt. Ich finde es schade, dass gerade bei Erkrankungen mit statistisch vielen Todesfällen oft einen Grabenkampf zwischen den Vertretern der Schulmedizin, zuweilen engstirnigen Wissenschaftlern, und auf der anderen Seite den Vertretern der komplementären, ganzheitlichen oder alternativen Heilkunde stattfindet. Gemeinsam sinnvolle Lösungen zu erarbeiten und vor allem das jeweilige tatsächliche „Bedürfnis" des Patienten, das oft weit mehr als bloße Gesundung ist, bestmöglich zu unterstützen. Dies ist sicher liebevoller und zielführender als die Wege der Heilkunst, die heute noch häufig beschritten werden. Es ***würde*** sowohl dem Kranken als auch den Therapeuten helfen, die Ursachen von Erkrankungen und Heilungswege bewusster zu erfassen und sich weiter zu entwickeln.

Derzeit sind die finanziellen Mittel im Gesundheitssystem sehr ungleich verteilt, denn die schulmedizinischen Wege werden in der Regel von den Krankenkassen erstattet, während alternative Wege in der Regel als nicht wissenschaftlich belegbar abgetan werden und somit aus eigener Tasche zu zahlen sind. Die Implikationen eines derartigen Gesundheitssystems und der Therapie, besonders in der Gruppe der Gering- oder Normalverdiener, sind leicht zu erkennen.

Es gibt allerdings bereits zahlreiche wissenschaftliche Beweise, dass es zielführende Wege außerhalb der „offiziell anerkannten" Schulmedizin gibt. Erwähnen möchte ich in diesem Zusammenhang das Buch „Heilung im Licht" bzw. „DYING to be ME" von Anita Moorjani. Sie hatte eine schulmedizinisch austherapierte Brustkrebserkrankung mit zitronengroßen Metastasen. Von den Ärzten nach vierjähriger Behandlung im Prinzip komplett aufgegeben, hatte sie eine Nahtodeserfahrung innerhalb derer sie die wahre Ursache ihrer Erkrankung erkannte. In Ihrem Fall war dies vor allem „die Angst an Krebs zu erkranken". Durch diesen Erkenntnismoment in einem Zustand bedingungsloser Liebe heilte die Krebserkrankung wie durch ein Wunder vollständig aus. Für mich war die Lektüre durchaus emotional, denn sie erinnerte mich (in fast identischer Form) an die Umstände meiner eigenen Nahtodeserfahrung im Alter von 18 Jahren. Für mich ist es die fühlbare reine, bedingungslose Liebe in der anderen Dimension, die ihre Angst transformierte und so die Heilung ermöglichte. Das Buch kann daher für Menschen in „ausweglosen" Situationen vielleicht eine wichtige Inspiration sein und ist wirklich lesenswert. Wem eine derartige Heilung offensteht, kann vermutlich niemand vorhersehen. Für mich ist es ein Prozess wahrhaft göttlicher Gnade, der manchen Menschen zuteil wird.

Gerade bei lebensbedrohlichen oder schweren Erkrankungen kann es aus meiner Sicht keine standardisierte Vorgehensweise (einige offensichtliche Dinge wie z.B. Intensivmedizin oder Operationstechniken bei Akutzuständen ausgenommen) geben. Jeder Betroffene darf seinen eigenen Weg wählen, muss dann aber auch die volle Verantwortung für seine Entscheidungen übernehmen. Patienten möchten oft die Verantwortung für ihre Gesundheit gerne abgeben, aber das führt zu enormen Schwierigkeiten bei allen Beteiligten dieses Heilungsweges. Selbstverantwortlich zu handeln, soweit möglich, ist aufgrund bestehender Ängste durchaus herausfordernd. Aber die Erkenntnis steckt in dieser „Heraus-forderung". Ich FORDERE mit Bewusstsein und Willensstärke das HERAUS, was die tatsächlichen Ursachen, oft emotionaler, geistiger oder energetischer Natur, der gesundheitlichen Störung sind.

Dies ist eine ehrliche und authentische Arbeit im Inneren meiner eigenen Persönlichkeit, während das Handeln im Äußeren oft durch die vielen Teil- und Unwahrheiten, die von unterschiedlichen Quellen regelmäßig bezüglich fast aller Therapien verbreitet werden, erschwert wird. Denn es scheint heutzutage fast unmöglich zu sein, sich mit den unterschiedlichen Therapieansätzen bei schweren oder chronischen Erkrankungen qualitativ hochwertig auseinander zu setzen, da beispielsweise das Ego einzelner Forscher oder die Gewinninteressen vieler Unternehmen (auch in der Diagnostik) einer wahrhaftigen, objektiven Darstellung der Sachverhalte leider entgegenstehen. Wenn sich viel Geld verdienen lässt, wird fast überall die Wahrheit verbogen. Hier wäre Nächstenliebe im Sinne einer besseren Moral ein Weg für eine bessere Zukunft des Gesundheitswesens.

Die von mir angesprochene Methode, mittels geistiger/energetischer Therapiearbeit und Selbsterkenntnis die wahre Ursache einer Erkrankung herauszufinden, ist daher absolut wegweisend. Dies schließt selbstverständlich je nach Notwendigkeit auch schulmedizinische und medikamentöse Vorgehensweisen für den Heilungsprozess mit ein. Das menschliche Bewusstsein ist unglaublich machtvoll und kann sogar ergründen, ob von einer Klinik gemachte Behandlungsvorschläge passend sind oder nicht. Auch kann das Bewusstsein herausfinden, ob der jeweilige Therapeut (altgriechisch: „Der Aufwartende, der Diener, der Pfleger") in diesem Sinne ehrlich und „nächstenliebend" agiert. Diese Liebe ist natürlich als genauso streng wie auch mitfühlend zu interpretieren – Behandler sind nicht dazu da, Patienten durchs Leben zu tragen und ihnen die Verantwortung oder eine Last abzunehmen. Kinder sind hierbei eine Ausnahme von dieser Regel wie auch Menschen, bei denen ein Stück weitergehende Unterstützung schlicht erforderlich ist, wie z.B. schwer pflegebedürftige Menschen. Ein Hinweis am Rande: Sofern therapeutisch kein Zugang zum Bewusstsein des Patienten hergestellt werden kann, weil beispielsweise durch Drogenkonsum oder Gehirn- Erkrankungen/-Schäden dies nicht möglich ist, sind meine Möglichkeiten zur Unterstützung stark eingeschränkt bzw. erschöpft.

Es gibt einen Zugang zu Ebenen höherer Erkenntnis und Weisheit, auch wenn dieser im Rahmen eines Buches lediglich generalisierend und wenig konkret beschrieben werden kann. Diesen Weg kann nur der Patient selbst eigenverantwortlich beschreiten. Ihn zu nutzen, kann insbesondere bei langwierigen oder schweren Krankheitsgeschehen der entscheidende Schlüssel für eine Heilung sein. Die oben genannte metastasierte Krebserkrankung beweist anschaulich die weitreichende Fähigkeit zur Selbstheilung durch einen Erkenntnisprozess. Das Universum bzw. das Göttliche stellt dann die richtige Energie und Information zur Heilung auf Zellebene zur Verfügung.

Ich würde sogar so weit gehen zu behaupten, dass in vielen Fällen die Erkrankung Teil des Lebensweges auf der Suche nach Erkenntnis darstellt. Nicht selten höre ich von Patienten, dass sie durch intensive oder länger anhaltende frühere Erkrankungen etwas erkannt haben oder Änderungen in ihrem Leben vorgenommen haben. Das wahre Leben beginnt außerhalb der Komfortzone und es sind häufig Herausforderungen, die das innere Wachstum beflügeln. Dies ist sicher oft nicht angenehm, aber rückblickend betrachtet können Krankheiten wahre Lehrmeister sein. Sofern ein Mensch sich immer weiter von seinem „Herzensweg" entfernt und beispielsweise in Emotionen wie (blinder) Wut oder Eifersucht verstrickt ist, wird ab einem gewissen Ausmaß eine Korrektur notwendig, damit das jeweilige Lebensziel dieser Inkarnation erreicht wird. Denn die Seele strebt immer Harmonie und Wachstum an. Sind diese Ziele bedroht, kann sie beliebige Situationen im Leben zur Korrektur erschaffen, die mitunter auch eine Nahtodeserfahrung oder den Tod (des Körpers) umfassen können.

Da zahlreiche Menschen auf das leise Gefühl des Herzens entweder nicht hören oder dies gar nicht wahrnehmen, braucht es mitunter unsanfte Methoden zum Wecken. Oftmals drückt das Bewusstsein sein Anliegen durch den Körper aus und ich werde dazu im Verlauf noch konkrete Beispiele aus der Praxis erwähnen. In einer Erkrankung einen Fehler der Natur oder der körperlichen Steuerungsebene zu sehen, ist zu kurz gegriffen. Daher ist eine dauerhafte Medikamenteneinnahme im Sinne der symptomatischen Behandlung allenfalls Mittel zum Zweck und sollte mit dem zusätzlichen Wunsch einhergehen, dennoch die tatsächliche Ursache für die Störung zu suchen, sofern diese mit Bewusstseinsarbeit therapeutisch erfassbar gemacht werden kann. Denn nicht selten drückt sich auf höherer Ebene die Perfektion durch das Hervorbringen von Symptomen aus – damit ein Bewusstseinswandel stattfindet und das Handeln und Wirken des Betroffenen eine Änderung erfährt.

Für mich ist hier eine Wesensänderung in Richtung „liebevoller" der Motor der Selbstheilung und Patienten brauchen meist Unterstützung im Sinne eines mitfühlenden, therapeutischen Bewusstseins-Coachings, denn alleine und oft von Traumatisierungen/Ängsten/Schuldgefühlen begleitet ist es im Sinne von „Ich sehe den Wald vor lauter Bäumen nicht" durchaus schwer den Weg ohne Hilfe zu finden. Mit der Zeit wird die Stimme des Herzens dann immer bewusster und Krankheitssymptome sind vielleicht überhaupt nicht mehr erforderlich, da die richtigen Weichenstellungen im Leben bereits erfolgt sind. Ich kann nicht abschätzen, welcher Prozentsatz der Erkrankungen auf diese Weise vermeidbar oder schnell heilbar wäre, habe aber viele Beispiele in der Praxis erfahren, in der durch wenige Stunden einer therapeutischen Bewusstseinsarbeit langjährige chronische Erkrankungen komplett zur Ausheilung gebracht wurden. Dies gilt auch für lästige Charakterzüge oder unkontrollierbare Konditionierungen (wie z.B. Zwänge, Essstörungen), die aber zusätzlich einen starken und über zumindest Wochen anhaltenden Willen zur Veränderung beim Patienten erfordern. Hier geht es dann um die langfristige und nachhaltige Transformation alter, eingefahrener Muster, Programmierungen bzw. so schwerwiegender Traumata, dass die Heilung eine längere Zeit benötigt und manchmal in einer gewissen Schutzatmosphäre, z.B. stationär oder in einer betreuten Einrichtung, durch liebevolle Therapeuten geschehen sollte.

Ich bin überzeugt, dass diese Art einer Bewusstseins- und Energiemedizin sicher ihre Berechtigung im modernen Gesundheitssystem hat, in dem statt Nächstenliebe, Empathie und dem Versuch, das Bewusstsein des Patienten für eine Heilung zu nutzen, heute noch vor allem Technik, Gewinnmaximierung und Standard-Leitlinienmedizin dominieren.

„Wahrlich,
es gibt in dieser Welt nichts Reinigenderes
als Erkenntnis.
Wie ein loderndes Feuer Brennstoff
zu Asche verwandelt,
so wandelt auch das Feuer der Erkenntnis
alle Unwissenheit zu Asche."

Bhagavad Gita
(zentrale Schrift des Hinduismus)

Körpersignale und Emotionen

Es gibt viele Erkrankungen, insbesondere im chronischen Bereich, die auf eine schulmedizinisch symptombezogene Therapie des Körpers durch Medikamente oder Operationen nicht ansprechen. Einer der Hauptgründe dafür ist, dass tatsächlich emotionale Gründe dahinterstehen. Dies kann sich sogar auf emotionale Traumatisierungen aus früheren Leben beziehen.

Der Teil des Bewusstseins, der unterbewusst alle Körperfunktionen steuert, kann x-beliebige Krankheitssymptome hervorbringen, um beispielsweise auf einen emotionalen Konflikt hinzuweisen. In diesem Zusammenhang soll auf bekannte Volksweisheiten hingewiesen werden, die oftmals in die richtige Richtung weisen:

- „Eine Last auf den Schultern tragen."
- „Die Angst im Nacken sitzen haben."
- „Mir kommt die Galle hoch."
- „Etwas schlägt mir auf den Magen."
- „Ich kann XY nicht mehr sehen/ertragen."

Die Liste würde sich beliebig fortsetzen lassen und über die Jahre hinweg durfte ich bei den Behandlungen immer wieder erkennen, wie treffend diese Volksweisheiten sind. Ich nenne dies „Körpersignalsprache". Das Bewusstsein möchte mit körperlichen Symptomen auf einen Konflikt hinweisen. Auch die Schulmedizin erkennt diese Zusammenhänge immer mehr und so gibt es beispielsweise bei bestimmten Herzerkrankungen eindeutig nachgewiesene Zusammenhänge: Das sogenannte „Broken Heart Syndrome" weist auf ein „gebrochenes Herz" hin, beispielsweise nach dem Tod eines Partners. Das Herz steht hierbei sinnbildlich für die Liebe und jeder Zustand, der die Liebesfähigkeit blockiert, kann sich durchaus als Herzerkrankung bemerkbar machen. Man stelle sich vor, dass beispielsweise bestimmte Herzmedikamente nicht mehr erforderlich wären, falls es gelänge, die wirkliche Ursache einer Herzsymptomatik herauszufinden und emotional zu heilen. Was aber sicher nicht bedeuten soll, dass Herzmedikamente nicht auch sinnvolle Einsatzbereiche für viele Menschen mit Erkrankungen haben. Meine Sichtweise ist: „Soviel Medikamente wie nötig, aber so wenig wie möglich.".

Im Rahmen der Körpersignalsprache kann sogar davon ausgegangen werden, dass tatsächlich der Körper überhaupt nicht krank ist, sondern das Bewusstsein absichtlich Symptome hervorbringt, um auf einen emotionalen Konflikt hinzuweisen. Löst man diesen Konflikt, verschwinden die Symptome in der Regel innerhalb kürzester Zeit, mitunter reicht eine einzige Behandlung. Selbstverständlich sind diese Zusammenhänge den Psychologen seit langem bekannt, aber für gewöhnlich wird es vergleichsweise lange dauern derartige Konflikte zu lösen (z.B. Gesprächstherapie/Konfrontationstherapie/Verhaltenstherapie/Paartherapie). Doch mittels einer geistigen Bewusstseinsarbeit und Liebe lässt sich der Störungsbereich meist viel schneller auffinden und dann sofort transformieren. **Wichtig an dieser Stelle erscheint mir der Hinweis, dass ich niemals mit Hypnosetechniken arbeite, sondern die Patienten in einen erweiterten Bewusstseinszustand versetze, in dem sie Wahrnehmungen und Informationen (auch aus höheren geistigen Spären) bekommen können, die einer Problemlösung und Erkenntnis dienlich sind.**

Praxisbeispiel:

Eine Frau, nennen wir sie Sabine, kam aufgrund von chronischen Schulterschmerzen und Handgelenksschmerzen rechts in meine Praxis. Sie bestanden seit einem halben Jahr und monatelange Physiotherapie brachten keine Linderung. Orthopädisch war kein wirklich dramatisches Krankheitsgeschehen erkennbar.
Auf meine Frage, ob vor einem halben Jahr etwas Besonderes passiert sei, antwortete sie „Nein" und schaute dabei jedoch weg. Etwas nachdrücklicher fragte ich sie deshalb erneut, ob in ihrem Lebensbereich nicht vielleicht doch irgendetwas passiert sei, was sie verletzt hätte. Innerhalb von Sekunden brach sie in Tränen aus und schluchzte: „Mein Partner hat mich verlassen". Die Tränen drückten ganz offensichtlich einen großen emotionalen Konflikt aus. Einen Zusammenhang zur Schulter hatte sie bislang nicht gesehen.

Wo wäre nun der geeignete Ort für das Bewusstsein, im Sinne von Körpersignalen auf den Konflikt hinzuweisen? Die rechte Seite verkörpert im Regelfall die männliche Seite, es bestand ein Konflikt mit einem Mann. Sie wollte ihren Mann nicht loslassen. Er wollte aber gehen und so kann man sich bildhaft vorstellen, dass ein derartiger Zug sich in der Schulter bemerkbar machen würde. Wie wenn einem der Arm herausgerissen wird. Aus Sicht des Bewusstseins also der perfekte Ort, um auf den Konflikt hinzuweisen.
Hinzu kommt die Wut über die Ent-TÄUSCHUNG und diese kann sich körperlich oft als Anspannung der Muskulatur ausdrücken. Beispielsweise als Symbolik dahinter die „geballten Fäuste". Zur Veranschaulichung: Ballen Sie einmal ihre Fäuste kraft-

voll für eine Minute und spüren sie, wie hierdurch ein Unterarm-/Handschmerz entstehen kann. Im Hintergrund ging dieser Konflikt noch viel tiefer, denn Sabine fühlte sich durch das Verlassenwordensein auch in ihrem Selbstwertgefühl „gekränkt" und war daher auch für eine neue Beziehung nicht offen und dadurch auch weniger attraktiv bei der Partnersuche.
Die Behandlung bestand darin, ihr Selbstwertgefühl wieder zu stärken und selbst zu erkennen, dass die Trennung unausweichlich war. Innerhalb der Bewusstseinsarbeit in meiner Praxis kam ihr die Erkenntnis, dass auch sie eigentlich nicht mehr 100 % zu ihrem Partner gestanden hatte und es für beide damit am besten war, die Trennung zu vollziehen. Es gelang, ihre Wut zu transformieren und sie wieder mit Optimismus nach vorne schauen zu lassen. Bereits innerhalb der ersten Behandlung verschwand der Schulterschmerz komplett, denn sie war nicht mehr in der Situation der Vergangenheit verfangen. Ein Teil von ihr war vorher sozusagen an dem Tag stehen geblieben, an dem sie verlassen wurde.

Eine derartige Behandlung ist schon fast ein „Klassiker" und ich führte sie viele Male in ähnlicher Form durch, insbesondere bei Schmerzproblemen. Selbstverständlich sollte gegebenenfalls mit der Schulter zusätzlich physiotherapeutisch gearbeitet werden, vor allem falls diese lange unbeweglich war. Hier wende ich die Therapieform der Biokinematik an, die vor allem auf die Wiederherstellung der vollumfänglichen Beweglichkeit und Funktion der Muskulatur abzielt. Ich habe darüber in meinen beiden anderen Büchern bereits viel ausgeführt – daher erspare ich mir die genauere Betrachtung an dieser Stelle, da es hier um Hinweise in Bezug auf die Behandlung von emotionalen Konflikten gehen soll. Es soll verdeutlicht werden, dass körperliche Therapien oft nicht greifen, solange die tatsächliche Ursache im emotionalen Bereich liegt.

Das oben genannten Beispiel ist sehr einfach, aber auch bei komplexen Krankheitsbildern sind oft emotionale Blockaden die Ursache. Wie im Kapitel „Erkenne Dich selbst" ausgeführt, muss ich nicht die Ursache herausfinden, sondern ich helfe dem Patienten, selbst durch eine geistige Bewusstseinsarbeit die wahre Ursache der Störung zu finden. Im Prinzip sage ich zu dem Patienten: „Gehe zurück zur Ursache des Problems", und da er sich während der Behandlung in einem erweiterten Bewusstseinszustand befindet, kann er die Spur zurückverfolgen. Den dabei aufgedeckten Konflikt lösen wir dann gemeinsam mit Hilfe von Erkenntnis und der allzeit vorhandenen kosmischen (göttlichen) Liebe, wobei ich hier mehr die Rolle eines Moderators innehabe. Im Prinzip erkennt der Patient die Zusammenhänge und löst die Störung dann selbst im Sinne einer Selbsterkenntnis.

Dies setzt allerdings den Willen des Patienten zur Gesundung voraus. Solange er sich in der Opferrolle sieht und die anderen „schuld sind", wird keine Heilung möglich sein. Liebe, in dem von mir verstandenen Sinne, transformiert das klassische Rollenverständnis von „Täter" und „Opfer" in Richtung einer Akzeptanz für die Wege des Schicksals und einer Gleichwertigkeit aller Seelen.

Die Manifestation von Gesundheit setzt also voraus, dass auf der emotionalen Ebene keine Konflikte bestehen, die sich als Körpersignalsprache äußern könnten. Sollten hier größere Belastungen bestehen, ist es ratsam sich mit den zugrundeliegenden Ereignissen zu beschäftigen und sie zu transformieren. Der als Beispiel angeführte Schulterschmerz ist eine vergleichsweise harmlose Erkrankung und soll lediglich der Veranschaulichung dieser Dynamik dienen. Im Bereich schwerer gesundheitlicher Störungen habe ich ausreichend Beweise dafür erhalten, dass auch diese durchaus von emotionalen Blockaden hervorgebracht oder begünstigt werden. Letzten Endes weist auch die spektakuläre Heilung der von mir bereits angesprochenen Krebspatientin Anita Moorjani darauf hin, dass emotionale Konflikte schwerste und lebensbedrohliche Erkrankungen hervorbringen können.

Heute ist die medizinische Forschung bereits überzeugt, dass negative Emotionen Entzündungen begünstigen. Für mich besteht kein Zweifel daran, dass ein emotionaler Konflikt mit einer körperlichen Entzündung einhergehen kann. Geistig betrachtet kämpft dann ein Teil des Körpers gegen einen anderen Teil und das kann sich als Entzündungsgeschehen (z.B. Rheuma) ausdrücken. Sofern es gelingt die Konfliktursache aufzudecken und zu lösen, wird der Körper wieder harmonisch arbeiten und die Entzündung verschwinden. Meist wird es sich hier sinnbildlich um den körpersymptomatischen Ausdruck eines Konfliktes mit einer anderen Person oder mit mir selbst im Sinne eines tief verankerten Schuldgefühls handeln.

Doch auch der Charakter und die Lebenseinstellungen sind stark von emotionalen Ereignissen beeinflusst. Alles was in diesen Bereichen konditioniert wurde und noch nicht vollständig gelöst ist, kann die Manifestation von Wünschen und die Lebensfreude extrem stark beeinflussen. In der Regel ist ein Mensch sehr viel unfreier im Ausagieren seiner Wünsche als er sich eingestehen mag. Vieles, was mit unangenehmen emotionalen Erfahrungen in Verbindung gebracht wird, wird umgangen und vermieden – obwohl es das größte Glück sein könnte.

Auch wenn es für den Leser vielleicht schwer verständlich ist: Wie bereits im Manifestationskapitel bei der emotionalen Ebene angesprochen, ist die Meisterung von Emotionen ein sehr erstrebenswertes Ziel. Nach meiner Definition sind Emotionen, falls sie sich nicht natürlich frei ausdrücken dürfen und sich deshalb aufstauen, etwas Unkontrolliertes und die sich zuweilen plötzlich und impulsiv Ausdruck verleihen. Emotionen sind immer Reaktionen auf eine Interpretation der Realität – aber nicht die Wirklichkeit selbst. Grundsätzlich nimmt jeder Mensch laufend derartige Interpretation der Lebensumstände vor und die Gehirnforschung liefert heute viele Beweise, wie subjektiv und unvollständig die Realität tatsächlich wahrgenommen wird. worauf letztlich aufbauen. Da auf dieser Teilwahrnehmung der Realität aber die Entscheidungen und Handlungen im Alltag aufbauen, gibt es hier immer auch das bewusste oder meist unbewusste Potential für Konflikte im Miteinander.

Körperlich vermittelt wird eine Emotion durch (Stress-)Hormone und so reagiert der Körper mit Schweiß, Hitze, Röte, Anspannung etc. . Es gibt starke Kräfte in der Welt, die absichtlich emotionalisieren möchten. Man denke an die bereits in Rom verbreitete Praxis „Brot und Spiele für das Volk". In einem *Fuß*ballstadion können beispielsweise häufig Emotionen in Reinform beobachtet werden und selbst gebildete Menschen verwandeln sich hier innerhalb von Minuten manchmal in unreife Kinder mit schlimmster Fäkalsprache und Aggression. Sofern Menschen davon abgehalten werden sollen, ihr Bewusstseins-Potential zu entwickeln, muss man sie nur beständig in Emotionen und Polarisierung (Täter/Opfer) verwickeln. Dieser psychologische Trick ist den derzeit herrschenden Kräften sicher bewusst und viele Konflikte in der Welt beruhen im Grunde auf diesem Aspekt.

Ich bin daher vor allem ein Anhänger des echten „Gefühls", das im JETZT authentisch ohne Vorbelastung aus der Vergangenheit entsteht und für mich meist im Herzen eher leise und zart wahrgenommen wird. Es ist die Wahrnehmung der (dennoch subjektiven) Wirklichkeit auf einer feinstofflichen, intuitiven Ebene – ohne vorherige Bewertung durch das bewusste oder unbewusste Verarbeiten der Information im Sinne von „gut/schlecht" oder „richtig/falsch". Gefühle sind für mich auch die Sprache der Seele, während Emotionen der körperliche Ausdruck einer Verarbeitung von Lebensumständen im Gehirn als Reaktion, durch Hormone vermittelt, sind. Der allergrößte Teil davon geschieht unterbewusst. Hierbei ist die Emotion nie im JETZT, sondern durch die Verarbeitung im Gehirn einige Millisekunden zeitverzögert. Viele Menschen werfen Emotionen und Gefühle in einen Topf, doch es gibt zumindest für mich einen himmelweiten Unterschied. Leider sind selbst Bewusstseinsforscher sich in der Terminologie nicht einig und jeder versteht etwas anderes darunter. Von daher versuche meine Sichtweise so klar wie möglich auszudrücken und hoffe auf das intuitive Verstehen des Lesers.

Als Beispiel wähle ich „Angst". Es ist etwas, was jeder Mensch kennt, sich aber für mich die entscheidende Frage stellt: Ist eine Emotion oder ein Gefühl? Nach meiner Definition handelt es sich hier um die Wahrnehmung einer Emotion, die durch frühere, meist kindliche Erfahrungen konditioniert wurde. Denn die Seele oder der edelste, göttliche Teil in uns, der Harmonie und Perfektion widerspiegelt und sich seiner himmlischen Quelle bewusst ist, kennt keine Angst.

Ich habe eine Vielzahl von Menschen mit Angst- und Panikstörungen die Ursachen ihrer Störungen vor Augen geführt und konnte daher ergründen, dass in diesen Fällen eine vorangegangene, unangenehme Erfahrung die tatsächliche Ursache im Sinne einer Konditionierung war, sei es in diesem oder auch in früheren Leben. Gelingt es diese alte Geschichte zu heilen, verschwindet die Angst bzw. Panik dauerhaft aus dem Leben. Ganz generell sind Ängste ein starker Magnet für Erfahrungen. Man zieht kraft Resonanz regelrecht das ins Leben, wovor man Angst hat. Aber genau hier liegt auch die Chance bzw. das Entwicklungspotential und der Sinn. Zu irgendeinem Zeitpunkt werde ich die wahre Ursache hinter der Angst erkennen und so diesen „Magneten" ablegen. Dann besteht keine Notwendigkeit mehr, immer wieder ähnliche Erfahrungen im Leben anzuziehen.

Auf der anderen Seite gibt es auch ein Gefühl, das der Angst ***ähnelt*** und für das ein Mensch auch das Wort „Angst" verwenden könnte. In diesem Fall kommt es noch zu keiner Freisetzung von Hormonen, der Körper wird noch nicht aufgeregt, sondern es ist wie eine leise WAHR-nehmung im JETZT, dass ein Vorhaben nicht sinnvoll ist. Wie eine zarte Stimme meiner Seele als eine Art Warnung, dass es zielführender wäre einen anderen Weg einzuschlagen – auch um mein Überleben zu sichern. Zu diesem Zeitpunkt interpretiert der analytische Verstand diese Wahrnehmung noch nicht, das erfolgt im allgemeinen dann erst Millisekunden später als REAKTION. Wissenschaftler würden diese Angst vielleicht als eine der sogenannten „natürlichen Grundemotionen" umschreiben, aber für mich ist der Begriff des „Gefühls" passender. Da ich in diesem Fall nicht ein „ohnmächtiges Opfer" der Emotionen und der Stresshormonausschüttung bin, kann ich weiterhin klar denken, analysieren und handeln. Die Weisheit meines Bewusstseins hat mir intuitiv über ein Gefühl wegweisend eine Information zukommen lassen, um mich zu schützen oder zu leiten. Die häufig im Alltag (für Emotionen) verwendeten Worte „Furcht" oder „Angst" wären in dieser Situation dann besser mit dem Gefühl der „intuitiven Zurückhaltung" zu umschreiben.

Um den Unterschied zwischen Gefühl und Emotion wirklich zu begreifen, muss man ihn in sich erforschen und hierfür die eigenen Begriffsdefinitionen finden. Vielleicht ist meine dargelegte Sichtweise ein Hilfsmittel bei dieser Art der Bewusstseinsarbeit. Oftmals wird man sich erst aus dem Stau früherer blockierter und/oder lärmender Emotionen befreien dürfen, um die leise, intuitive Gefühlsebene wirklich gut wahrnehmen zu können. In den meisten Fällen wird sowohl das Gefühl als auch die Emotion scheinbar gleichzeitig wahrgenommen und es ist anfangs vielfach schwer beides auseinander zu halten – zumal die Emotionen doch recht lärmend und impulsiv sind und der logisch-analytische Verstand als „Kritiker" alles vermeintlich „besser weiß". Das erschwert die Wahrnehmung der Gefühlsebene. Daher ist es sehr sinnvoll, dass derartige Emotionen erkannt und anschließend aufgelöst werden, insbesondere falls diese unkontrolliert auftreten. Seine Gefühle sollte man zu beobachten lernen. Durch diese Bewusstwerdung erreicht man eine höhere geistige Schwingungsfrequenz und erkenne auf diese Weise unterbewusste Automatismen, Programme und Konditionierungen. Sofern diese nicht mehr sinnvoll sind, kann ich sie geistig durchdringen und zu meinem Nutzen abändern oder auflösen.

Nicht jeder Mensch ist dazu bereit, denn es gehört auch Mut dazu, sich mit dem Bewusstsein den vielleicht unangenehmen Erlebnissen der Vergangenheit zu stellen. Eine Opferhaltung zu bewahren oder bestimmte Dinge zu vermeiden erscheint vielen der einfachere Weg, der aber keine wirkliche Erlösung bringen wird. Viele der sogenannten angeborenen Emotionen (z.B. Fallangst) sind für mich nichts anderes als Konflikte und Erinnerungen aus früheren Leben, wo z.B. ein Absturz zum Tod geführt hat. Dies vor allem, wenn sie nicht rational nachvollziehbar in übersteigerter Form auftreten. Im Bewusstsein und auch in der DNA der Körper sind diese Erfahrungen abgespeichert, auch wenn ein Mensch normalerweise keinen Zugriff auf die Umstände seiner früheren Leben hat. Dieser mangelnde Zugriff macht auch Sinn, denn wir sollen dieses Leben leben und nicht die ganze Zeit in der Vergangenheit „rumkramen". Rückführungen machen für mich insbesondere Sinn, um ein Muster oder eine Situation aus der Vergangenheit zu lösen, die im aktuellen Leben eine Belastung darstellt und daher transformiert werden sollte.

Als weiteres Beispiel möchte ich „Wut" anführen. Als Emotion wird sie oft „blinde Wut" sein und kann die Ursache schlimmster Verbrechen oder vielfältiger Gesundheitsstörungen sein. Doch das eher leise intuitive Gefühl von Wut oder Aggression kann ein Hinweis des Bewusstseins, die Wahrnehmung der Seele oder höherer, geistiger Sphären (z.B. vom „höheren Selbst") sein, dass eine bestimmte Vorgehensweise nicht mehr länger zielführend ist. Sie wird dann ein wunderbarer Antrieb sein, mit Nachdruck Veränderungen vorzunehmen. Mir selbst war das lange Zeit nicht klar und ich lehnte jegliche Form einer Aggression ab, weil sie mir im

Zusammenhang mit dem Ziel bedingungsloser Liebe als nicht „zweckdienlich" erschien. Doch ich erinnerte mich an eine Passage aus der Bibel bezüglich der Tempelreinigung, die für mich ein Schlüsselereignis darstellt:

„Er machte eine Geißel aus Stricken
und trieb sie alle aus dem Tempel
hinaus samt den Schafen und Rindern;
das Geld der Wechsler schüttete er aus,
ihre Tische stieß er um."

(Johannes 2, 16)

Offensichtlich ist es durchaus „liebevoll" auch einmal aggressiv auf einen Punkt hinzuweisen. Es ist authentisch dann das zu tun in dem Maße, wie es offensichtlich in der Situation notwendig ist. Es war mir persönlich ein sehr wertvoller Hinweis, dass Jesus einen aggressiven, aber dennoch konstruktiven Wutausbruch hatte. Hier war keine Energie blockiert, sondern es war der Ausdruck eines natürlichen Verhaltens, deutlich, zum richtigen Zeitpunkt und an die richtigen Empfänger gerichtet, um auf einen unstimmigen Sachverhalt hinzuweisen. Eltern kennen das sicher auch von der Erziehung ihrer Kinder, die ab und an auch hören bzw. energetisch spüren müssen, dass eine Grenze überschritten wurde. Manchmal wird nur so eine Verhaltensänderung erreicht. Liebe bedeutet also keinesfalls, zu allem „Ja und Amen" zu sagen. Letzteres ist vermutlich der schnellste Weg zum Unglücklichsein. Im Sinne einer Harmonie ist es daher immer besser, bestehende Konflikte und aufkeimende Aggressionen bereits dann mit den Konfliktpartnern anzusprechen, wenn sie noch leise im Inneren spürbar sind und noch nicht durch zu langes Ignorieren in blinde Wutemotionen umgeschlagen sind, die sich dann oft geradezu vulkanartig entladen und große Disharmonie verursachen können, sofern sie überhaupt den richtigen Empfänger im Sinne der Urheberschaft der aufgestauten Emotionen erreichen. Das, was beispielsweise aggressiv einem Partner an den Kopf geknallt wird, ist nicht selten eigentlich aufgestaute Wut gegenüber Ungerechtigkeiten der Kindheit und tatsächlich an die damaligen Bezugspersonen gerichtet. Man hatte sich nur nie getraut, diese Wut natürlich und augenblicklich auszudrücken bzw. die Missverständnisse anzusprechen und zu heilen.

Der oben beschriebene Gefühlsausbruch Jesu ist sicher aber nicht nachtragend, sondern möchte Verständnis für ein unangemessenes Verhalten durch diese Handlung fördern. Jesus war hier nicht blind vor Wut, sondern wollte auf deutliche und impulsive Art auf eine Fehlentwicklung hinweisen. Für viele Menschen besteht ein großes Missverständnis: Sie setzten „Aggression bzw. Wut" mit „potentieller Gewalttätigkeit" gleich. Daher unterdrücken sie Aggressionen und werfen vielleicht auch anderen Menschen ihre Aggression vor, vergessen hier aber, dass Aggression eine völlig natürliche Energie ist, die sich im jeweils passenden Moment durch eine geeignete Handlung oder eine Diskussion Ausdruck verleihen darf. Erst wenn diese beständig unterdrückt wird und/oder mit ihr nicht natürlich umgegangen wird, kann sie in Gewaltbereitschaft bei extrovertierteren Menschen umschlagen oder bei eher introvertierten Menschen dann beispielsweise sogenannte Autoaggressionserkrankungen auslösen, was ich bereits im vorherigen Kapitel erwähnt hatte. Daher halte ich es für essentiell wichtig, dass unter Menschen auch leidenschaftlich impulsiv gestritten und diskutiert werden darf. Hierbei sollte es immer um die Sache gehen, mit dem Ziel einer bestmöglichen Lösung, und dem anderen sollte es gestattet sein, seinerseits auch entsprechend zu parieren. Die Freisetzung der natürlichen Aggression darf sich aber keinesfalls gegen die Persönlichkeit im Sinne einer Erniedrigung des Selbstwertgefühls richten, dann wäre die Grenze zur „Gewalttätigkeit" bereits überschritten.

Emotionen, insbesondere wenn sie aufgestaut sind, können im Vergleich zu „natürlicher Aggression" dagegen ein Leben stark belasten und Erkrankungen begünstigen, während Gefühle wunderbare Begleiter und Lehrermeister sein können – selbst falls diese sich durchaus zuweilen unangenehm an-FÜHLEN können. Das Gefühl der Liebe mit all ihren Aspekten kommt aus dem göttlichen „EINS-SEIN" und fördert Einigkeit und beruht nicht wie die Emotionen auf Polarität. Ich bin überzeugt, dass Jesus dieses Gefühl sehr ausdrucksstark verkörperte und somit die berichteten Wunder erst möglich wurden.

Freude und Dankbarkeit sind für mich ebenfalls Gefühle. Sie bedürfen nicht zwangsweise eines körperlichen Ausdrucks, sondern können sich wie eine Art Glücksgefühl im Inneren manifestieren. Derartige harmonische „Hintergrundrauschen" können sehr langanhaltend sein, während Emotionen – vor allem die positiv euphorischen – meist nur von kurzer Dauer sind, da sie körperlich durch Hormonausschüttung (z.B. Endorphine) ausgedrückt werden und diese Zustände durch körperliche Gegenregulation schnell vergänglich sind. Bei negativeren Emotionen schaffen es viele Menschen wiederkehrend immer wieder neue Stresshormonausschüttungen auszulösen, die den Körper auf Dauer belasten und zahlreiche Erkrankungen/Symptome auslösen. Auf die Sinnesorgane möchte ich kurz noch eingehen, die beständig Empfindungen vermitteln. Nehmen wir beispielsweise Tast-, Geruchs- oder Geschmackssinn, so könnte beispielsweise durch einen Hitzesensor, der eine zu hohe Hauttemperatur misst, ein Gefühl von „Gefahr" entstehen. Zu einer Emotion kommt es erst dann, wenn wir durch Verarbeitung der WAHR-nehmung im Bewusstsein beispielsweise körperlich im Sinne von Panik und Stress reagieren. Dies geht blitzschnell, ist aber eine leicht zeitverzögerte Reaktion auf das zuerst einmal neutrale Gefühl der „Hitze". Sind die Stresshormone erst einmal ausgeschüttet reagieren Menschen oft „kopflos" und finden dann nicht mehr die optimale Lösung der Situation. Je feinfühliger ein Mensch sich entwickelt, umso mehr hat er einen hellfühlenden, sechsten Sinn und ist zur Abwehr von Gefahr dann nicht mehr von den fünf Sinnen des Körpers abhängig. Dann handelt er proaktiv vorausschauend, kommt dadurch erst gar nicht in Gefahr und „agiert" bezüglich einer Situation statt nur zu „reagieren".

Das von mir angesprochene Ziel „Emotionen zu meistern" bedeutet in meiner Definition aber keinesfalls abgestumpft zu sein oder langweilig. Nichts wäre weiter von meiner Vorstellung entfernt. Es bedeutet schon gar nicht, bereits vorhandene Emotionen zu unterdrücken. Es geht um den freien natürlichen Fluss der Information bzw. Energie. Wenn Du traurig oder wütend bist, dann sollte das auch authentisch gezeigt und ausgelebt werden. Aber wenn es häufig und unkontrolliert erfolgt, wäre es aus meiner Sicht Zeit, die tatsächlichen Ursachen für diese Emotionen herauszufinden und zu heilen. Für mich ist das langfristige Ziel der „Glückseligkeit" oder „Erleuchtung" mit dem Bild eines Leuchtturmes im Meer zu vergleichen, dem die Wogen der

Emotionen im Kern nichts anhaben und der sein Licht im Sturm wie auch bei ruhigem Wasser immer harmonisch in die Welt strahlt. Er ist völlig unbeeindruckt von äußeren Umständen. Ein Mensch mit dieser Eigenschaft lebt das **Gefühl** „ein Licht zu sein“ und ist von seinen Emotionen diesbezüglich unbeeindruckt. Er sieht Emotionen wie Wellen und Stürme, nimmt sie zur Kenntnis, nutzt ihre Botschaft auch zur Weiterentwicklung, aber bleibt liebevoll leuchtend und ruhig gelassen in seinem Inneren.

Als Therapeut sollte es mein Anliegen sein, eine derartige lichtvolle Harmonie gegenüber einem Patienten auszustrahlen, der durch Emotionen sehr belastet ist und sich in einer Disharmonie befindet. Oft ist das vergleichsweise einfach, da für ihn belastende Personen oder Lebensumstände für mich nicht belastend sind. Sollte ich aber ähnliche Erfahrungen in meinem Bewusstsein emotional bewertet abgespeichert haben, kann es aber zu Problemen kommen. Dann sind beide Personen sozusagen in der gleichen Disharmonie verfangen.

Das Behandlungsziel kann vielleicht mit einem Fahrstuhl verglichen werden, in dem der Patient auf die harmonische und gesunde Ebene eines Therapeuten hochfahren kann, der Therapeut hingegen aber nur kurz den Weg nach unten nimmt, um den Patienten abzuholen und nach seiner Bitte um Therapie mit hinauf zu nehmen. Auf der Ebene des „Kellers“ wird es keine Heilung geben können – allenfalls ein Verweilen in Selbstmitleid, was auf Dauer nicht förderlich ist. Daher setzt eine optimale Behandlung voraus, dass der Therapeut den „Keller“ bereits gemeistert hat, um dem Patienten helfen zu können.

Daher sollte ein Therapeut sich so weit wie möglich aus den Fallstricken der (negativen) Emotionen heraus entwickelt haben, damit er eben wie dieser vorher angesprochene Leuchtturm ein Weg-Weiser sein kann. Hier sind Patienten dann auch oft eine Herausforderung in Bezug auf noch bestehende eigene Themen und idealerweise entwickelt sich dann auch der Therapeut immer weiter in Richtung Harmonie bezüglich jeglicher, insbesondere unkontrollierter Emotionen. Das Wort „Kontrolle" sollte hier aber auch nicht missverstanden werden. Emotionen können eine gewisse Zeit kontrolliert werden, aber das kostet sehr viel Kraft und Energie. Der einzig zielführende Weg für mich ist es, sich die wirklichen Ursachen dahinter geistig anzusehen und den Konflikt, die Blockade, die Angst oder das mangelnde Selbst-Bewusstsein zu heilen. Die Ursachen und Muster der Emotion können auch hier bereits in früheren Leben liegen und müssen nicht notwendigerweise erst in diesem Leben konditioniert worden sein.

Im Bereich der Kampfkunst durfte ich es viele Male erleben, dass Emotionen schwächen oder überhaupt erst der Grund für einen Angriff sind. In dem Moment, in dem ich über meine (hinderliche) Emotion hinauswachsen kann, was durchaus innerhalb von Sekundenbruchteilen möglich ist, wird der Angriff nicht mehr stattfinden oder auf eine harmonische Art und Weise abgewehrt werden, so harmonisch, dass der Angreifer anschließend nicht mehr auf Rache sinnt, sondern beide Partner sich über diese Erfahrung augenblicklich weiterentwickelt haben und sich dann neutral bis freundschaftlich gesinnt sind.

Was passiert in diesem Fall und welches Wort kann für die Energie verwendet werden, die augenblicklich Harmonie, Weiterentwicklung und Freundlichkeit herbeiführen kann und die ich an erster Stelle in den Heilbehandlungen nutze, verwendet werden? Ich bevorzuge das Wort „Liebe", obwohl es in unserer Zeit leider oft etwas abgegriffen zu sein scheint und vor allem in partnerschaftlichen Verhältnissen verwendet wird.

Für mich ist Liebe jedoch der Antriebsmechanismus des ganzen Universums. Diese reine, unverfälschte Liebe im Bewusstsein anzustreben und körperlich auch auszudrücken ist das langfristige Ziel jeder Seele, so sehr auch immer sie noch mit alten ungelösten Themen belastet ist und wie lange auch immer (und wie viele Leben) es dauern wird, das zu erreichen. Diese Liebe ist dann als ein **Gefühl** (wie ein fröhliches, ruhiges aber doch energiereiches Hintergrundrauschen) wahrnehmbar, dass tief verwurzelt präsent ist.

Geistig gesehen befinden sich die meisten Menschen noch im Kindergarten ihrer Liebesfähigkeit und auch ich gebe zu, dass ich Momente dieser reinen Liebe habe, aber sicher nicht 24 Std. täglich in diesem Zustand bin. Daher habe ich großes Verständnis und Empathie bezüglich der Herausforderung, diese Liebe immer wieder neu anzustreben und so gut wie möglich nach dem Motto „Liebe das innere Wesen Deines Nächsten wie dich selbst" zu agieren.

Ein Mensch mit dieser Liebesfähigkeit ist ganz sicher kein emotionsloser Langweiler und viele Menschen fühlen sich zu so jemandem hingezogen, weil diese Harmonie gerade in unserer Zeit häufig zu sehr verloren gegangen ist. Gleichzeitig gibt es aber auch den umgekehrten Aspekt der möglichen Ablehnung durch bestimmte Menschen, da der ausgleichende, harmonische Charakter von einem Menschen für einen anderen Menschen wie ein Spiegel der Selbsterkenntnis wirken kann. Dieser vorgehaltene Spiegel führt dazu, dass einige Menschen sich ihrer noch bestehenden Disharmonien (die auch Fremdenergien sein können, auf die in einem späteren Kapitel genauer eingegangen wird) bewusst werden, sich aber einer Lösung zum jetzigen Zeitpunkt noch widersetzen. Das kann dann zu Ablehnung, Wut und Aggression gegenüber liebevolleren, ausgeglichenen Menschen führen.

Menschen, welche die Entwicklung einer bedingungslosen Liebe als das Lebensziel definieren, müssen nicht im Rampenlicht der Gesellschaft stehen, da ihr EGO sich immer weiter auflöst. Sie unterscheiden sich in ihren Werten und ihrem Verhalten mitunter sehr stark vom Durchschnitt der Bevölkerung und wirken daher oft wie Einzelgänger. Sie agieren oftmals eher im Stillen mit der Präferenz sich weitgehend von den Belanglosigkeiten und den Ablenkungen des modernen westlichen Lebens fernzuhalten. Diese Menschen haben teilweise bereits eine unglaubliche innere Kraft und Bewusstseinsstärke entwickelt, so dass sie sich von den Widrigkeiten und Stürmen des Lebens wie ein Stehaufmännchen niemals längere Zeit in Disharmonie bringen lassen. Auch handeln sie authentisch und ehrlich, was ebenfalls Ausdrucksformen der von mir so verstandenen reinen Form der Liebe sind.

Ich hoffe, dass ich hiermit überzeugend darlegen konnte, dass Gefühle und Emotionen sehr unterschiedliche Aspekte des Lebens sind. Letzten Endes ist die Gefühlsebene auch eine der notwendigen Voraussetzungen für die Manifestation von (insbesondere außergewöhnlichen) Wünschen. Das Gefühl von Dankbarkeit und Liebe stellt vermutlich die beste Basis dar, um sein Leben zu gestalten, verbunden mit dem festen Glauben daran, dass alle positiv oder negativ wahrgenommenen Ereignisse im Leben der Entwicklung dienen. Dann ist für die Emotion der Angst kein Raum mehr und ich ziehe nicht mehr ständig Dinge in mein Leben, die mich in übertriebener Form ängstigen, sondern die Dinge, die ich kraft meines freien Willens manifestieren möchte oder die meiner Weiterentwicklung förderlich sind.

Da viele Menschen speziell bei den Themen Verlust und Traurigkeit oder lange anhaltend emotional sind:

„Man muss nie verzweifeln,
wenn einem etwas verloren geht,
ein Mensch oder eine Freude oder ein Glück;
es kommt alles noch herrlicher wieder.

Was abfallen muss, fällt ab;
was zu uns gehört, bleibt bei uns,
denn es geht alles nach Gesetzen vor sich,
die größer als unsere Einsicht sind
und mit denen wir nur scheinbar
im Widerspruch stehen.

Man muss in sich selber leben
und an das ganze Leben denken,
an alle seine Millionen Möglichkeiten,
Weiten und Zukünfte,
dem gegenüber es nichts
Vergangenes und Verlorenes gibt."

Rainer Maria Rilke (1875 - 1926),
österreichischer Erzähler und Lyriker

Schuld und Scham

Auch wenn diese Begriffe im Allgemeinen als Gefühl bezeichnet werden, steckt für mich etwas Umfassenderes dahinter. Ich nehme sie auch als eine Art Fessel wahr, die den Betroffenen regelrecht unfähig machen kann, Traumatisierungen, emotionale Blockaden, körperliche Befindlichkeitsstörungen etc. zu lösen und zu gesunden. Oft spüren Menschen überhaupt nicht, wie sehr sie hierdurch in ihrer Lebensfreude und dem Ausagieren des freien Willens blockiert werden. Daher steht bei allen Behandlungen im Bewusstseinsbereich an oberster Stelle, vorhandene Schuld- oder Schamgefühle zu durchbrechen und aufzulösen. Erst dann wird der Zugriff auf bestimmte Informationen, wie beispielsweise emotionale Traumen freigegeben und eine Bewusstseinserweiterung bzw. Heilung möglich sein. Schuld und Scham haben aus meiner Sicht sehr viel mit dem Gesellschaftsbewusstsein, das mit dem 2. Chakra assoziiert ist, zu tun, da wir soziale Wesen sind und nicht ausgegrenzt werden möchten. Diese Tatsache wurde über viele Leben hinweg konditioniert: Sich nicht an gesellschaftliche Regelungen, Gesetze und Moralvorstellungen zu halten, war für den Menschen der früheren Zeit mit der Gefahr verbunden sozial ausgegrenzt zu werden und damit meist mit einem frühzeitigen Tod verbunden. Entweder durch Hinrichtungen aller Art oder durch ein „Alleingestelltsein" in der Natur, so dass der Einzelne meist nicht lange überleben konnte. Weil Schuld bzw. Scham sehr ähnlich gelagert sind, werde ich mich in meinen Ausführungen vor allem dem Thema Schuld widmen, da es in meiner Praxis viel häufiger ein Thema ist als Scham.

Wie kommt es zu Schuldgefühl? Im Prinzip ist es immer damit verbunden (und wird auch vom logischen Verstand so bewertet), dass „etwas falsch gemacht wurde“ oder ein „Fehler begangen wurde“. Diese Form der dann faktischen Selbstablehnung ist weit verbreitet und findet sich in meiner Praxis vor allem besonders bei religiösen Menschen. Denn die (vor allem westlichen) Religionen geben den Menschen bestimmte Verhaltensweisen vor und nach diesen Regeln ist faktisch fast jeder „ein Sünder“, der „bestraft“ werden sollte. Nach den jeweiligen tiefsten, inneren Überzeugungen der Betroffenen kann das unterbewusst so weit gehen, dass sie sich selbst „bestrafen“, indem beispielswiese eine bestimmte Erkrankung entsteht, aufrechterhalten wird und nicht heilt.

Man sollte mit einer Thematik, die heute sehr aktuell ist, nicht allzu leichtfertig umgehen: Falls der erwachsene Mensch aus der Kirche/Konfession ausgetreten ist, bleiben in den Tiefen seines Bewusstseins häufig die Prägungen aus seiner Kindheit weiter vorhanden und diese können sich immer noch Ausdruck verleihen. Große Teile unseres Verhaltens werden in der Kindheit konditioniert und so sind die Ursachen von Charakterprägungen, Schuldgefühlen und Krankheiten mit emotionaler Ursache häufig tatsächlich in der Kindheit zu suchen. Gelingt es diese Situationen der Vergangenheit geistig bewusst zu erkennen, lassen sie sich mit Liebe in der Regel leicht auflösen und verändern.

Schuldgefühle sind die vielleicht am häufigsten verbreiteten Hindernisse für die Selbstheilungskräfte. Sei es ein Unfall, an dem ich mir die Schuld gebe so dass die Unfallfolgen nicht heilen können oder eine permanente Selbstablehnung, die am Selbstwertgefühl im Sinne von „Ich bin nicht gut genug“ nagt. Vor allem die sanftmütigen, introvertierten Charaktere sind anfällig für diesen Aspekt und Worte können nicht beschreiben, was ich im Zusammenhang mit Schuld- oder Schamgefühlen schon in meiner therapeutischen Praxis erlebt habe. Und genau in diesem Bereich gibt es selten Therapieangebote, weil ihr Einfluss leichtfertig übersehen wird. Viele Psychologen kennen z.B. auch die Tatsache, dass bei einer Bewusstseinsarbeit der Patient einfach nur „schwarz" sieht und keine Situation erkannt werden kann. In diesem Fall ist es in der Regel nicht so, dass hier dunkle, destruktive Kräfte wahrgenommen werden oder der Patient seine eigene Negativität sieht (eine derartige Vermutung therapeutisch zu äußern würde den Patienten sogar noch mehr im Selbstwertgefühl schwächen und einen Behandlungserfolg vermutlich unmöglich machen), sondern es ist meist ein Schuld- oder Schamgefühl involviert. Er möchte da nicht hinschauen, wo er aus seiner Sicht etwas verkehrt gemacht hatte und blockiert meist nicht absichtlich, sondern unterbewusst, die Erinnerung. Mit einer liebevollen Überzeugung in einer geistigen Bewusstseinsarbeit, dass er „keine Fehler gemacht hat", sieht der Betroffene meist nach wenigen Minuten plötzlich die Situationen der Vergangenheit, in der beispielsweise etwas traumatisierend war.

Auch außerhalb von religiösen Prägungen geben uns die Gesellschaft oder die Medien oft das Gefühl, etwas falsch zu machen. Doch wenn ich eine Sache durchschaut habe, dann diese: Schuldgefühl entsteht erst durch Bewertung einer vergangenen Situation aus der jetzigen Perspektive. Fairerweise möchte ich darauf hinweisen, dass man in der Vergangenheit noch keinen Einblick in die zukünftige Entwicklung haben kann. Zum damaligen Zeitpunkt war es kein Fehler so entschieden und gehandelt zu haben, denn man wusste es schlichtweg nicht besser. Sich für Entscheidungen der Vergangenheit heute die Schuld zu geben, ist nicht zielführend und in etwa so, als ob ich mich beispielsweise dafür verurteile, die angekreuzten Lottozahlen nicht vorab besser gewusst zu haben. Ich kann im JETZT nur aufgrund der Informationen, die ich aktuell kenne und wahrnehme (als wahr annehme) eine Entscheidung treffen. Aus dieser Sicht heraus kann es bei (nicht verhaltensgestörten) Menschen nach meiner Definition nie einen Fehler geben, weil man es einfach so gut gemacht hat wie es aufgrund der Umstände möglich war. Hinzu kommt, dass man bei vielen Dingen nicht alleine handelt und auch durchaus auf andere Menschen Rücksicht nehmen möchte oder auf deren Handeln reagieren muss.

Menschen beurteilen zu häufig eine frühere Entscheidung mit dem vermeintlichen Wissen von heute. Und ob dieses Wissen dann auch die Wahrheit ist, muss zusätzlich in Frage gestellt werden. Daher kommt es regelmäßig (im Nachhinein bewertet) zu unglücklichen Ergebnissen oder Sackgassen. Aber so ist das Leben, es strebt dem Wachstum zu und fordert uns beständig, nach einem zielführenden Weg aus dem „Labyrinth" einer Problemstellung zu suchen. Insofern wird kein Mensch immer nur alles „richtig" machen und genau hierin drückt sich die Perfektion der Wachstumschancen aus. Ich bin ein Freund davon, sich viele Fehltritte zu erlauben anstatt Angst vor einer Entscheidung zu haben, was Energie blockiert und zu einer „Kopf-in-den-Sand-Strategie" führen wird. Menschen, die Angst davor haben, Fehler zu machen, erinnern in einer diesbezüglichen Heilbehandlung meist ein früheres (meist in der Kindheit), erhebliches Trauma, das mit großem Schuldgefühl verbunden war.

Daher möchte ich anregen, sich alles, aber auch wirklich ALLES aus der Vergangenheit zu verzeihen und zu segnen, was passiert ist. Denn man wusste es nicht besser. Sollte es so sein, dass ein anderer Mensch oder eine gesellschaftliche Gruppe sich durch mein Handeln verletzt fühlte, kann man versuchen, das wieder zurechtzurücken. In meiner eigenen Nahtodeserfahrung war es sehr spannend zu erkennen, dass ich Episoden aus meinem Leben aus der Sicht aller Personen gleichzeitig erkennen konnte. Hier ist kein Platz für Schuldgefühl, denn jeder Mensch handelt so, wie er es in dem Moment für richtig hält. Insbesondere die Menschen, die ihre Emotionen nicht im Griff haben, handeln dann entsprechend impulsiver und aggressiver – aber auch hierfür tragen sie nur die Verantwortung, aber nicht die Schuld. Denn sie wissen es nicht „besser“ und können es daher noch nicht „besser“ machen. Karma wirkt nicht im Sinne von Bestrafung, sondern durch Konfrontation mit Lebensumständen, die Einsicht und Erkenntnis fördern – was in der Konsequenz langfristig zu größerer Harmonie, Balance und Nächstenliebe führt. Erst wenn Schuld und Scham weitgehend als Thema erledigt ist, werde ich allen Emotionen auf natürliche Weise Ausdruck verleihen und sie „meistern“ können. Erst dann stehen mir die konstruktivsten Gestaltungsmöglichkeiten bei schwierigen Lebenssituationen oder Konflikten zur Verfügung.

Sollte ich das Anliegen verspüren, mich bei einer Person „ent-schuldigen“ zu wollen, kann im persönlichen Gespräch versucht werden, den Konflikt so weit zu heilen, wie es möglich ist. Selbst wenn kein Kontakt mehr zu dieser Person besteht oder sie bereits gestorben ist, kann mittels einer geistigen Bewusstseinsarbeit der Kontakt zu ihrer Seele gesucht werden. Dies mag etwas befremdlich klingen und ich hätte Verständnis für eine etwaige Zurückhaltung des Lesers, aber ich mache das recht häufig innerhalb einer Heilbehandlung mit Patienten, sofern der Wunsch oder die Notwendigkeit besteht. Seit meiner Nahtodeserfahrung sind die Ebenen des „Diesseits" und des „Jenseits" für mich durchlässig geworden und etwas wirklich Selbstverständliches.

In dieser Arbeit ist vor allem wichtig, dass ich von meiner Seite Frieden schließe und dem anderen meine Liebe schenke, um das zu heilen, was irritiert wurde. Sofern der andere daran kein Interesse hat, ist die Sache erledigt. Ich habe von meiner Seite alles in meiner Macht stehende getan um den Konflikt zu lösen. Sollte der andere nachtragend sein, wird mir das nichts anhaben können, da der Zustand von Liebe, in den ich mich begeben habe, geistig höher steht als das „Nicht-Verzeihen". Letzten Endes dürfte bei jedem Konflikt offensichtlich werden, dass es sich um Missverständnisse, emotionale Probleme und alte Muster handelt – bei denen alle Beteiligten ihren Teil der Verantwortung tragen. Verantwortung ist das Grundgesetz des Karmas, aber mit „Schuld tragen" sollte dies nicht verwechselt werden.

Auch scheint ein fundamentales Missverständnis in der Interpretation bestimmter Kirchenlehren in der Gesellschaft zu bestehen. Hier wird oft darauf hingewiesen, dass Buße getan werden soll. Buße tun aber nur Sünder und in der Definition der katholischen Kirche zitiere ich Wikipedia: „Die **Erbsünde** (lat. *„peccatum originale"*) ist die von Generation zu Generation weitergegebene Sündenfolge der „**Ursünde**" der Stammeltern Adam und Eva, durch die sie für sich und alle ihre Nachkommen die Freundschaft mit Gott verloren haben." Dieses Konzept der Erbsünde existiert seit dem Konzil von Trient im Jahre 1546 und ein Mensch wird, so die katholische

Kirchenlehre, durch das Taufsakrament davon frei. Unabhängig davon, dass ich dieses Konzept für widersinnig erachte, ergibt sich folgende Problematik: Sofern die Eltern beschließen, dass die Entscheidung für oder gegen die Mitgliedschaft in einer Religionsgemeinschaft vom Kind selbst zu einem späteren Zeitpunkt getroffen werden sollte (wie es zahlreiche Eltern heutzutage überlegen), würde das Kind auf jeden Fall lange Zeit im katholischen Sinne als „Sünder" gelten. Das kann im Bewusstsein durchaus eine sich negativ auswirkende Konditionierung in Richtung „Schuld" bewirken, da (zumindest im deutschsprachigen Raum) die Lehren der katholischen Kirche bezüglich des „Sündertums" und der zehn Gebote in der Gesellschaft noch immer weit verbreitet sind.

Doch auch außerhalb der Kirchen verstößt man sehr schnell gegen vielleicht selbst oder durch die Gesellschaft auferlegte ethische Regeln: „Hat Dir mein Essen geschmeckt, Schatz?" oder „Gefällt Dir meine neue Hose?" – wie war das mit dem ethischen Grundsatz „Du sollst nicht lügen."? Immanuel Kant sah beispielsweise in der Lüge „die größte Verletzung der Pflicht des Menschen gegen sich selbst". Das waren hier geschilderte Kleinigkeiten des Alltags, aber wo beginnt die tatsächliche, moralisch angreifbare Lüge und wo möchte man den anderen nur nicht vor den Kopf stoßen, was letztlich ein liebevolles Handeln wäre? Ich bin der Meinung, dass die Lüge heute gesellschaftlich noch immer für den Einzelnen unter Abwägung des „für und wider" berechtigt sein kann, da ein Teil der Mitmenschen ebenfalls noch unehrlich ist. Denn erst wenn wirklich alle Menschen im Umfeld wahrhaftig sind und ihre Emotionen „gemeistert" haben, ist ein ehrliches Miteinander leicht. Daher ist es im Einzelfall in gewisser Hinsicht durchaus sinnvoll, mit dem höheren Ziel der „Harmonie des Miteinanders" nötigenfalls zu lügen – auch im Hinblick auf die Ausräumung von Differenzen oder leicht zu vermeidende Konflikte durch eine eher harmlose Form der „Notlüge". Hier entstehen Fragestellungen, die Menschen wirklich lange beschäftigen können und die extrem viel mit Schuld oder Scham zu tun haben.

Kirchliche Prägungen haben aus meiner Sicht extrem dazu beigetragen, dass Menschen sich Schuldgefühle regelrecht aufbürden. In den christlichen Religionen wird viel von „Buße tun" gelehrt. Wenn man dann an den Religionsunterricht zurückdenkt, die bildhaften Ausschmückungen einer von der Kirche postulierten Hölle und der Notwendigkeit zur Beichte, dann wird schnell klar, dass insbesondere das Kind in uns (ich meine damit die Charakterprägungen und Konditionierungen) sich fürchten kann und sich (über die katholische Erbsünde hinaus) als Sünder sieht.

Doch das griechische Wort, das im Neuen Testament auf Deutsch letztlich mit „Buße" übersetzt wurde, ist „***μετάνοια*** metanoia", von „***νοεῖν*** noein" = „denken" und „***μετά*** meta" = „um", wörtlich also etwa „**Umdenken, Umkehr des Denkens**". Geht man noch weiter in der Ursprungsübersetzung der Bibel bedeutet es auf aramäisch: „thubu" , dessen Bedeutung im Sinne von „**Kehrt zurück zu Eurem Ursprung.**" interpretiert werden kann! Laut meinen Recherchen ist die Bedeutung des Wortes „böse" in der Bibel in der aramäischen Sprache ebenfalls vollkommen anders als das deutsche Wort und sollte mehr im Sinne von „unreif", „unfertig" oder „aus dem Rhythmus" interpretiert werden.

Und so wird eine wunderschöne Interpretation daraus und von Sünden ist keine Rede mehr. Hier erscheint die wirkliche Lösung zur Lösung von Konflikten und Problemen dann sprachlich deutlich. Der Ursprung aller Menschen ist göttlich und wenn wir uns „rückverbinden“ mit der Quelle, dann werden Missverständnisse, vermeintliche Fehler durch „mangelnde Reife“ oder die Erkenntnisse aus schwierigen Lebenssituationen im Licht der Liebe erkannt und gegebenenfalls auch Wege aufgezeigt, diese nicht zuletzt auch durch persönliches TUN zu neutralisieren und zu transformieren. Das Konzept der Erbsünde im Katholizismus lehne ich rundweg ab und sehe es als eine der größten (eingeredeten) Belastungsfaktoren für einen Christen an. In diesem Sinne sind auch der mittelalterliche, kirchliche Ablasshandel und seine moderneren Formen, durch die man sich vermeintlich mit Geld sein Gewissen freikaufen will, schon immer nicht zielführend gewesen. Zudem: Warum sollte das Göttliche einen Menschen als nicht perfektes Wesen mit einem freien Willen erschaffen und ihn dann für die angeblichen „Verfehlungen“ bestrafen? Das für Menschen geltende karmische Gesetz wonach „jeder das erntet, was er säht“ ist keine Bestrafung, sondern eine systemimmanente Regel, die jeder Seele am Ende zu Wachstum und Verständnis verhilft. Das dagegen kirchlich verbreitete Bild, wonach Gott ein „richtender, dominanter Herrscher“ sei, macht nicht zuletzt auch logisch keinen Sinn und ich frage mich, wie bestimmte Kirchenideologien (seit hunderten von Jahren) mit dieser Sichtweise Gläubige bis heute noch ver(w)irren können? Es ist die Unwahrheit bezüglich des Göttlichen, die hier immer noch verbreitet wird. Sinn macht die Verbreitung natürlich immer noch für die Kirche, da sie auf diese Weise ihre Macht erhalten möchte. Wer gerne in der Bibel liest, die viel Weisheit beinhaltet, wenn man „zwischen den Zeilen liest“, sollte zumindest alle Worte, die in Richtung „Buße“ oder „böse“ gehen, durch oben genannte Ausdrücke ersetzen. Auf diese Weise kann aufgeladenes Schuldgefühl sehr leicht abgelegt werden.

Ich finde es extrem anmaßend, wenn eine Glaubensgemeinschaft postuliert, nur die Beichte könnte vermeintliches Unrecht heilen und der Zutritt zum Göttlichen muss durch ihren festgelegten Zugangsweg erfolgen. Die Art der Empfehlungen, welche die katholische Kirche auch heute immer noch ihren Gläubigen vermittelt, steht für mich vielfach im Widerspruch zu den liebevollen Lehren und Taten Jesu und decken sich nicht mit dem, was ich mit der Vorstellung eines Christusbewusstseins verbinde. Daher erachte ich den Papst auch ganz sicher nicht als Stellvertreter Jesu auf Erden. Wer ist im Falle der katholischen Kirche diese Organisation, die in einem Beichtstuhl vermeintliche Sünden neutralisieren lässt – durch beispielsweise das Beten des Ave Maria, des Vater Unsers oder von Teilen des Rosenkranzes und dem Bekenntnis zur Reue?

Ich zitiere hier Papst Paul IV (1897-1978), damit der Leser sich seine eigene Meinung bilden kann: *„Die Lehre über Ablässe und deren Anwendung in der Kirche hängen eng mit den Wirkungen des Busssakramentes zusammen. Der Ablass ist ein Erlass einer zeitlichen Strafe vor Gott für Sünden, die hinsichtlich der Schuld schon getilgt sind. Ihn erlangt der Christgläubige, der recht bereitet ist, unter bestimmten Bedingungen durch die Hilfe der Kirche, die als Dienerin der Erlösung den Schatz den Genugtuungen Christi und der Heiligen autoritativ austeilt und zuwendet. Der Ablass ist ein Teilablass oder Vollkommender Ablass, je nachdem er von der zeitlichen Sündenstrafe teilweise oder ganz freimacht. Ablässe können den lebenden und den Verstorbenen zugewendet wer-*

den." (Paul VI., Ap. Konst. „Indulgentiarum doctrina" normæ 1-3)

Zu den „Ablässen" folgt hier nur ein kurzer Auszug der heutigen Kirchenanweisungen:

„Ein Vollablaß täglich kann gewonnen werden durch Erfüllung der vorgenannten drei Bedingungen (Oben a b c) mit einem der folgenden Werke, entweder

1) *mit Anbetung des Allerheiligsten Altarsakramentes wenigstens eine halbe Stunde lang; oder*
2) *mit andächtiger Lesung der Hl. Schrift, wenigstens eine halbe Stunde lang; oder*
3) *mit der Kreuzwegandacht (an amtlich errichteten Stationen! Für verhinderte Kranke genügt eine halbe Stunde Betrachtung des Leidens Jesu); oder*
4) *mit dem Beten des Rosenkranzes (5 Gesätzchen) in einer Kirche, in der Familie, oder in einer Gemeinschaft."*

Es handelt sich hierbei um die Kirchenvorschriften, die selbst meiner Generation in ihrer Schulzeit von Pfarrern im katholischen Religionsunterricht noch vermittelt wurden und durchaus auch mit bildhaften Darstellungen von Hölle bzw. Fegefeuer untermalt wurden! Was für eine Wirkung hat das auf Kinder und Jugendliche und ich hoffe, dass diese „Vorschriften" heute kein Mensch mehr ernst nimmt.

Sofern Gläubige ihre Beichte als Wohltat oder Befreiung erleben, ist dagegen nichts einzuwenden. Aber ich bin der Meinung, dass – sofern ein tatsächliches Fehlverhalten durch Handlungen im Leben überhaupt entstanden ist – die einzige Form der wirklichen Heilung dem „Opfer" zu Gute kommen sollten:

Liebe zu senden und das wieder gut zu machen, was durch eine lieblose Tat in Unordnung gebracht wurde. Was hat ein „Opfer" von der Zeit des „Täters" im Beichtstuhl und einer wie auch immer gearteten Form des „Ablasshandels"? Was hat der Gläubige davon, dass ihm mit dem Fegefeuer gedroht wird, wenn die aus Sicht der Kirche definierten „Sünden" nicht rechtzeitig vor dem körperlichen Tod bereut werden?

Meine Sicht hierzu: Die vollkomme Auflösung derartiger karmischer Verstrickungen erfolgt durch göttliche/himmlische Gnade. Doch dem muss ein authentisches Handeln der Liebe durch den Verursacher vorausgehen mit dem Versuch zu erreichen, dass auch das vermeintliche Opfer diese Liebe annimmt und ihrerseits Liebe gegenüber dem Täter empfindet. Den Menschen wurden von himmlischer Seite bereits die Werkzeuge gegeben, solche Verletzungen zu heilen. Wir wenden Sie häufig nur nicht an, weil wir uns in Täter/Opferrollen verstrickt fühlen.

Nicht nur psychologisch wurde hier einiges an Schaden angerichtet und es ist an der Zeit, durch Erkenntnis und Hinwendung an die reinen, göttlichen Kräfte des Lichts und der Liebe diesen Aspekt zu transformieren und zu heilen. Die Kirchen haben sicherlich auch viel Gutes regional in der Gemeindearbeit etc. bewirkt, aber in manchen Teilen den Menschen durch eine Fehlsicht und Machtmissbrauch sehr geschadet, von den Ereignissen im Mittelalter mit Hexenverbrennungen, Inquisition oder den Kreuzzügen ganz zu schweigen. Man sieht heute die Verfehlungen glücklicherweise an vielen Ecken ans Licht kommen und hier ist Ehrlichkeit und Transparenz notwendig und nicht Vertuschung. Aus meiner Sicht hat Jesus keine Kirche gegründet, sondern seine universelle Glaubenslehre verbreitet und ein bisher ungekanntes Ausmaß bedingungsloser Liebe in die Welt gebracht. Jeder Mensch kann diese Liebe auf der Ebene des Christusbewusstseins individuell für sich finden und erleben. Hierfür braucht es nicht notwendigerweise eine Organisation, die ihm vorschreibt, wie diese Hinwendung zu geschehen hätte. Gebete sollten gefühlvoll, individuell und wahrhaftig sein, dann sind sie wirksamer als starre Wiederholungen, die nur manchmal auch Sinn machen können. Dies ist meine persönliche Sicht auf die Dinge. Wenn es einen Einwand gibt, den ich gegenüber vielen Religionen erheben möchte, so ist es dieser: Es bedarf keiner Organisation, die das Verbindungsglied zwischen dem Göttlichen und den Menschen darstellt und die festlegt, nach welchen Prinzipien man ins Haus Gottes einziehen darf.

Denn wir sind bereits göttlich und im Universum gibt es nichts, was nicht göttlich ist. Wir sind keine Sünder, die sich anstrengen müssen, um in Gott aufgenommen zu werden. Ich bin hier sehr offen, was das Wort „Gott" anbelangt. Der Leser soll es nach Belieben durch „Göttin, Quelle, Alles-was-ist, Universum, Quantenfeld..." ersetzen. Es ist viel zu umfassend, als dass es ein Wort dafür geben könnte – allenfalls eine Umschreibung ist möglich, die ich hier anbieten möchte: Wir sind ein individueller Ausdruck des Göttlichen, bildhaft mit einem Wassertropfen vergleichbar, der im göttlichen Ozean vielfältigste Erfahrungen macht. Uns wurde hierbei erlaubt, alle Spielarten und Ausdrucksarten des Menschseins auszuprobieren. Aus universeller Sicht betrachtet sind wir analog der Figuren auf einem Schachbrett mit unterschiedlichen Lebenszügen, die kraft freien Willens alles ausprobieren dürfen, was in diesem Spiel potentiell möglich ist. Und da wir in der Dualität leben, gibt es zu jedem Aspekt des Lebens einen Gegenpol. Wir wählen, unbewusst oder je nach Entwicklung zunehmend bewusster, in welche Richtung wir dieses Spiel leben wollen. Es ist für mich unfassbar, dass hinter den meisten Konflikten in der Welt heute immer noch tatsächlich die Frage nach der richtigen Glaubensüberzeugung (das gilt auch für die Wahl der politischen und wirtschaftlichen Systeme) oder der Zugehörigkeit zu einer Religionsgemeinschaft als Ursache steht.

Kommen wir zurück zur Heilarbeit: Ich muss anerkennen, dass in Fällen schwerster Traumatisierung oder widerstrebendem Gerechtigkeitsempfinden es durchaus schwierig sein kann, Schuldgefühle bzw. Schuldzuweisungen gehen zu lassen. Therapeutisch bin ich hier in der Regel mit den „Opfern" konfrontiert und insbesondere, falls es sich um Missbrauch oder Gewalt handelt, ist es auch für mich nicht immer leicht das nicht auch subjektiv zu bewerten. Doch in der Regel stellt sich heraus, dass der „Täter" selbst ein „Opfer" war und in einem Zustand der geistigen Umnachtung gehandelt hat.

Aber es kann eine wahre Herausforderung sein, einen Menschen aus seiner „Opferhaltung" heraus zu führen. Erst dann ist jedoch vollständige Heilung im emotionalen und geistig-spirituellen Bereich möglich. Ich bin hier aufgerufen im Sinne von *„Richtet nicht nach dem Schein, sondern richtet ein gerechtes Gericht."* (Johannes 7, 24) zu agieren. Das „Richten" erfolgt nicht durch mich, sondern aufgrund geistiger, insbesondere karmischer, Gesetze jenseits meines Wirkens. Mein Anliegen ist es lediglich, dem Patienten zu helfen, das Trauma mittels Liebe, Einsicht und Arbeit mit dem inneren Kind zu heilen bzw. hier als Vermittler zwischen den Ebenen zu agieren. Ist der oder die Betroffene aus der „Opferrolle" befreit, kann er/sie unbelasteter nach vorne schauen.

Derartige Behandlungen waren in der Vergangenheit teilweise von so viel Liebe und Energie begleitet, dass ein fast zerbrochener Mensch nach einigen Minuten vollkommen wesensverändert, gereinigt, stark und optimistisch wurde. Dies kann allerdings nur geschehen, wenn der Patient offen und bereit für eine derartige Heilung ist – was nicht immer mit absoluter Sicherheit im Vorfeld klar ist. Diese Arbeit wird auch in höheren Dimensionen getan, hier bin ich wirklich oft mehr ein Zuschauer oder Moderator, der Zeuge der Macht des wahrhaft himmlischen Lichtes und der göttlichen Liebe sowie der Gnade werden darf. Es erfüllt mich mit großer Freude, dass ich im Sinne eines verlängerten Armes hier mitwirke.

Auf die Erde bezogen ist für mich die Quelle dieser Energie das Christusbewusstsein. Bei dieser Arbeit werde ich regelmäßig durch die Anwesenheit von Engeln und himmlischen Begleitern unterstützt, die der Patient auch tatsächlich wahrnehmen kann. Hierbei verkörpern das Leben Jesu und der anschließend auferstandene Christus die bedingungslose Nächstenliebe und Vollkommenheit in ihrer reinsten Form und sind das geistig-spirituelle Fundament meiner Heilarbeit. Ich habe durchaus Verständnis, wenn jemand dies anzweifelt – hier war meine Nahtodeserfahrung sehr prägend und es ist meine sehr persönliche Sichtweise auf die Dinge. Eine Heilarbeit in diesen Bereichen wird allerdings meist nur dann gelingen können, sofern der Patient sich innerhalb der Behandlung dieser geistigen Dimension öffnen kann. Für gewöhnlich gelingt dies gut, denn eine Terminvereinbarung ist meist der Ausdruck eines inneren Wunsches bezüglich einer geistigen Bewusstseinsarbeit und drückt den Willen aus, alte Themen mittels Liebe und Erkenntnis zu transformieren.

Inwieweit der „Täter" sich früher oder später karmisch verantworten muss, ist zum Zeitpunkt der Behandlung irrelevant. Soweit möglich versuche ich dennoch, sowohl Opfer als auch Täter in eine geistige Heilbehandlung mit einzubeziehen, denn es ist im Sinne von Karma langfristig gesehen nicht optimal, wenn nicht auch der Täter sich seiner Taten bewusst wird und gegebenenfalls einen anderen Weg einschlägt. In diesem oder in einem zukünftigen Leben. „Jeder Angriff ist ein Hilferuf" ist ein bekanntes Sprichwort und nicht selten treffen wir in diesem Leben auf Menschen, die wir aus früheren Zeiten kennen und denen wir oder die uns nicht unbedingt Liebevolles entgegengebracht haben. Man sollte hier dann jede Chance auf Heilung dieser Altlasten nutzen, denn in diesem Sinne waren wir alle schon mehrfach „Täter" oder „Opfer". Nur die reine, bedingungslose Nächstenliebe kann diese Polarität einen bzw. zur Erkenntnis führen und so die Welt ein wenig weiser und lichtvoller machen. Für mich liegt hier der einzig zielführende Weg zur dauerhaften Lösung von jeglichen kleinen oder großen Konflikten. Und es darf nicht vergessen werden, dass es durchaus vorgeburtliche, geistige Absprachen unter geistigen Freunden geben kann, dass der eine dem anderen in diesem Leben etwas „antut". Dann aber aus einem Akt der Liebe heraus, weil die Seele des anderen vorab um diese menschliche (Emotions-)Erfahrung gebeten hat. Worte sind hier begrenzt, tatsächlich geht es um eine Art authentischen Lebens im Sinne des vorgeburtlich grob gewählten Seelenplans. Dieser Plan ist dennoch jederzeit änderbar und nicht in „Stein gemeißelt" – sonst wäre das Geschenk des freien Willens nicht gegeben.

Besonders hervorheben möchte ich, dass ein Schuldgefühl bereits in den frühesten Kindestagen oder vorgeburtlich durch verurteilende Gedanken aus dem Umfeld entstehen kann.

Praxisfall:

Eine Frau, nennen wir sie Elke, hatte wenig Energie sowie größere Probleme mit ihrem Selbstwertgefühl und ihren Partnerschaften. Im Rahmen der Behandlung ging sie mit ihrem Bewusstsein zurück zur Ursache des Problems und konnte sich im Bauch ihrer Mutter wahrnehmen. Sie fühlte sich dort nicht wohl, war energetisch schwach und auf Nachfrage konnte sie weder die Liebe ihrer Mutter noch ihres Vaters spüren.
Zum Verständnis: Unser Bewusstsein hat die Fähigkeit zu jedem x-beliebigen Punkt unseres Lebens zu gehen, völlig unabhängig davon wie früh das in der Schwangerschaft ist. Sie gab an, dass ihre Eltern sich einen Jungen wünschten. Das Schuldgefühl, das durch diese Wahrnehmung in dem Mädchen bzw. der Frau steckte, war riesig. Sie wird eher nicht zu einem Jungen werden können und so verbrachte sie ihre Kindheit und auch die späteren Jahre immer mit dem inneren Gefühl „dass etwas falsch an ihr ist". Wie kann das geheilt werden?
Aus meiner Sicht gab es nur einen Weg: Ich bat die erwachsene Frau, dem wahrgenommen Embryo ihre reine Liebe zu senden und ihn mit Licht zu umhüllen. Gleichzeitig nahm Sie ein Licht aus den himmlischen Sphären voller reiner Liebe wahr, das den Körper ebenfalls mit Licht umhüllte und sie konnte sich plötzlich erinnern, dass sie a) ihre Eltern selbst ausgesucht hatte und b) sie ganz bewusst als Mädchen auf die Welt kommen wollte. Weiterhin erkannte sie, dass die Eltern sie dennoch in der

Kindheit als Mädchen liebten. Aber der Schatten der ersten Ablehnung blieb tief in ihr verankert und erst durch die geistige Heilbehandlung konnte diese besondere Form des Schuldgefühls und der Selbstablehnung geheilt werden. Selbst falls Ihre Eltern sie dauerhaft abgelehnt hätten, wäre eine Heilung möglich gewesen, denn gegen die Kräfte des Himmels und der eigenen Seele verblassen die Aussagen der Eltern sofort.

Für das Bewusstsein gibt es keine zeitlichen Limitierungen und sofern erforderlich, kann sogar vor den Zeitpunkt der Empfängnis oder in frühere Leben zurückgegangen werden. Die Beweisführung der Authentizität der Wahrnehmung ist meist einfach: Sie kann durch Gespräche mit den Eltern oft verifiziert werden oder durch die Tatsache, dass das Selbstwertgefühl und die Lebensfreude hierdurch gesteigert werden. Es handelt sich hier nicht um Visualisierungen, sondern um Wahrnehmung der tatsächlichen, dennoch subjektiven, Realität im (erweiterten) Bewusstsein. Es sind insofern keine Einwirkungen von Hypnose oder (Auto-)Suggestionen, sondern es handelt sich um eine geistige Bewusstseinsarbeit. Hierbei erinnert sich der Patient an den Ablauf der Ereignisse und steuert damit den Behandlungsablauf, während ich vor allem „Moderator" bin, der keinerlei Detailinformationen „zu füttert".

Ich habe viele Heilbehandlungen mit Menschen geleitet, die bereits im Mutterleib durch ein Gefühl des Unerwünscht-Seins (bis hin zu versuchter Abtreibung) in ihrem Selbstwertgefühl sehr stark geschwächt wurden. Viele Menschen mögen derartige Ereignisse selbst gut überwunden haben, aber ich spreche hier von den Erfahrungen meiner Patienten, die unter derartigen Erlebnissen jahrzehntelang gelitten hatten. Meist ist hiermit eine allgemeine Schwäche verbunden, die sich körperlich und in der gesellschaftlichen Stellung äußert. Diese Menschen sind oft überaus hilfsbereit, gehen hier über ihre Grenzen hinaus in Richtung Selbstaufopferung, weil sie emotional gesehen nie wieder „unerwünscht" sein wollen. Wie soll man sich frei seine eigenen Wünsche manifestieren können und ein selbstbestimmtes Leben führen, wenn die Angst vor Zurückweisung alles überschattet? Es gibt den weisen Spruch: „Der schnellste Weg zum Unglücklichsein ist es, es allen recht machen zu wollen." Jeder Mensch verfügt über einen gottgegebenen freien Willen, den er für seinen eigenen Lebensweg nutzen sollte – ohne natürlich andere beständig selbstsüchtig vor den Kopf zu stoßen. Oft fehlt es diesen Menschen auch an Erdung, was für das materielle Leben hier fatal sein kann, da ein Teil von Ihnen überhaupt nicht geboren oder auf der Erde sein möchte. Es handelt sich dann sozusagen um eine innerliche Spaltung, welche die Leistungsfähigkeit stark einschränken kann.

Hier ist es wunderbar zu erleben, wie die reine, göttliche Liebe, aus der heraus wir alle geboren sind, schnell und vergleichsweise unkompliziert Heilung und Veränderung des Charakters bewirken kann. Meist braucht es nur eine Behandlung, um einem Menschen wieder das innere Gefühl bzw. die innere Gewissheit zu geben, dass er selbst hier auf der Erde sein wollte und dass er Kräfte hinter sich weiß, die viel größer als die damalige Ablehnung oder Verletzung sind.

Praxisfall:

Ein Mann, nennen wir ihn Peter, kam im Alter von etwa 40 Jahren wegen eines Gefühls des Fremdseins in seiner Familie zu mir. Er hatte mehrere ältere und jüngere Brüder und war der Zweitgeborene. Zu seiner Mutter hatte er ein recht gutes Verhältnis und bezüglich seines Vaters und seiner Brüder kam er zwar zurecht, fühlte sich aber fremd. Seine Eltern stritten sich wohl seit seiner Kindheit und auch er hatte bezüglich Partnerschaft die richtige Frau noch nicht gefunden.

Als wir die Ursache des Problems ergründeten, ging er zurück zum Zeitpunkt der Zeugung und sah einen anderen, fremden Mann. Die Liebe zwischen seiner Mutter und diesem wirklichen Vater war nach seinem Empfinden sehr groß. Seine Mutter dachte sogar darüber nach, ihren Ehemann zu verlassen, aber zur damaligen Zeit war eine derartige Trennung noch gesellschaftlich ausgrenzend und so blieb die Mutter bei ihrem Mann, den sie aber nicht wirklich liebte, obwohl sie dennoch weitere Kinder mit ihm bekam, vermutlich immer in Gedanken an ihren Geliebten, mit dem sie nicht zusammen sein konnte. Später konnte sie es auch nicht zugeben, weil sie wirtschaftlich von ihrem Ehemann abhängig war und mitunter sogar juristische Konsequenzen im Falle der Ehrlichkeit befürchten musste.

Man kann sich leicht vorstellen, dass dies unter allen Beteiligten großen Stress verursachte, zumal auf einer intuitiven Ebene jeder wohl spürte, dass hier einiges im Argen lag und das unausgesprochen über Jahrzehnte. Das Schuld- bzw. insbesondere Schamgefühl auf Seiten der Mutter war sehr groß und auch die emotionale Wut bei den Beteiligten ist sicher klar nachvollziehbar.

Doch das Bewusstseins kann im Sinne von „Erkenne Dich selbst“ noch viel weiter gehen, wenn es für die Entwicklung oder Heilung förderlich ist. Peter sah seinen echten Vater das erste Mal in seinem Leben und beide spürten wechselseitig ihre Verbundenheit und Liebe. Von der Wahrnehmung her war sein Vater bereits verstorben und kam aus der jenseitigen Dimension hervor, um ihn zu begrüßen und an der Heilung mitzuwirken. Mit Worten kann man nicht wirklich beschreiben, was hier geschah. Peter ging überglücklich nach Hause, weil er nun die Ursache für seine Empfindungen kannte und eine Heilung vieler emotionaler Verletzungen jetzt eingeleitet worden war.

Derartige „Kuckuckskinder“ sind gar nicht so selten (2-5 % Schätzungen) und ich möchte hier auch keine moralische Diskussion entfachen. Ich kenne sogar Fälle, bei denen der Ziehvater vom Fremdgehen wusste und das Kind dennoch liebevoll großgezogen hat. Durch Patienten durfte ich lernen, dass aus geistigem Blickwinkel derartige Konstellationen mitunter sogar gewünscht und im Sinne von karmischen Beziehungen gar nicht zufällig sind. Zudem habe ich auch durchaus Verständnis für das Verhalten des Ziehvaters, der mit Peter ein fremdes Kind aufgezogen hat, das ihm untergeschoben wurde. Wünschenswert ist hier sicher im Sinne von Liebe, zum richtigen Zeitpunkt Transparenz herzustellen und ehrlich zu sein – soweit möglich.

Neben der Beziehungsthematik an sich, die bereits schwer genug sein kann, lauert eine Falle oft zusätzlich in der Gesellschaft im Sinne von „Was sollen denn die Leute denken?“ oder in einem Rechtssystem, das familiäre Dinge tatsächlich kaum regeln kann. Oftmals traut sich selbst die Mutter nie im Leben ihres Kindes, die Wahrheit zu erzählen und ich habe einige Fälle erlebt, bei denen das Kind in einem derartigen Fall große psychische Probleme hatte, die leicht lösbar gewesen wären, wenn Transparenz hergestellt worden wäre. Glücklicherweise werden heutzutage geschiedene oder alleinerziehende Frauen zumindest von den meisten Menschen in der Gesellschaft nicht mehr ausgegrenzt, was ihnen einen selbstbestimmteren Weg in derartig gelagerten Fällen zumindest grundsätzlich ermöglicht. Auch wurde im Familienrecht in Deutschland das „Schuldprinzip" im Jahr 1977 abgeschafft. Doch auch heute noch kann das Unterschieben eines Kindes den Ehegattenunterhalt verwirken. Hier wird das irdische Gesetz den geistigen Gesetzen nicht gerecht, zumal die Beteiligten oft selbst nicht erkennen können, warum die Lage der Dinge so auf höherer Ebene meist sinnvoll und gewollt war.

Das hier dargestellte Beispiel einer Heilarbeit fand sowohl im emotionalen als auch im geistig-spirituellen Bereich statt und war erst möglich, nachdem das Schuldgefühl im Sinne von „Ich bin falsch, es darf mich nicht geben." durchbrochen wurde. Bahnbrechend ist aus meiner Sicht, dass für das geistige Bewusstsein die Wahrheit immer früher oder später erkennbar wird, es gibt hier keine Geheimnisse. Spätestens beim Hinübergang nach dem Tod des Körpers wird alles, aber wirklich alles transparent, was das vorangegangene irdische Leben betrifft.

Da die Wahrheit mit dem jeweiligen Bewusstsein ergründbar ist, sollte ein Behandler/Psychologe niemals Vermutungen gegenüber dem Patienten äußern. Ich habe Menschen in höchster emotionaler Not erlebt, denen ein Psychologe ein mögliches Missbrauchserlebnis andichtete, nur weil die Beziehung zum Vater sich seltsam anfühlte. Und es stellte sich heraus, dass es ein Kuckuckskind war, oftmals sogar sehr geliebt vom Ziehvater, der sich plötzlich Missbrauchsvorwürfen ausgesetzt sah, nur weil das Kind die Beziehung unnatürlich bzw. seltsam fand. Die Wahrheit ist in diesen Fällen notwendig um eine vollständige Heilung zu erreichen, genauso wie sich „Täter/Oper" Beziehungen durch Erkenntnis und Transparenz auflösen können. Für mich ist es eine tief empfundene, riesige Dankbarkeit derartige Heilsitzungen initiieren zu dürfen.

Fremdenergien

Ein Mensch ist kein abgeschlossenes System innerhalb seines Körpers. Er ist über sein Höheres Selbst/seine Seele angebunden an das große kosmische Bewusstsein des göttlichen Schöpfers, verfügt aber auch über einen feinstofflichen Energiekörper, der in Wechselwirkung zur Umwelt tritt. Dieser Körper, der vielfach als Astralkörper bezeichnet wird, ist wie eine Hülle um den Körper herum und beinhaltet feinstoffliche Informationen. Da sich vergleichsweise viele Mythen und Definitionen diesbezüglich finden und Worte doch sehr begrenzt sind in der Veranschaulichung unsichtbarer Ebenen, will ich mich hier so einfach und verständlich wie möglich ausdrücken.

Der Astralkörper ist wie eine zweite Haut die Ein- und Austrittspforte für nicht materielle Gedanken, Informationen, Schwingungen und Energien. Hier ist die Brücke zwischen der materiellen und der feinstofflichen, nichtmateriellen Welt. Dieser Körper war vorgeburtlich bereits vorhanden und er stellt die Grundbedingung für die Aufrechterhaltung des Körpers dar. Im Sinne von „informare" (lat.: = „formen, bilden, gestalten") ist der Astralkörper die dem Körper zugrundeliegende Ursache. Aus ihm heraus wird der physische Körper gebildet, aufrechterhalten und immer wieder neugestaltet. Damit sind der Astralkörper und seine Energien für die Aufrechterhaltung von Gesundheit und Lebensfreude der wohl wichtigste Bereich überhaupt.

Auch bezüglich des geistigen Wissens ist der Astralkörper wichtig, denn das Gehirn ist quasi vor allem die Ein-/Ausgabeeinheit, in der die Informationen von außen verarbeitet und zwischengespeichert werden. Mit der Sprache der heutigen Informationstechnologie ist das Gehirn der Computer und die Informationen sind in der „Wolke/Cloud" abgespeichert und treten über den Astralkörper mit dem Menschen in Wechselwirkung. Das Leben, die Seele bzw. das geistige Bewusstsein sind keine Funktionen, die sich alleine aus der Materie oder aus dem stofflichen Körper heraus erklären. Das Gehirn und der Körperleib sind insbesondere nützliche Instrumente, die das geistige Bewusstsein nutzt, um sich in der irdischen Welt zu betätigen und zu manifestieren. Ich vermute, dass es sich für die meisten Menschen nicht so anfühlt, da sie sehr stark, vielleicht zu stark, nur mit ihrem Körper assoziiert sind und keine Vorstellung haben, dass sie auch ohne Körper immer noch individuell als Bewusstsein/Seele/Geist (jeder versteht unter diesen Definitionen etwas anderes, daher drei Begriffe zur Veranschaulichung) vorhanden sind.

Über den Astralkörper strömen nun also beständig feinstoffliche, nicht hör- oder sichtbare Informationen in einen Menschen hinein und hinaus. Vielleicht ist der Begriff „Infiltration" hier auch für das Verständnis passend. Diese Informationen werden zum Teil über lange Zeit gespeichert. Diese können sowohl gesundheitsfördernde als auch gesundheitsschädigende Auswirkungen haben. Sie prägen auch den Charakter und das Verhalten eines Menschen stark. Mit Hilfe eines Beispiels aus der Praxis möchte ich diese Aspekte veranschaulichen:

Praxisbeispiel:

Eine Frau, nennen wir sie Kerstin, kam im Alter von 35 Jahren in meine Praxis. Sie hatte viele gesundheitliche Probleme, darunter auch Schulterschmerzen und war mit ihrem Leben und vor allem partnerschaftlichen Themen sehr unzufrieden. Mir kam es seltsam vor, dass ich sie so gar nicht mit meinem Bewusstsein erfassen konnte und dass sie auch gar nicht weiblich wirkte. Auf Nachfragen fanden sich keine Hinweise auf Traumata oder eine schwierige Kindheit. Ich hatte hier erst einmal keinen Ansatzpunkt gefunden.

Während der therapeutischen Bewusstseinsarbeit ging sie zurück in den Bauch ihrer Mutter, aber auch hier fand sich rund um die Geburt oder die Schwangerschaft kein Hinweis auf einen emotionalen Konflikt oder eine Störung. Ich war verwirrt, denn irgendwo musste doch die Ursache liegen. Auf meine Frage „Und was passiert dann?" sagte sie plötzlich: „Und dann hat man einen Blutaustausch gemacht". Geistesgegenwärtig erinnerte ich mich an das heute kaum noch vorkommende Phänomen der Rhesusfaktorenunverträglichkeit, was bei ihr den Tod verursacht hätte, sofern die Ärzte nicht das komplette Blut der Neugeborenen ausgetauscht hätten. Mir war dann sofort klar, dass ich es hier mit einer Fremdenergie im Körper der Patientin zu tun hatte.

Es war eine meiner ersten Behandlungen mit dem Thema Bluttransfusion und ich bat sie, der infiltrierten Energie des Spenders eine Form und Farbe zu geben. Zu meinem Erstaunen sagte sie: „Welcher? Es sind fünf verschiedene!". Ich fand es zweckmäßig, sie einen Spender nach dem anderen geistig wahrnehmen zu lassen und so kamen ein Obdachloser, zwei Afrikaner und zwei andere Männer zum Vorschein. Da wurde mir plötzlich klar, woher die

Blutkonserven kommen. Mittels einer geeigneten Technik half ich ihr, diese Energien, die sich seit 35 Jahren in ihrem feinstofflichen System befanden, zu entlassen. Anschließend füllten wir ihr Wesen mit ihrer eigenen, weiblichen Energie an, insbesondere in den Bereichen, in denen sie vorher die fremden, allesamt männlichen, Energien wahrgenommen hatte. Nach der Behandlung war diese Frau wie ausgewechselt und für mich auch als Frau und „eindeutig“ wahrnehmbar. Viele ihrer Gesundheitsprobleme verschwanden innerhalb kurzer Zeit und das Selbstwertgefühl nahm deutlich zu.

Die Vorstellung mag abenteuerlich erscheinen, dass sich im Körper einer Frau (über die mit den Blutkonserven assoziierten Fremdenergien der Spender) Bewusstseinsinformationen von fünf Männern aus verschiedenen Kulturkreisen befanden. Doch alles ist mit allem verbunden und obwohl das Blut der Spender vom Säugling vermutlich innerhalb weniger Monate in eigenes Blut transformiert wurde, waren die Fremdenergien immer noch präsent. Die Bluttransfusionen waren im Sinne der Lebensrettung eine gutgemeinte, durchaus sinnvolle therapeutische Intervention, die aber dennoch ernstzunehmende Störungen verursacht hatte. In diesem Fall hat es sicher den Charakter dieser Frau mitgeprägt und die Partnerschaftsschwierigkeiten lassen sich mit der Tatsache erklären, dass hier einige Fremdenergien dieser Männer in ihrem Bewusstseinsfeld erheblich mitgemischt haben. Insbesondere in Afrika ist die Rolle der Frau eine andere.

Derartige Energien haben die Fähigkeit durchaus bedeutsam ins Leben einzugreifen. Ich kann heute daher nachvollziehen, warum bestimmte (religiöse) Gruppierungen Bluttransfusionen ablehnen. Dennoch würde ich im Notfall zur Bluttransfusion raten, sofern sie nicht durch andere Maßnahme (z.B.: Eigenblutspende vor Operationen) vermeidbar ist. Um die Fremdenergien kann sich dann gekümmert werden, wenn das Leben nicht mehr akut bedroht ist. Gewisse neue, derzeit noch selten durchgeführte Therapieansätze, bei denen alte oder kranke Menschen nur zur „Verjüngung" das Blutplasma junger Spender mittels Infusion aufnehmen, halte ich dagegen für sehr bedenklich. Stammzelltransplantationen, die jungen Kinder beispielsweise bei bestimmten Formen der Leukämie schulmedizinisch verabreicht werden, um ihren Tod zu verhindern, sind möglicherweise weniger problematisch, aber das Thema der Fremdenergie bleibt dennoch bestehen. Aus meiner Sicht ist auch die positive Wirkung, sofern vorhanden, der Fremdenergie des Spenders zuzuschreiben, welcher die jeweilige Erkrankung nicht kennt. Ich würde hier anschließend daher zu einer geistigen und energetischen Bewusstseinsarbeit raten, um etwaige Störfaktoren zu identifizieren – sofern mit dem Patienten diese Art der therapeutischen und geistig-energetischen Arbeit möglich ist.

Auch wenn die obige Therapiesitzung sehr erfolgreich verlief, will ich damit nicht ausdrücken, dass diese Behandlung nun alles im Leben dieser Frau in Ordnung gebracht hat. Denn bei unerwünschten oder nicht mehr länger zweckdienlichen Charaktereigenschaften und Prägungen ist jeder Mensch dazu aufgerufen, mit eigener Willenskraft eine Veränderung einzuleiten. „Jeder ist seines Glückes Schmied". Doch zumindest bezüglich der Einflüsse, die sie nicht selbst zu verantworten hatte (Bluttransfusion) und die von außen als Fremdenergie in ihr feinstoffliches System gebracht wurden, wurde sie frei und diese Dinge hingen nun nicht mehr wie ein Ballast in ihrem eigenen Bewusstsein. Gleichzeitig wurde sie aber auch von allen positiven, stärkenden

Einflüssen dieser Energien befreit, sofern Derartiges überhaupt wirksam vorhanden war. In gewisser Hinsicht hat sie nun erstmalig die Gelegenheit zur eigenen Selbstständigkeit und zur freien Willensentfaltung – befreit von diesen Fremdbeeinflussungen.

Denkt man beispielsweise an Organtransplantationen, so erklärt sich eine lebenslange potentielle Abstoßungsreaktion, die mit immunschwächenden Medikamenten therapiert werden muss, nicht mit dem körperlichen Organ. Denn dieses wäre spätestens nach einigen Jahren durch körpereigene Zellen komplett ersetzt und dann wäre eine Abstoßungsreaktion unlogisch. Daher sind es tatsächlich die Energien des Astralkörpers eines (meist toten) Spenders, welche derartige Reaktionen verursachen. Daher sollte die gesamte Transplantationsmedizin unter diesem neuen Gesichtspunkt betrachtet werden. Denn mit dem Organ geht neben dem Wesen des Spenders auch beispielsweise die astrale Schockenergie eines Verkehrsunfalls, bei dem der Spender ums Leben kam, auf den Astralkörper des Organempfängers über. Wissenschaftlern ist das in kleinen Teilen bekannt und sie nennen es „Zellerinnerung". Doch das von mir oben ausgeführte Patientenbeispiel weist doch auf mehr hin, wie wäre es sonst möglich die Spender zu identifizieren? Die Patientin hatte keinen Zweifel daran, dass ihre Wahrnehmungen echt waren und in diesem Fall bin auch ich sicher, dass es sich um die tatsächlichen Blutspender handelte. Bei zahlreichen anderen Behandlungen ließen sich die für den Patienten neuen Erkenntnisse im Nachhinein überprüfen, so dass ich von der Wahrhaftigkeit in den meisten Fällen überzeugt bin. Sicher gibt es aber auch Patienten mit blühender Phantasie – hier kommt dann aber meine Intuition oft zu Hilfe, um authentische Wahrnehmungen von Phantasie zu trennen.

Darüber hinaus ist die Tatsache, einem für gehirntot erklärten Menschen Organe als Ersatzteile zu entnehmen, aus feinstofflicher Sicht keinesfalls trivial. Wer kann garantieren, dass dieser Verstorbene nicht in seinem nächsten Leben Probleme mit diesen Organen hat, weil hier von außen eingegriffen wurde? Ob eine Transplantation am Ende für den Empfänger trotz längerer Lebenszeit, geistig betrachtet, einen Nutzen darstellt, muss ebenfalls fraglich bleiben. Denn der Astralkörper ist nach dem körperlichen Tod weiterhin vorhanden und bildet zumindest für eine gewisse Zeit das Gefährt der Seele in der feinstofflichen, jenseitigen Welt. Solange ein Organ in einem anderen Menschen weiterlebt, ist der Spender in gewisser Hinsicht an die irdische Ebene und an den Empfänger energetisch angebunden und dies kann große Probleme verursachen. Die Medizin testet die körperliche Unverträglichkeit eines Spenderorgans, aber wer testet die geistige und astrale Verträglichkeit?

Am Extremsten ist die Folge bei einer Herzverpflanzung: Hier übernimmt das Bewusstsein des Spenders quasi den Körper des Empfängers quasi im Sinne einer Bewusstseins-„Verpflanzung". Nicht umsonst wird das Herz seit Jahrhunderten als Sitz der Seele bezeichnet und es bleibt nicht ohne Folgen, wenn operativ ein fremdes Herz in den Körper transplantiert wird. So ist es Herzchirurgen durchaus bekannt, dass der Empfänger bei einem derartigen Eingriff sich körperlich, emotional und charakterlich verändert. So kommt es vor, dass er an den Wohnort des ursprünglichen Spenders zieht und dessen Eltern unbedingt kennenlernen will. Der amerikanische Kardiologe Dr. Paul Pearsall beschäftigte sich besonders intensiv mit derartigen Persönlichkeitsveränderungen nach Herztransplantationen. Seine Berichte finden sich bei Interesse leicht im Internet. An die Erklärungsmodelle zahlreicher Schulmediziner, die als Kommentar zu diesen Erkenntnissen mit rein körperlichen Veränderungen oder mit überhitzter Phantasie argumentieren, kann ich nach meinen vielfältigen Erfahrungen mit Patienten bezüglich Bewusstseinsarbeit und Fremdenergien schon lange nicht mehr glauben. Hier fehlt es an der Anerkennung der Tatsache, dass das Leben im Sinne von geistigem Bewusstsein auch nach dem Tod des Körpers weitergeht. Für manche Menschen wird diese Erkenntnis jedoch erst mit ihrem eigenen Tod kommen: Dass sie zu kurz und zu isoliert gedacht haben.

Möglicherweise kann die Lebendspende z.B. eines Leberteils oder einer Niere dennoch „gutgeheißen“ werden. Hierbei habe ich den Eindruck, dass es sich um einen Akt der reinen Nächstenliebe handeln kann, für einen anderen Menschen so einzustehen, dass man einen Teil seines Körpers spendet. Doch auch hier bleibt das Risiko der Fremdenergie, dass der Empfänger anschließend von den Energien des Spenders beeinflusst wird. Wobei mit Beeinflussung auch nicht unbedingt etwas Negatives verbunden sein muss, aber es hat eine Auswirkung. Alle Beteiligten sollten sich bezüglich der Transplantationsmedizin über die möglichen Folgen Gedanken machen und sich ihres Handelns so bewusst sein, wie möglich.

Wichtig ist mir an dieser Stelle, dass die Beeinflussung durch Fremdenergien, die durch Übertragung von Körperteilen entstanden ist, grundsätzlich wieder neutralisiert und aufgelöst werden kann. Es liegt mir völlig fern, eine Angst bezüglich derartiger Beeinflussungen verbreiten zu wollen. Es geht um Erkenntnis und das Aufzeigen von Lösungsmöglichkeiten. Bei einer derartigen therapeutischen Arbeit werden geistig alle Beteiligten mit einbezogen und es helfen auch Engel mit. Eine derartige Behandlungserfahrung kann sehr zur persönlichen Weiterentwicklung beitragen, ähnlich meiner Nahtodeserfahrung, durch die danach keine Vermutung, sondern echtes Wissen bezüglich der feinstofflichen Astralwelt die Folge war. Bei einer Herzverpflanzung ist die Heilung allerdings therapeutisch schwierig bis unmöglich und ich glaube nicht, dass man der Masse der rund 54.000 Menschen mit Herztransplantation weltweit bezüglich ihrer Bewusstseinsentwicklung und Lebensqualität wirklich einen Gefallen getan hat. Doch letztlich darf jeder Mensch für sich eine Entscheidung fällen, wie er mit Transplantationsmedizin umgeht und wie er dies ethisch bewertet – sei es als Spender oder als Empfänger.

Die aus meiner Sicht nicht zielführenden Wege der Transplantations-Wissenschaft gehen noch weiter: Forscher in Japan haben beispielsweise in 2019 begonnen, Tier-Embryonen mit menschlichen Stammzellen zu bestücken, um sogenannte Mensch-Tier-Chimären heranwachsen zu lassen. Ziel soll es langfristig sein, durch diese Mischwesen Organe zu produzieren, die anschließend in Menschen verpflanzt werden können. Für mich ist dies eine sehr befremdliche Vorstellung, deren Risiken ich zum jetzigen Zeitpunkt viel höher einschätze als den potentiellen Nutzen. Ein berühmtes Zitat von Albert Einstein scheint meiner Ansicht nach für diese „Auswüchse“ passend zu sein: „Zwei Dinge sind unendlich, das Universum und die menschliche Dummheit, aber bei dem Universum bin ich mir noch nicht ganz sicher.“ Es ist doch viel sinnvoller, die dem menschlichen Körper innewohnenden Selbstheilungskräfte und die Tatsache, dass bis ins höchste Alter Stammzellen (aus denen alle anderen Zellen wieder differenziert werden können) vorhanden sind, zu fördern und wissenschaftlich zu untersuchen – anstatt eine fragwürdige Reparaturmedizin als Zukunftsvision zu haben, die mit künstlich erzeugten Organen das Risiko häufiger Abstoßungsreaktionen, Fremdenergien und potentiell gefährlicher, unkontrollierbarer Genmanipulation beinhaltet. Es ist vielleicht ähnlich wie mit den Atomwaffen: Es erfordert viel Intelligenz, diese zu bauen. Aber es erfordert auch riesige Dummheit, kollektiv gesehen, überhaupt die Idee zu haben, sie bauen zu lassen, um sie nötigenfalls einzusetzen. Und heute erfordert es eine noch größere Intelligenz, um diese Art des bereits manifestierten Wettrüstens, das offensichtlich mit atomaren Mittelstreckenwaffen, auch in der EU, gerade wieder von neuem beginnt, wieder zu eliminieren.

Meine persönliche Einstellung bezüglich der Transplantationsmedizin ist, dass ich mein Fahrzeug (Körper) einfach ablegen werde, wenn es mir nicht mehr dienlich ist. Das Leben wird als eine geistige Bewusstseinserfahrung weitergehen und endet nicht, so wie ich das in meiner Nahtodeserfahrung mit 18 Jahren bereits für einen kurzen Augenblick erleben durfte. Ich habe keine Angst vor dem körperlichen Tod. Viele Naturvölker, die in der westlichen Welt teilweise als primitiv angesehen werden, lebten und leben diese Überzeugung. In vielen alten Weisheitsschriften wurde auf diese Tatsache bereits hingewiesen.

Die Angst vor dem Tod und der Wunsch, diesen durch technologischen Fortschritt in der Medizin zu überwinden, scheint dagegen bei manchen Menschen so groß zu sein, dass ihnen scheinbar jedes Mittel legitim erscheint, um länger zu leben. Gleichzeitig töten Staaten Menschen – das ist im Sinne des „Richtens" alleine schon anmaßend –wird aber durch die Tatsache, dass dies beispielsweise bei militärischen Angriffen aus der Ferne geschieht (ohne Anklage, ohne Prozess), noch weiter pervertiert. Das ist auch mit der Inkaufnahme ziviler Opfer verbunden, darunter vielfach Kinder und Jugendliche. Wer kann das moralische „Recht" für sich in Anspruch nehmen, ein Urteil zu fällen, welcher Mensch beispielsweise durch medizinische Technologie länger leben darf und wer durch einen staatlichen Tötungsdelikt sterben soll? Ich möchte hier nur ein Land nennen, obwohl andere Länder auch keine „Waisenknaben" diesbezüglich sind: Die USA befand sich seit 1776 genau 222 Mal im Krieg und man schätzt, dass ihre imperialistische Vorgehensweise mit Militäroperationen, die oft angeblichen Demokratisierungsprozessen dienen sollen, nach dem zweiten Weltkrieg weltweit 20-30 Millionen Menschen umbrachte. Derzeit scheint es so, als ob insbesondere arme Menschen in Ländern, die aus strategischen Interessen bestimmter anderer Länder angegriffen werden, für eine bestimmte Gruppe von Machthabern keinen Wert haben, während die Menschen reicherer Länder, vor allem in der westlichen Welt als „wertvoller" angesehen werden, so dass deren Lebensqualität und Gesundheit (auch mit Hilfe von Transplantationen) Vorrang genießt. Wie liebevoll ist diese Vorgehensweise kollektiv gesehen?

Dies hat karmische Konsequenzen für diejenigen, die in dieses Urteil und die Handlungen hieraus involviert waren oder immer noch sind. Sie werden, wenn nicht bereits in diesem Leben, spätestens auf einer höheren Bewusstseinsebene nach dem Tod diese Konsequenzen erfahren und erleben. Ein Beispiel hierzu: Es ist denkbar, dass einige in sozialen Berufen oder therapeutisch tätige Menschen in früheren Leben der Gesundheit anderer Menschen geschadet haben. Nun wird ihnen durch die heutige Tätigkeit viel darüber bewusst, durch was Menschen verletzt werden können. Sie stärken so ihr Mitgefühl und ihre Empathie und beschließen idealerweise mit den Mitmenschen zukünftig liebevoller umzugehen. Das wäre ein „idealer" Transformationsprozess durch Erkenntnis. Es ist auch kein Eingriff in den freien Willen, denn das Karma Prinzip basiert darauf, welche Lektionen noch zu erfahren sind, bevor das Bewusstsein sich auf eine andere Resonanzfrequenz entwickeln kann.

In diese Lektionen und die nachfolgende „Prüfung der Reife" willigt der Betroffene (auch über viele Leben hinweg) freiwillig ein, da sie der Bewusstseinsentwicklung förderlich sind und faktisch kein Weg daran vorbeiführt. Hier wirkt Karma im Sinne eines strengen und gerechten „Richters" und die Worte „zweckdienlich" oder „nicht „zweckdienlich" kennzeichnen die Bewertung, die daher keine „Verurteilung" ist. Die alten Ägypter, aus meiner Sicht vermutlich die größte Hochkultur der neueren Zeit, haben dies (es ist bildhaft symbolisch zu interpretieren) mit dem Wiegen des Herzens beim Totengericht ausgedrückt – so leicht wie eine Feder sollte es sein. Grundsätzlich besteht aber immer auch die Möglichkeit, durch eine wahrhaftige Hinwendung an die göttliche Vollkommenheit über das Christusbewusstsein zu einer geistigen Transformation und Erkenntnis zu gelangen, so dass die karmischen Konsequenzen eines Handelns nicht mehr unbedingt erfahren werden müssen. Denn es geht hier nie um eine Form der Bestrafung, sondern um einen konstruktiven Weg zur weiteren Bewusstseinsentwicklung. Dies setzt aus meiner Sicht aber voraus, dass zukünftiges Handeln – im Hinblick auf die bisherigen, destruktiven Taten – durch diesen Erfahrungsprozess in Zukunft wirklich liebevoller und konstruktiver gestaltet wird.

Noch einmal kurz zurück zu den Nachrichten: Die Berichterstattung wirkt ebenfalls im Sinne einer Fremdenergie – analog der Gedanken der Mitmenschen im direkten Umfeld, die auf uns einwirken. Das kann einen konstruktiven, als auch einen destruktiven Einfluss haben, je nach Art der Information. Da die Medien ständig berichten und auch polarisieren, werden Menschen auf eine subtile Art mit Informationen (die auch eine Energie darstellen) gefüttert und basieren letztlich ihre Glaubensüberzeugungen auf diesen sogenannten „Fakten". Sollten diese Informationen verdreht, manipuliert oder unwahr sein, führt das individuell zu den falschen Schlussfolgerungen, kann unnötigen Stress verursachen und ist daher ein gesundheitsbelastender Einflussfaktor. In Erinnerung rufen möchte ich, dass Radio und Fernsehen vor allem in ihrer Entstehungszeit zur Kriegspropaganda eingesetzt wurden und es gibt heute (sarkastisch formuliert) die vertretene Einschätzung einzelner Menschen, dass Nachrichten etwas sind, wo**nach** das Volk sich zu **richten** hat. Wären die Redaktionen überall von Nächstenliebe durchdrungen, würden sie wahrhaftig informieren und sich dafür einsetzen, Konflikte beizulegen und nicht (künstlich) noch weiter anzuschüren. Da ein nächstenliebender Journalismus aus meiner Sicht heute noch nicht überall gegeben ist, sollte der Medienkonsum sehr selektiv erfolgen, um nicht unbeabsichtigt manipuliert zu werden.

Hinzu kommt, dass ein Mensch, der seine Bewusstseinsentwicklung im Blickfeld hat, sehr aufmerksam, selbst in den vermeintlichen Belanglosigkeiten des Alltags, bleiben sollte. Der Zugang zu der leisen, inneren Stimme des Gefühls, die ein Kommunikationsmittel der Seele und zu höheren geistigen Sphären darstellt, wird durch Medienkonsum oft regelrecht zugeschüttet. Daher ist es wichtig, diesen auf konstruktive Werthaltigkeit zu prüfen und mit den bereitgestellten Informationen bewusst und auch kritisch umzugehen. Sollte sich „Angst" zeigen, können die Medien hervorragend zur Aufdeckung noch bestendender emotionaler Belastungen genutzt werden. Hierbei lauert allerdings auch eine „Falle": Viele Freunde und Bekannte werden es als außergewöhnlich erachten, nicht „informiert" zu sein oder „anders zu denken", wenn man sich mehr und mehr intuitive und weisere Lösungen erschließt. Das kann in Einzelfällen zu sozialer Ausgrenzung führen und mit Traurigkeit oder Einsamkeit einhergehen. Ich bin allerdings sicher, dass sich meist in kurzer Zeit neue Freunde zeigen werden, die dann mehr im Einklang mit dem erreichten Bewusstseinsniveau sind. Daher ist das allenfalls temporär und gleichfalls eine Möglichkeit, das Thema „Einsamkeit" und dessen emotionale Konditionierung nochmals zu überprüfen und nötigenfalls zu transformieren.

Destruktive Kräfte

Das Wissen bezüglich Fremdenergien war bereits in früheren Zeiten, durchaus vorhanden: So haben einige Menschen im Sinne einer dunklen, schwarzen Magie versucht, mächtige, astrale Kräfte in sich aufzunehmen, sei es durch das Verspeisen von Körperteilen bei Menschenopfern, Verjüngungsritualen mit Missbrauch und Tod von Kindern, Anbetung von dämonischen Kräften oder auch tierische Energien, die besondere Stärke verleihen sollten. Ich kann vor Derartigem nur warnen, da im Sinne des Karmas die Folgen dieser nicht liebevollen Handlungen in diesem oder einem zukünftigen Leben zu tragen wären. „Wer Schmerz säht, wird Schmerz ernten."

Es ist offensichtlich, dass in der Welt Kräfte der destruktiven Zerstörung wirksam sind, genauso wie es in der Welt die liebevollen, aufbauenden Kräfte gibt. In letzter Konsequenz sind beide Kräfte göttlichen Ursprungs und entstehen aus dem freien Willen. Das Göttliche erlaubt den Menschen wie bei einem Spiel (das manchmal zu ernst genommen wird) die Erfahrungen beider Pole zu machen, woraus Erkenntnis erwächst. In diesem Sinne gibt es kein „Scheitern", sondern nur längere, anstrengende oder kürzere, weniger anstrengende Wege einer Bewusstseinsentwicklung. Die Worte Jesu am Kreuz: *„Vater, vergib ihnen, denn sie wissen* nicht was sie tun." (Lukas 23, 34) zeigen ganz deutlich, dass die extrem destruktiven Taten in letzter Konsequenz aus Unwissenheit/ Negierung der geistigen Gesetze im Universum und der „vorsätzlichen bzw. fahrlässigen" Abkehr von der (immer vorhandenen) göttlichen Harmonie und Liebe heraus entstehen. Hoffnungsvoll wirkt das gerechte Gesetz des Karmas, so dass jede Seele früher oder später zu der Entwicklung und der Erkenntnis reifen wird, sich den konstruktiven, lichten Gedankenströmen (wieder) anzuschließen. Auf diese Weise kann sie dem Rad der beständigen Wiedergeburt entrinnen und hat erst dann Zugang zu den höheren Lichtdimensionen, in denen die Polarität zwar immer noch vorhanden ist, aber die destruktiven Extreme nicht mehr Teil dieser Sphären sind.

Ich werde nun kurz darlegen, wie diese zwei unterschiedlichen Kräfte entstehen können und durch was sie genährt bzw. aufrechterhalten werden. Die Bezeichnungen „gut" und „böse" halte ich in gewisser Hinsicht für verfehlt, weil sie jeweils individuell unterschiedlich geprägt sind. Was für den einen Menschen „böse" ist, kann für einen anderen „gerecht" sein und umgekehrt. Ich werde in meinen Ausführungen deshalb die Begriffe „liebevoll", „freudvoll", „zielführend", „konstruktiv" oder „destruktiv" und ähnliche Gegenpole nutzen. Auch hier sind Worte begrenzt, daher werde ich die Ausführungen veranschaulichen:

Praxisbeispiel:

Eine Frau, nennen wir sie Eva, kam im Alter von 41 Jahren wegen größerer Probleme mit ihrem Selbstwertgefühl und den Auswirkungen ihrer mittlerweile geschiedenen Ehe in meine Praxis. Sie selbst machte einen durchaus sympathischen Eindruck, sah sich aber als „Opfer" der Geschehnisse.
Ihr Exmann war aggressiv, launisch und dem Alkohol zugeneigt gewesen und die Ereignisse ihrer Ehe bezeichnete sie als „Hölle". Mit letzter Kraft strebte sie die Scheidung an, hatte aber immer noch das Gefühl, dass der Exmann ihr „im Nacken hängt". Ihren Aussagen zufolge hatte sie eine schwere Kindheit gehabt, in der auch der Vater jähzornig, gewalttätig und dem Alkohol zugeneigt war. Ihre Mutter war eher schwach und konnte sich gegen den Vater nicht durchsetzen, da sie nicht zuletzt wirtschaftlich abhängig von ihm war.
In der Behandlung nahm Eva sich als Kind wahr und konnte die destruktiven Energien ihres Vaters als dunkelbraun bis schwarz wahrnehmen. Ihre Mutter liebte sie zwar, war aber meist mit sich selbst und ihrer Opferrolle beschäftigt. Daher stand sie im Konfliktfall mit dem Vater nie für Eva ein. So vergingen die Jahre und meine Patientin wuchs in einem Klima der Angst, Verzweiflung und Gewalttätigkeit auf und war oft Zeugin körperlicher und verbaler Auseinandersetzungen der Eltern. So wurde ihr Wesen, das vorgeburtlich durchaus lichtvoll gewesen war, immer weiter geschwächt und das Licht verblasste zusehends, so dass auch ihr Selbstwertgefühl massiv beeinträchtigt war. Später im Leben war ihr Ziel, so schnell wie möglich das Haus der Eltern zu verlassen und sie verliebte sich in einen Mann, den sie bald heiratete. Doch vermutlich hatte sie durch Resonanz einen Ehemann mit ähnlichen

Charaktereigenschaften, wie ihr Vater sie hatte, gewählt. Daher war die Ehe war bald zerrüttet und ihr Selbstwertgefühl wurde noch weiter beeinträchtigt. Glücklicherweise war sie zum Zeitpunkt der Behandlung bereits getrennt und so ging es bei der Behandlung darum, ihr Selbstwertgefühl zu stärken und ihre Beeinflussung durch destruktive Kräfte im Sinne der Resonanz zu verringern. Ich brachte sie daher in die Zeit als sie ihre Inkarnation plante und bat sie das himmlische Licht und die Liebe wahrzunehmen, aus der heraus sie geboren wurde. Das funktionierte sehr gut und gab ihr unbeschreibliche Gefühle des Angenommen-Seins und der Freude. Es stellte sich heraus, dass sie sich diese Eltern sogar ausgesucht hatte und in dem optimistischen Glauben war, dass ihr die irdischen Einflüsse des destruktiv agierenden Vaters nichts anhaben könnten. Sie wurde geistig von Beratern „aufgeklärt" bzw. „vorgewarnt", aber sie war sehr optimistisch (vielleicht auch im Sinne von „Blauäugigkeit"), dass ihre Liebe stark genug sein würde, die bestehenden Konflikte der Eltern zu harmonisieren. Und so wurde sie geboren und nahm bereits in den prägenden Babyjahren, in denen der Schutz durch die Liebe der Eltern wirklich wichtig gewesen *wäre,* täglich immer weiter ein Stück Disharmonie des häuslichen Umfeldes in ihr eigenes Energiefeld auf. Hinzu kamen Schuldgefühle, einen Fehler gemacht zu haben. So nahm das gefühlte „Unheil" seinen Lauf.

Im Rahmen der Behandlung reinigten wir mit Hilfe der präsenten, himmlischen Liebe und der Anwesenheit von Engeln ihr Energiefeld und auch ihren Astralkörper, in dem sich die destruktiven Energien ihres Vaters und ihres Exmannes „eingenistet" hatten. Sie nahm diese Kräfte als kleine, aggressive Wesen war, die wir dann gemeinsam dorthin brachten, wo derartige Energien richtig aufgehoben sind. Details hierzu würden ein ganzes Buch füllen. Sie nahm ihren Körper nun wieder lichtvoller und strahlender wahr. Dann brachte ich sie in Kontakt mit ihrem inneren Kind, das in dieser Art der Behandlung geistig die Seele darstellt und vereinigte die beiden in ihrem Herzen. Das Glücksgefühl in ihr war unbeschreiblich. Ich verabschiedete sie mit der Hausaufgabe sich regelmäßig bewusst mit den Kräften der himmlischen Liebe und des Lichts zu verbinden sowie in Kontakt mit dem inneren Kind zu treten, was sie sich selbst versprach.

Dies war keine klassische psychologische Sitzung, sondern es war eine Arbeit, die vor allem auf der Astralebene und in höheren Sphären („Himmel" wäre wohl ein passender Begriff) getan wurde. Jeder Gedanke ist schöpferisch und je nachdem was ein Mensch denkt, erschafft er mit diesem Gedanken ein astrales Element. Ein außergewöhnlicher Mystiker und Heiler aus Zypern, Daskalos (1912-1995), nannte diese Schöpfungen „Elementale". Da ich seine Lehren für sehr weise halte, werde ich dieses Wort für meine Ausführungen übernehmen.

Elementale können Gruppen bilden, die aus (***ähnlichen***) Gedanken des menschlichen Bewusstseins entstehen und nehmen hierdurch an Stärke zu. Sie sind spür- und wahrnehmbar und haben über den Astralkörper Einfluss auf das Bewusstsein von ursprünglich nicht an ihrer Entstehung beteiligten Menschen, die mit diesen Elementalen später in Kontakt kommen bzw. in Resonanz treten. Einfaches Beispiel: Wenn in einem Raum gestritten wurde und man betritt diesen Raum, dann ist für viele Menschen intuitiv eine „dicke Luft" wahrnehmbar. Ich denke, dass jeder Mensch das in seinem Leben schon öfters wahrgenommen hat. Die „dicke Luft" entsteht aus der Ansammlung von Elementalen, die aus dem Ärger heraus kreiert wurden. Diese werden im feinstofflichen, astralen Feld wahrgenommen und das Bewusstsein setzt deren Existenz in eine Botschaft um, die wir in Worte kleiden können. Es gibt unendlich viele Ausprägungen der Energie dieser Elementale, so dass ein Mensch mit dieser Vielfalt an Informationen vollkommen überfordert wäre. Daher ist ein Filter im Bewusstsein darauf programmiert, normalerweise nur auf die Energien als Botschaft zu reagieren, die mit uns verbunden oder verschränkt (ein Begriff aus der Quantenphysik) sind. Dies erfolgt im Regelfall entweder durch Aufmerksamkeit und Fokus, durch Resonanz (wozu auch Angst gehört) oder auch zur Warnung vor potentieller Gefährdung, da unser Bewusstsein das Leben und den Körper schützen möchte. In diesem Beispiel stünde der erspürte Ärger disharmonisch zu einer fröhlichen Stimmung in dem betreffenden Menschen und durch die Wahrnehmung dieser Information „dicke Luft" grenzt er sich augenblicklich ab im Sinne von „Ah, das ist ja nicht von mir – das waren andere". Das ist ein einfaches, fiktives Beispiel zur Verdeutlichung.

Ganz allgemein sind Elementale nicht nur auf das Bewusstsein einwirkende oder lediglich feinfühlig wahrnehmbare Informationen im „Äther", sondern sie sind auch die Basis für das Entstehen der Materie. Jedes chemische Element hat beispielsweise seinen Ursprung in der Welt der Elementale, wo auch die jeweiligen chemischen Eigenschaften als Information entspringen. Wenn heute Physiker an Kernforschungszentren mit Milliarden Euro Aufwand sehr kleine flüchtige Materieteilchen nachweisen möchten, so versuchen sie damit die physikalischen Gesetze zwischen der feinstofflichen und grobstofflichen Welt zu erkennen. Aus meiner Sicht wird das wenig bringen, da über die materielle Grenze hinaus zu den feinstofflicheren Bereichen der Elementalen nichts mehr physikalisch messbar ist. Das nur am Rande bemerkt.

Elementale sind mit demjenigen, der sie kreiert hat, immer verbunden und je nach emotionaler Intensität eines schöpferischen Gedankens sind sie stärker oder schwächer. Entfernung spielt für das reine Informationsfeld überhaupt keine Rolle, da es zeitlos bzw. augenblicklich präsent ist. Ändert der Verursacher seine Gedanken, so werden die Elementale grundsätzlich mit der Zeit schwächer und schließlich aufgelöst, hat er hasserfüllte Gedanken bezüglich eines anderen Menschen über lange Zeit hinweg, werden sie immer stärker und stärker. Wird nun beispielsweise ein hasserfüllter Gedanke gegen einen anderen Menschen gerichtet, nimmt dieser diese Energien in seinem Astralkörper wahr – aber nicht zwingend realisiert er diese dann auch mit seinem Verstand. Als Empfänger ist auch eine Gruppe von Menschen denkbar (z.B. alle Politiker, Rothaarigen, Deutschen etc.). Elementale ziehen immer Elementale gleicher Natur an und verstärken sich dadurch. Resonanzphänomene beruhen darauf, dass Sender und Empfänger gleiche Elementale in ihrem Astralkörper haben.

In Partnerschaften können das beispielsweise sehr liebevolle Elementale sein und telepathische Fähigkeiten im Sinne von „Du nimmst mir das Wort aus dem Mund“ sind darüber erklärbar: Die Astralkörper sind sozusagen teilweise zusammengewachsen oder in Harmonie und so sind die darin gespeicherten Gedanken und Informationen auch für den anderen Partner zumindest teilweise fühlbar. Das bedeutet im Umkehrschluss aber auch, dass bei einer etwaigen Trennung die Astralkörper wieder energetisch getrennt werden sollten. Sonst kann es beispielsweise erhebliche Schwierigkeiten mit einer erneuten Partnerschaft geben, insbesondere wenn im Zuge der Trennung noch Gedanken wie Wut, Eifersucht oder Missgunst machtvolle Elementale destruktiver Natur geschaffen haben. Dem Leser dürfte klar sein, dass Patienten in diesbezüglichen Behandlungen diese Wesen nicht als schön oder liebevoll beschreiben, sondern vielleicht eher als kleine „Monster" mit dunklen Farben wahrnehmen.

Elementale sind auch die Basis von Gruppenbildungen, die umso stärker sind, je einheitlicher und willensstärker die Gedankenkräfte der jeweiligen Gruppenmitglieder an der Erschaffung von Elementalen im Sinne von „an einem Strang ziehen" beteiligt sind. Im destruktiven Sinne kann eine Gruppe einen Menschen auch ins Verderben ziehen, wie man es bei Drogenabhängigen beispielsweise sehen kann. Die Elementale können so massiv im Astralkörper eines Menschen vorhanden sein und kraft Resonanz immer wieder ähnliche Elementale neu anziehen, dass der Mensch wie eine Art Sklave seiner Begierden immer wieder und wieder zu einer körperschädigenden Handlung gezwungen wird. Daher ist bei jeglichen Suchterkrankungen die Transformation derartiger Elementale auf der Astralebene erforderlich, damit der Betroffene zumindest aus dem Strudel der Gruppendynamik befreit ist. Es ist dann immer noch schwer genug und setzt große Willensstärke voraus, dauerhaft abstinent zu bleiben oder seine Gewohnheiten zu ändern.

Ganz generell sollte ein Mensch sich sehr genau überlegen, in welchem energetischen Umfeld er sich bewegt. Meinen Patienten gegenüber verwende ich oftmals das geistige Bild, dass „man ja auch nicht im Klärbecken zum Schwimmen geht". Es soll hier keine

Angst verbreitet werden, es geht nur darum, unnötige Kontakte mit destruktiven Kräften zu vermeiden und stattdessen lieber die Nähe zu den schönen und liebevollen Kräften z.B. auch der Natur zu suchen. Das bedeutet aber nicht unbedingt, dass man beispielsweise in einer Partnerschaft gleich „ausreißen" muss, falls der Partner destruktive Elemente in sich hat. Denn die partnerschaftliche Liebe kann genau das richtige Hilfsmittel sein, das zu erkennen und an sich bzw. gemeinsam daran zu arbeiten.

Dennoch sollte ein Betroffener für sich eine rote Linie ziehen bis zu der er gehen möchte, um nicht dauerhaft in den „Sumpf" hineingezogen zu werden. Körperliche Nähe und lange Verweildauer sind Faktoren, welche die Einflüsse destruktiver (das gilt natürlich auch für liebevolle) Kräfte generell verstärken. Falls noch Schuldgefühle und mangelndes Selbstwertgefühl oder das Gefühl des Nicht-alleine-sein-Könnens im Spiel sind und auf der anderen Seite narzisstische oder dominante Kräfte, ist die Erkenntnis wichtig und nötigenfalls ist eine Trennung empfehlenswert. Im Einzelfall kann die Situation aber genau der Partner sein, der für meine diesbezüglichen Schwächen der richtige Spiegel ist und so ist in jedem Negativen am Ende auch das Positive als Wachstumspotential erkennbar. Sehr schön ist dies in dem Yin/Yang Zeichen symbolisiert.

Sofern es sich nicht vermeiden lässt, regelmäßig mit bestimmten destruktiven Kräfte konfrontiert zu werden, sollte regelmäßig geistig mit der tiefen Erkenntnis der eigenen Liebe und der Anbindung an die lichtvollen und vollkommenen Kräfte des göttlichen Ursprungs gearbeitet werden. So lassen sich destruktive Elementale, die sich vielleicht im Energiefeld eingenistet haben, erkennen und transformieren. Oftmals ist es auch möglich, das

Bewusstsein im Sinne eines Schutzmantels so programmieren und zu trainieren, dass destruktive Energien automatisch abgeleitet werden.

Die Wirkung von destruktiven Elementalen erklärt beispielsweise auch die Basis von Voodoo-Puppen-Ritualen, auch wenn das in der westlichen Welt oft als lächerlich angesehen wird. Doch ich habe keinen Zweifel daran, dass derartige Gedanken eine potentielle Schädigungskraft haben. Wie man sich schützt, erkläre ich etwas später. Zuerst möchte ich beim Verständnis für die eher destruktiven Energien bleiben. In dem oben genannten Praxisbeispiel hatte die Frau die Elementale ihrer „Peiniger" im Nacken sitzen. Hier passt das Sprichwort gut: „Die Angst im Nacken sitzen zu haben."

An dieser Stelle möchte ich bereits darauf hinweisen, dass es im Sinne von Karma nicht förderlich scheint, bewusst destruktive Gedanken zu erzeugen und diese in die Welt oder zu Personen zu senden. Die menschliche Erfahrung ist derzeit aber noch so, dass die Auswirkungen eines derartigen Verhaltens manchmal erst in einem zukünftigen Leben spürbar werden. Im jetzigen Leben wird daher oft das „Opfer" gepeinigt und der „Täter" spürt noch nichts davon, dass er sich selbst keinen Gefallen mit dieser Vorgehensweise tut. Oftmals wird das, aus der rein menschlichen Sicht heraus betrachtet, als extrem ungerecht empfunden werden. Dennoch scheint es alles innerhalb eines perfekten, göttlichen Plans zu liegen, dass die Gesetzmäßigkeiten derzeit (noch) so sind.

Ich hatte bereits gesagt, dass wir uns geistig auf der Erde weitgehend noch im Kindergarten befinden und daher wird den unbewussten Menschen offensichtlich zugestanden, auch destruktive Verhaltensweisen auszuprobieren, um sie vielleicht innerhalb eines Lebens durch Erkenntnis und liebevolle Taten wieder korrigieren zu können. Menschen machen wohl alle mal „dumme Sachen" und daher dürfen und müssen sie auch durch sogenannte „Täter-/Opferbeziehungen" mehr Bewusstsein erlangen. Nach meinem Verständnis ist es so, dass vor allem bei beharrlicher Weigerung einer Erkenntnis und dem weiteren Fortschreiten einer destruktiven Handlung in einem zukünftigen Leben die Folgen der Erschaffung derartiger Elementale karmisch erheblich zu schultern sein werden. Manche Schicksale sind tragisch und emotional belastend, so dass eine Heilung dann tatsächlich erst durch geistige Einsicht in die Zusammenhänge, Erkenntnis und eine wie auch immer geartete Wiedergutmachung erfolgen kann.

Sofern ein Mensch ein glückliches, sinnerfülltes Leben mit dem Ziel der Liebe eines Christusbewusstseins anstrebt, so sollten zumindest folgende Elementale vorzugsweise nicht bewusst erschaffen werden.

- Eitelkeit / Überheblichkeit
- Geiz / Habgier
- Genusssucht / Begierde
- Jähzorn / Hass / Wut
- Maßlosigkeit / Selbstsucht
- Andere abhängig machen wollen / schwächen
- Neid / Eifersucht
- Faulheit / Ignoranz / Trägheit

Umgekehrt lässt sich auch sagen, dass ein Mensch, der aus der Vollkommenheit und der Verbindung zum Christusbewusstsein handelt, diese Elementale überhaupt nicht mehr erschafft.

Zu dieser Empfehlung möchte ich hinzufügen, dass diese Eigenschaften, sofern vorhanden, auch nicht aufgrund eines Schuld-, Scham oder Minderwertigkeitsgefühls ignoriert oder unterdrückt werden sollten. Denn das macht diese Elementale noch stärker und sie animieren dann zu regelrechten „Zwangshandlungen", selbst wenn diese nur einen eher harmlosen Charakter haben. Eine zunehmende Bewusstseinsentwicklung wird damit einhergehen, dass diese Laster im Alltag „ans Tageslicht kommen". Dann sollte mit diesen Eigenschaften konstruktiv umgegangen werden, um sie mit Erkenntnis und Christusbewusstsein liebevoll zu transformieren.

Viele dieser Elementale wurden und werden aus Charaktereigenschaften und Handlungen heraus geboren, die primär aus dem EGO-ismus entspringen. Hierbei ist das Verweilen in einer wie auch immer gearteten „Opferrolle" meiner Ansicht nach auch ein egoistisches Verhalten, weil das volle Bewusstseinspotenzial dann nicht gelebt wird und damit auch nicht freigiebig der Gesellschaft zur Verfügung gestellt wird.

Selbst die katholische Kirche hat viele dieser Charaktereigenschaften bereits im Mittelalter als Hauptlaster (die bei bestimmten Voraussetzungen teilweise als Todsünden galten) benannt, ihre Anhänger scheinen sich aber des Öfteren nicht nach den Empfehlungen gerichtet zu haben. Denn nur, wenn ich mich als wertvoller oder wichtiger als meine Mitmenschen ansehe bzw. in eine „Opferrolle" verstrickt bin, werde ich so handeln. Ein derartiges Handeln ist nicht liebevoll. Dennoch erfüllen diese Verhaltensweisen im Sinne der Dualität auch einen Zweck und sind in diesem Sinne auch „vollkommen" und „göttlich". Denn sie dienen als Bezugspunkt und erleichtern die Orientierung, welchen

Weg ich in meinem Leben einschlagen oder wie ich mich ausdrücken möchte. Beispielsweise, dass „Neid“ mir einen wertvollen Hinweis geben kann, was mir buchstäblich fehlt oder was ich vielleicht in früherer Zeit auf traumatische Weise entzogen bekam.

Jesus sagte auf die Frage nach dem höchsten Gebot:

„Du sollst den Herrn, deinen Gott, lieben von ganzem
Herzen, von ganzer Seele und von ganzem Gemüt.
Dies ist das höchste und größte Gebot.
Das andere aber ist dem gleich:
Du sollst deinen Nächsten lieben wie dich selbst.
In diesen beiden Geboten
hängt das ganze Gesetz und die Propheten.“

(Matthäus 22, 37-40)

Das Augenmerk würde ich gerne noch auf „Deinen Gott“ lenken. Für mich ist die Lehre von Jesus universell gültig und ich achte bei den Patienten aus verschiedenen Religionen und Kulturkreisen darauf, dass sie das für sie jeweils akzeptable „Göttliche“ lieben. Meine Glaubensüberzeugungen sind insofern als überkonfessionell zu betrachten und ich achte den freien Willen eines Menschen bezüglich religiöser Ansichten absolut. Es steht auch geschrieben „lieben“ und nicht „anbeten“ oder „Gehorsam leisten“, wie es zuweilen kirchliche Strömungen fehlinterpretiert haben. Das Wort „Gebot“ würde ich lieber als „weise Empfehlung“ interpretieren. Das Zitat beinhaltet auch „lieben wie dich selbst“ und hier liegt der Kern der Aussage: Lerne zuerst Dich selbst zu lieben, dann erst sind die Voraussetzungen für das Lieben der anderen geschaffen.

Es ist das langfristige Ziel im Aufstiegsprozess der Menschheitsentwicklung, diese Empfehlungen freiwillig aus dem Herzen heraus mit Leichtigkeit und Freude zu erfüllen. Die Unterstützung durch das „Göttliche" kann uns immer gewiss sein, im Sinne von: „Tue das, was dir möglich ist und Gott gibt das übrige hinzu". Bis es soweit ist, werden Menschen sich immer wieder in diese Laster verstricken – auch ich unterliege noch immer diesen beständig lauernden Einflüssen. Durch Erkenntnisgewinn sollte der Einzelne dann im Laufe der Zeit lernen, sich immer mehr aus diesen Verstrickungen zu befreien und mitmenschlicher zu handeln, sprich die Nächstenliebe als Basis des Handelns zu leben. Das wird die Welt dann insgesamt immer licht- und liebevoller machen, so dass die derzeitigen Konflikte mehr und mehr verschwinden werden. Für mich kann das nur durch eine Bewusstseinsarbeit einer großen Zahl von Menschen geschehen, die an diesem Projekt mitarbeiten und die ihre Charaktereigenschaften jeweils individuell „veredeln" und sich immer mehr ihrer göttlichen Herkunft bewusstwerden.

Denn solange viele Menschen nach wie vor regelmäßig destruktive Gedanken in die Welt setzen, werden durchaus mächtige Elemental-Wesen erschaffen und aufrechterhalten. Sie verfügen über eine gewisse Intelligenz und werden wie ein Roboter versuchen, Informationen zu verbreiten und das zu erschaffen, auf was sie programmiert sind. Es erscheint mir sinnvoll, die sogenannten dämonischen Einflüsse aus dieser Sichtweise heraus zu betrachten. Es sind Gedankenformen, die schwächen, piesacken, verwirren und mitunter sogar verletzen wollen. Zahlreiche Erkrankungen, Schmerzen und vor allem charakterliche Prägungen kommen aus diesem Bereich. Und weil diese Wesen existieren, ziehen sie auch beständig Menschen in ihren Bann, die sich nicht aktiv mit ihrem Bewusstsein von destruktiven Charaktereigenschaften distanzieren oder sich „fahrlässig“ von ihnen manipulieren lassen. Insofern ist das Bewusstsein der Menschen nicht nur häufig von den Mitmenschen, sondern insbesondere durch Informationen und Energien von Elemental-Wesen fremdbestimmt. Dies verhindert die Manifestation von Wünschen in besonderem Maße und hat große Auswirkungen auf die Gesundheit sowie die Lebensfreude. Daher ist es so wichtig, Lösungen zu finden, die mit den konstruktiven Charaktereigenschaften und Elementalen arbeiten.

Achte auf Deine Gedanken,
denn sie werden Worte.
Achte auf Deine Worte,
denn sie werden Handlungen.
Achte auf Deine Handlungen,
denn sie werden Gewohnheiten.
Achte auf Deine Gewohnheiten,
denn sie werden Dein Charakter.
Achte auf Deinen Charakter,
denn er wird Dein Schicksal.

Aus dem Talmud
(zentrale Schrift des Judentums)

Konstruktive Kräfte

Patienten mit destruktiven, fremden Einflüssen konnten bei mir in der Praxis mittels einer geistigen Bewusstseinsarbeit oft binnen Minuten den oder die Urheber dieser Elementale benennen. Im Moment, in dem die Quelle bekannt wird, ist es dann vergleichsweise einfach, derartige Einflüsse zu beseitigen, wenn sie älteren Ursprungs oder harmloserer Natur sind. Schwieriger wird es, wenn die Gedankenprojektionen beständig auf einen Menschen gerichtet werden, wie es beispielsweise bei Beziehungsdramen mit hasserfüllten Gedanken der Fall sein kann. Auch hier können frühere Leben eine Rolle spielen. Dann wird manchmal, sofern der Konflikt nicht doch einvernehmlich mit dem „Täter" zu regeln ist, mit Kräften gearbeitet werden müssen, wie sie beispielsweise dem Erzengel Michael zugeschrieben werden. Hierdurch wird das karmische Gesetz dann oft in dieses Leben hinein abgekürzt und der „Täter" bekommt augenblicklich selbst die Auswirkungen seiner destruktiven Gedankenkräfte gespiegelt. Hier sind meine Kräfte und meine Weisheit als Therapeut dann limitiert und ich gebe die Angelegenheit zusammen mit dem Patienten dann an höhere Sphären bzw. himmlische Instanzen zur Klärung ab.

Es besteht für mich kein Zweifel, dass Licht und Liebe immer stärker als die destruktiven Kräfte sind. Im Sinne einer aktiven Hilfe zur Selbsthilfe zeige ich Patienten zuweilen, wie sie derartige Einflüsse erkennen und in einer geistigen Innenschau später auch alleine auflösen können. Nur bei sehr destruktiven Kräften kann es sinnvoll sein, das dann immer noch in Begleitung eines diesbezüglich erfahrenen Therapeuten zu bearbeiten, zumal jeder Mensch auch blinde Flecken hat, in denen er geistig wenig wahrnehmen kann.

Im Sinne der Entstehung von Elementalen ist es für die konstruktiven Entwicklungen in der Welt und individuell für den jeweiligen Menschen wichtig, dass mehr konstruktive, liebevolle und aufbauende Gedankenströmungen in der Welt sind als umgekehrt. In der Praxis bedeutet dies, dass Menschen ihre Aufmerksamkeit darauf richten sollten, mehr konstruktive als destruktive Gedanken zu entwickeln. Auch über die Massenmedien wird sehr viel destruktive und angstmachende Information verbreitet, so dass der Einzelne aufgefordert ist, sich diesem Einfluss weitgehend zu entziehen. Es gibt keinen sachlichen Grund, über die Ereignisse in der Welt über ein Mindestmaß hinaus informiert zu sein – auch wenn es unlogisch erscheint. Heutzutage gibt es eine unnütze Art der Informationsüberfrachtung von TV, Radio, Telefon, Internet, Smartphone Chats etc., die vom Gehirn kaum mehr zu verarbeiten ist. Für die Masse der Menschen dürfte gelten, dass diese Informationen am Ende mehr destruktive als konstruktive Elementale hervorbringen, wenn sie hierdurch in Resonanz zu Angst und Sorge gehen.

Viel wichtiger als sich mit vergleichsweise unwichtigen Ereignissen abzulenken ist sicher, in seinem direkten Umfeld und in seinem Familien- und Freundeskreis bestmöglich konstruktiv zu wirken. Von Gewaltdelikten und Ausnahmen abgesehen, sollte es der Bereich sein, in dem man den Menschen am meisten vertrauen kann. Aber es scheint starke Kräfte und Einflussfaktoren zu geben, die derzeit diese letzte „Festung" angreifen wollen. Sei es mit dem Wegfall dörflicher Gemeinschaften durch den Zuzug in anonyme Großstädte, einer neuen Sprache bezüglich Geschlechtsneutralität (in Frankreich z.B. Mutter/Vater als Elternteil 1 und 2 zu bezeichnen) oder Hunderten von vermeintlichen „**Fake**book" Freunden. Dies sind nur ein paar Beispiele einer zumindest für mich befremdlichen Entwicklung weltweit.

Diese Einflüsse scheinen die vergleichsweise festen Bande von Familie und Freundeskreis in einem ersten Schritt durch andere Menschen ersetzen zu wollen, bis der Einzelne irgendwann einmal feststellt, dass diese Menschen ihm fremd sind und keine wirklichen, belastbaren Sozialkontakte mehr bestehen. Dies war schon immer eine Taktik bestimmter politischer Ideologien zum Machterhalt. „Teile und herrsche" in Bezug auf die kleinsten, aber stärksten sozialen Strukturen. Es ist weitläufig akzeptiert, dass die Verbindung zwischen Mutter und Kind emotional außerordentlich eng und stark ist. Wie ist es dann zu bewerten, dass in Amerika heutzutage bereits an einer künstlichen Gebärmutter für Menschen geforscht wird (für Lämmer angeblich bereits verwirklicht). Offensichtlich gibt es – aus meiner Sicht leider – sicher Strömungen, die sich den Menschen als eine Art künstliches Produkt ohne individuelle Mutter und ohne eigene Willenskraft erträumen. Daneben gibt zusätzliche Strömungen und Denkrichtungen bestimmter Kräfte, die den zukünftigen Menschen durch Mensch-Maschinen-Systeme verbessern möchten. Für mich absonderlich, aber doch im Grunde als eine mögliche Entwicklung erkennbar. Ich hoffe daher, dass sich die Zukunft der Menschheit dennoch liebevoll und human entwickeln wird.

Dafür ist es essentiell und wichtig, sich besonders auf die Tugenden des menschlichen Daseins zu konzentrieren. Viele dieser Bewusstseinsaspekte sind nur dem Menschen zu eigen und erschaffen bewusst oder unbewusst sehr mächtige, konstruktive Elementale. Zu den wichtigsten Tugenden zählen beispielsweise:

- Liebe
- Wahrhaftigkeit
- Weisheit
- Sanftmut
- Gerechtigkeit
- Mitgefühl / Wohlwollen
- Ausgeglichenheit / Balance
- Optimismus / Mut
- Willensstärke (um z.B. tugendhafte Dinge zu tun)
- Authentisch sein Potenzial leben

Unbeseelte, technische Maschinen wie Roboter können diese Tugenden niemals leben, vielleicht allenfalls durch Programmierung suggerieren, dass ihr Verhalten tugendhaft sei. Daher kann der Mensch durch tugendhaftes Verhalten sehr viel stärkere Elementale erschaffen als alle Kräfte, die destruktiv wirken oder vielleicht sogar die Menschheit dezimieren wollen. Es wäre sicher nicht sinnvoll, dunkle und destruktive Kräfte zu leugnen, aber sie werden langfristig gegen die Liebe und andere Tugenden keine Chance mehr haben. Es ist daher aus meiner Sicht äußerst sinnvoll, geistig anzustreben, im Christusbewusstsein zu ruhen.

„Kommt her zu mir,
alle, die ihr mühselig und beladen seid;
ich will euch erquicken.
Nehmt auf euch mein Joch und lernt von mir;
denn ich bin sanftmütig
und von Herzen demütig;
so werdet ihr Ruhe finden für eure Seelen.
Denn mein Joch ist sanft, und meine Last ist leicht."

(Matthäus 11, 28-30)

„Ein guter Mensch bringt Gutes hervor
aus seinem guten Schatz;
und ein böser Mensch bringt Böses hervor
aus seinem bösen Schatz"

(Matthäus 12, 35)

Mit dem „Schatz" kann hier die Anhäufung von Macht der Elementalen im feinstofflichen Bereich des Mentalen und des Astralen verstanden werden. Was mir Hoffnung gibt: Für die Menschheit ist Wachstum, Bewusstheitsentwicklung und Erkenntnis im göttlichen Plan vorgesehen und daher bin ich bezüglich der Zukunft überaus optimistisch, dass gewisse EGO-getriebene, destruktive Fehlentwicklungen sich immer mehr korrigieren werden. Jeder Einzelne kann durch seine Gedanken und seine Taten dazu jeden Tag aufs Neue beitragen. Letztlich ist es seine individuelle Entscheidung, aber es würde zu seinem eigenen und dem Wohl der ihn umgebenden Menschen führen. Ich möchte an dieser Stelle auch nicht als „Moralapostel" wirken, sondern lediglich aufzeigen, was aus meiner Sicht ein sinnvoller und zielführender Lebensweg ist.

„Sei du selbst die Veränderung,
die du dir wünschst für diese Welt."

Mahatma Gandhi (1869-1948) zugeschrieben.

Von der Idee des (nicht erbetenen) Eingreifens „höherer Mächte" auf das Handeln von Menschen in NEGATIVER Hinsicht halte ich nicht besonders viel und sehe es als Verletzung des universellen Gesetzes des freien Willens an. Manchmal kommt es mir wie eine Art Ausrede vor, wenn Menschen behaupten, ihr destruktives Handeln wäre ihnen durch die Einwirkung von außen „eingegeben“ und sie könnten nichts dagegen tun. Derartige energetische Einwirkungen durch Elementale und „unlichte“ Wesen sind nicht stärker als das eigene, lichtvolle Bestreben und die „Hingebung“ zur Vollkommenheit des Göttlichen bzw. des Christusbewusstseins. Dies gilt insbesondere, wenn der jeweils Betroffene sich bereits der lichtvollen Seite zugewandt fühlt und entsprechend charakterstark handelt. Daher sind derartige destruktive Kräfte, die es durchaus gibt, kein Hinderungsgrund für die Erschaffung konstruktiver Elementale. Da destruktive Kräfte vor allem von Angst genährt und angezogen werden, ist es der beste Weg, aus dem liebevollen Herzen heraus ihnen eine wie auch immer geartete Macht angstfrei komplett abzusprechen. Denn meist ist es mehr Ausdruck einer „Opferrolle“ oder Interesse an destruktiven Kräften im eigenen Bewusstsein, die derartigen Strömungen überhaupt erst eine Macht verleihen, die sie eigentlich überhaupt nicht haben – vorausgesetzt dieser Mensch steht überhaupt mit derartigen Kräften in Kontakt. Diese „unlichten“ Kräfte haben auch eine positive Seite: Sie bringen Menschen dazu, Stellung in der Polarität „licht/unlicht“ zu beziehen und so das „Edelste“ im Charakter zeigen zu können und nach außen strahlen zu lassen. „Sei der Dunkelheit ein Licht“.

In der Bibel findet sich hierzu passend: *„Das Licht scheint in der Finsternis (Johannes 1,5)“* sowie *„Wer sagt, er sei im Lichte, und seinen Bruder hasst, ist in der Finsternis bis auf den heutigen Tag. Wer seinen Bruder liebt, bleibt im Lichte, und nichts Anstössiges ist an ihm. Wer aber seinen Bruder hasst, ist in der Finsternis und wandelt in der Finsternis und weiß nicht, wohin er geht; denn die Finsternis hat seine Augen blind gemacht.“*

(1. Brief des Johannes 2:9-11)

Licht und Liebe sind immer stärker als destruktive Kräfte. Dieses Credo hat mich bislang immer geschützt, auch wenn ich zuweilen schon von destruktiven Elementalen massiv angegriffen worden bin. Hier ist dann auch ein Kreis von liebevollen Freunden, die in ihrem Bewusstsein geistig-spirituell liebevoll entwickelt sind, eine große Hilfe. Gemeinsam sind wir stark, denn wir haben im Laufe der Zeit sehr viele konstruktiven Elementale erschaffen, die uns im Sinne einer eigenständigen Kraft wechselseitig unterstützen.

In der Schule hatte ich noch nicht verstanden, aber heute bin ich mir der Tragweite dessen bewusst was J.W. v. Goethe (1749-1832) in seinem Faust I mitteilen wollte:

Nun gut, es sei dir überlassen!
Zieh diesen Geist von seinem Urquell ab,
Und führ' ihn, kannst du ihn erfassen,
Auf deinem Wege mit herab,
Und steh' beschämt, wenn du bekennen musst:
Ein guter Mensch, in seinem dunklen Drange,
ist sich des rechten Weges wohl bewusst.

Ich finde diesen Auszug aus dem sogenannten Prolog im Himmel, in dem Gott einwilligt, dass Mephisto den Menschen Heinrich Faust mit einer Wette in Versuchung führen will, absolut passend. Es bezieht sich im Grunde auf die im Buch Hiob 1 der Bibel schon angesprochene Frage nach dem rechten Umgang mit destruktiven Kräften.

Ein weiteres berühmtes Zitat von Goethe passt hier ebenfalls gut: *„Sobald man die reine Lehre und Liebe Christi, wie sie ist, wird begriffen und in sich eingelebt haben, so wird man sich als Mensch groß und frei fühlen und auf ein bisschen so oder so im äußeren Kultus nicht mehr sonderlichen Wert legen. Auch werden wir* *alle nach und nach aus einem Christentum des Wortes und Glaubens immer mehr zu einem Christentum der Gesinnung und Tat kommen."*[3]

Menschen werden beständig von destruktiven Kräften zu einem „lasterhaften" Leben verführt, aber derartige Einflüsse haben gegen den freien Willen, die reine Liebe und die Tugenden dauerhaft keine Chance. Es liegt im Schicksal des Einzelnen, inwieweit er die tagtägliche Willensanstrengung leistet, den Verführungen zu widerstehen und durch gute bzw. liebevolle Taten mit konstruktiven Elementalen die Welt ein klein wenig lichtvoller zu machen. Letzten Endes profitiert er selbst davon am meisten, denn es offenbaren sich für ihn zu einem bestimmten Zeitpunkt Möglichkeiten und Weisheiten, die den nicht zur Tugend strebenden Menschen verschlossen bleiben. In der Natur entstehen Diamanten aus viel Schwarz (Kohlenstoff) und hohem Druck, was als geistiges Bild auch für den Menschen passend scheint. In diesem Sinne macht auch eine zeitweilige Askese (aus dem Griechischen „üben") für ein paar Wochen oder Monate hinweg als Disziplinierung hinsichtlich eines bestimmten Verhaltens, Denkens oder Wollens durchaus Sinn. Damit wird „lasterhaften" Elementalen, die sich im Astralkörper eingenistet haben und die oftmals nicht die eigenen, sondern fremde Gedanken waren, die Energie und ihre Wirkung entzogen. Askese stärkt die Willenskraft und kann sich auf wirklich alles, also nicht nur auf Genussmittel oder die Sexualität beziehen.

Ganz allgemein lässt sich definieren: Gibt es ein Verhalten, das mich selbst stört und das ich ablegen

---

3 Gespräch mit Johann Peter Eckermann am 11.3.1832. Aus „Gespräche mit Goethe", Deutscher Klassikerverlag, ISBN 978-3-618-68050-5

möchte, so handelt es sich vermutlich um eine Art von Fremdenergie und einen elementalen Einfluss von außen. Derartiges lässt sich vergleichsweise leicht, wie die Energien der bereits angesprochenen Bluttransfusionen, transformieren und unschädlich machen. Ich habe das in der Praxis schon häufig erlebt. Eine Prägung durch ein früheres Leben wäre ebenfalls denkbar, aber nach meiner jetzigen Sichtweise ist hier vor allem die Art des Todes, insbesondere wenn unfreiwillig und gewaltsam, relevant. Daher ist mit kurzer therapeutischer Arbeit für gewöhnlich eine sofortige Verbesserung des Wohlbefindens erreichbar.

Ist es dagegen ein Verhalten, das vor allem anderen Menschen missfällt und in die Kategorie eines „Lasters", der „Gesinnung" oder einer „Gewohnheit" fällt, dann sind es die eigenen charakterlichen Defizite, an denen es dann längerfristig mit Willenskraft zu arbeiten gilt. Hier kann eine Heilbehandlung unterstützen, aber sie wird hier lediglich im Sinne von „Hilfe zur Selbsthilfe" und nicht wie bei der Bluttransfusion als „Befreiung von Fremdeinflüssen" wirken. So wird es vermutlich dann länger dauern, um alte Gewohnheiten abzulegen. Dies erfordert vor allem Willensstärke von Seiten des Betroffenen bezüglich einer dauerhaften Verhaltensänderung in Richtung einer konstruktiven Weiterentwicklung der Persönlichkeit.

So gibt es beispielsweise Menschen, die streitsüchtig sind, dadurch beständig neue Wutelementale erschaffen und die an ihrem Verhalten überhaupt nichts Verwerfliches erkennen können. „Ich bin halt so". Bis zu der Einsicht, dass sie nicht liebevoll mit Mitmenschen umgehen und dem Wunsch einer aktiven Veränderung wird es keine echte Hilfe geben können, da hier die Bitte um Unterstützung bei diesem Thema der erste Schritt sein müsste. Dies gilt sogar für das Leben nach dem Tod, wo Hilfe auch nur demjenigen zuteil wird, der sie erbittet und der bereit für eine Veränderung ist.

Es ist nicht zielführend, lasterhafte Menschen ständig „belehren" zu wollen, denn das führt nur zu mehr Aggression oder Unmut. Entweder meidet man sie, sofern möglich, oder man arrangiert sich damit. Idealerweise ist das Verhalten ihnen gegenüber so „liebevoll wie möglich zu sein". Häufig distanzieren sich diese Menschen von selbst von einem, falls sie derzeit zu keiner Wesensveränderung bereit sind. Denn das strahlende Licht und die Harmonie eines positiven, ausgeglichenen und lichtvollen Gemüts wird für sie selbst bzw. die an ihnen haftenden astralen destruktiven Energien zu einer Qual. Jeder darf wählen, ob er sich im Sinne der geistigen Bewusstseinsebene betrachtet nach dem Unten (Dunkelheit, Destruktivität) oder nach dem Oben (Liebe, Optimismus, Freude) ausrichten möchte. Kein (erwachsener) Mensch ist gezwungen, sich dauerhaft mit Menschen zu umgeben, die nicht in Resonanz zum eigenen Bewusstsein sind.

Gegen die destruktiven Kräfte zu kämpfen macht niemals Sinn, wie es die Bergpredigt Jesu ausdrückt: *„Liebet eure Feinde und betet für die, die euch verfolgen"* (Matthäus 5, 44). Sinnbildlich kann das folgendermaßen interpretiert werden: Begibt man sich auf die Ebene der Destruktivität, also des Kampfes, dann richtet sich das Bewusstsein auf den Keller aus, die „Dunkelheit". Das erzeugt Leiden. Zielgerichteter ist es, geistig gesehen im Licht, der Harmonie und der göttlichen Vollkommenheit zu verweilen bzw. lichtvolle, liebevolle Gedanken selbst für seine Feinde zu hegen. Das wäre die Vollendung irdischer Liebe in ihrer höchsten Form. Hier kann destruktive Energie nicht mehr wirken und das Bewusstsein nutzt sein maximales Gestaltungspotential. Dies ist im inneren Wesenskern der Seele über die ständige Anbindung an das Göttliche tatsächlich immer vorhanden und ist oftmals durch beispielsweise Fehlsicht, emotionale Verletzung und Konditionierung „verschlossen“ worden.

Um dieses uns Menschen angeborene Potential sich wieder entfalten zu lassen, eignet sich die Kontemplation sehr. In der Stille, bewusst bzw. „überbewusst“, sich zurück zu der Quelle zu verbinden, sie zu fühlen und die Energie zu spüren, aus der heraus man geboren wurde, ist für viele Menschen recht leicht zu bewerkstelligen. Diese Kontemplation sollte dann regelmäßig durchgeführt werden und eine ganz persönliche Rückverbindung (im Lateinischen „re-ligio“ genannt) zur Vollkommenheit, zur Liebe und zur Harmonie des individuell göttlichen Ursprungs darstellen. Aus meiner Sicht ist das die optimalste Form der „Meditation“. Tauchen dann Gefühle, Bilder oder emotional empfundene Situationen auf, können diese integriert werden und Lösungen für aktuelle Problemstellungen zeigen sich dann oftmals schnell im Leben. Ich kombiniere das gerne damit, mich mit den Kräften von Mutter Erde bewusst zu verbinden und ihre vollkommene Harmonie in die irdischen Elemente aufzunehmen, aus denen die Körperzellen bestehen.

Vielfach werden Menschen auch durch Erkrankungen so aus der „Bahn geworfen“, dass sie sich nicht mehr wie „im Hamsterrad“ im Kreis drehen und durchs Leben jagen können, sondern regelrecht gezwungen werden, in die Ruhe zu kommen. So können sie manchmal in den Prozess der regelmäßigen Kontemplation kommen und dann durch Erkenntnis und Rückverbindung heilen.

Trotz meines diesbezüglichen Optimismus kann ich gut verstehen, falls manche sich fragen, warum trotz Gottes Allmacht, Liebe und Güte auch ein gerechter Mensch durchaus Leid erfahren kann. Dennoch ist dieses Leiden keine Strafe Gottes, sondern es ist eine Folge der karmischen und geistigen Gesetze, die für den Nicht-Wissenden vorübergehend sogar niederschmetternd oder ungerecht erscheinen können. Erst im Licht der Erkenntnis und unter einbezug der Tatsache, dass Menschen zahlreiche Leben führen, wird das zu verstehen sein. **Ich habe keinen Zweifel daran, dass das Göttliche bzw. das Universum mit seinen zeitlosen geistigen Gesetzen einem Menschen genau die Erfahrungen zukommen lässt, die zur Weiterentwicklung und Erkenntnis nötig sind. Das geschieht, um ihn immer weiter in Richtung vollkommener Bewusstheit zu entwickeln.**

In diesem Sinne interpretiere ich auch den Tod Jesu am Kreuz. Seine Auferstehung hatte er bereits angekündigt und er fügte sich dem Willen Gottes mit den Worten „Nicht mein Wille, sondern Dein Wille geschehe". Die Auferstehung zeigt, dass er von den destruktiven Kräften nicht zerstört werden konnte. Die Umstände seines Todes waren am Ende dann sogar der Beginn einer Glaubenslehre der Nächstenliebe. Trotz aller Dramatik scheint es zum damaligen Zeitpunkt notwendig bzw. aus höherer Sicht gewünscht gewesen zu sein, sein irdisches, körperliches Leben genau auf diese Weise zu beenden:

„Doch ich sage euch: Von nun an wird's geschehen,
dass ihr werdet sehen des Menschen Sohn sitzen
zur Rechten der Kraft
und kommen in den Wolken des Himmels."

(Matthäus 26, 64)

Und kurz davor steht geschrieben:

„Oder meinst du,
dass ich nicht könnte meinen Vater bitten,
dass er mir zuschickte
mehr denn zwölf Legionen Engel?"

(Matthäus 26, 53)

Ich erwähne das an dieser Stelle, weil sonst der Irrglaube entstehen könnte, dass die göttlichen Kräfte des Christusbewusstseins schwächer als die destruktiven Energien in der Welt seien. Dem ist nicht so.

Wir unterliegen höheren Gesetzen wahrhaft göttlicher Gnade, sind aber gleichzeitig durch unseren freien Willen keine „Marionetten" des Göttlichen. Wir sind Lebewesen, denen ein freier Wille geschenkt ist und die einen lebendigen Teil des Göttlichen darstellen. Insofern ist es gestattet und notwendig, Erfahrungen mit den destruktiven Kräften zu machen und auch selbst destruktive Gedanken zu hegen. Einerseits um diese Kräfte im Sinne der Polarität als Bezugspunkt zu nutzen und um das Lichtvolle zu erkennen, andererseits, weil hierdurch ein gewisser Motivations- oder Leidensdruck aufgebaut werden kann, der Menschen zur geistigen Weiterentwicklung bringt. Denn vielleicht das Schlimmste für die seelische Entwicklung ist Stillstand. Da zahlreiche Menschen durch bestimmte gesellschaftliche Entwicklungen und Ablenkungen im Sinne von „Brot und Spiele" etwas träge, gelangweilt oder abgestumpft sind, müssen sie mitunter unsanft geweckt werden. Das Sprichwort „Aus der Not eine Tugend machen" weist in diese Richtung. Eine Krise kann durchaus ein Zustand des produktiven Schaffens sein. Es sind die rauen Stürme des Lebens, in denen die Weiterentwicklung des Bewusstseins oft am schnellsten geschieht – nicht die Partys mit Freunden, die natürlich auch ein Bestandteil des Lebens sein dürfen.

Der Schriftsteller Herrmann Hesse hat in einem der bekanntesten deutschen Gedichte der Trägheit einige aus meiner Sicht himmlisch inspirierte Zeilen gewidmet:

STUFEN

Wie jede Blüte welkt
und jede Jugend dem Alter weicht,
blüht jede Lebensstufe,
blüht jede Weisheit auch und jede Tugend
zu ihrer Zeit und darf nicht ewig dauern.
Es muss das Herz bei jedem Lebensrufe
bereit zum Abschied sein und Neubeginne,
um sich in Tapferkeit und ohne Trauern
in and're, neue Bindungen zu geben.
Und jedem Anfang wohnt ein Zauber inne,
der uns beschützt und der uns hilft zu leben.
Wir sollen heiter Raum um Raum durchschreiten,
an keinem wie an einer Heimat hängen,
der Weltgeist will nicht fesseln uns und engen,
er will uns Stuf' um Stufe heben, weiten!
Kaum sind wir heimisch einem Lebenskreise
und traulich eingewohnt,
so droht Erschlaffen!
Nur wer bereit zu Aufbruch ist und Reise,
mag lähmender Gewöhnung sich entraffen.
Es wird vielleicht auch noch die Todesstunde
uns neuen Räumen jung entgegen senden:
des Lebens Ruf an uns wird niemals enden.
Wohlan denn, Herz, nimm Abschied und gesunde!

(Hermann Hesse, 1877-1962)

Kann man sich Schutz vor destruktiven Elementen kaufen? Persönlich verwende ich keine materiellen Hilfsmittel, um mich vor destruktiven Gedankeneinflüssen aus der Umwelt zu schützen. Im Gegensatz dazu vertrauen zahlreiche Menschen, insbesondere wenn sie sich mit Esoterik beschäftigen, der Kraft von Schutzamuletten, Edelsteinen oder Affirmationen. Auch wenn diese Dinge wirksam sein können, da sie in gewisser Hinsicht Elementale von Gedankenkraft beinhalten, die einen Menschen an frühere, als positiv empfundene Erfahrungen und an Symboliken erinnern können, würde ich hier dennoch eine gewisse Zurückhaltung empfehlen. Denn diese Vorgehensweise ist quasi eine Form der Abhängigkeit von der Willensstärke, Erfahrung und nicht zuletzt der Liebe desjenigen, der diese Dinge hergestellt oder im Falle von Worten erdacht hat. Ich bin persönlich ein großer Freund der Unabhängigkeit und des eigenen Handelns.

Daher werde ich allenfalls das Göttliche, Jesus, das Christusbewusstsein, liebvolle geistige Quellen oder Erzengel bitten, mir diesbezüglich zu helfen. Bei gekauften Schutzmaterialien wäre für mich nicht erkennbar, welches Bewusstsein aus welchem Antrieb heraus welche Elementale erschaffen hat. Zudem ebbt die Wirksamkeit selbst konstruktiver Elementale mit der Zeit ab, sofern sie nicht beständig neu erschaffen oder erhalten wird. Dafür wird Bewusstseinskraft benötigt und gerade bei kommerziellen Produkten erscheint mir das oft von zweifelhafter Natur oder nicht nachhaltig zu sein.

Doch für manche Menschen ist es eine Art Brücke oder auch eine Art wirksames Placebo, bis sie sich mit ihrem eigenen Bewusstsein den Schutz selbst über konstruktive Elementale aufbauen können. Daher ist es für eine gewisse Zeit möglicherweise auch ein vorübergehend notwendiger Weg. Ich bin jedoch generell nicht überzeugt davon, dass man sich mit Produkten oder fremden Mantras/Glaubensätzen schützen sollte. Es ist nicht wie beim Körper, wo es (sofern nötig) sicher Sinn macht sich gegen Kälte oder Hitze mit Kleidung zu schützen. Geistig gesehen ist bezüglich der destruktiven Kräfte der beste Schutz sich mit der – immer als Potential vorhandenen – bedingungslosen Liebe und der Vollkommenheit des Göttlichen verbunden zu fühlen und regelmäßig mittels geistiger Arbeit sein Energiefeld und seine Gedanken zu überprüfen und gegebenenfalls zu „säubern".

Vermeintlich einen Schutz zu benötigen bedeutet vielfach im Umkehrschluss nichts anderes als Angst zu haben. Da Angst vermutlich der stärkste Magnet für destruktive Kräfte ist, sollte man genau prüfen, aus welchem Grund ein Schutz erforderlich sein sollte. Ich finde es moralisch fraglich, dass manche Anbieter von Schutzwerkzeugen zuerst eine im potentiellen Konsumenten vorher noch nicht vorhandene Angst fördern, um dann gegen diese Angst ein Gegenmittel zu verkaufen. Daher sollte die Motivation des Anbieters wohl genau überprüft werden. Der beste Schutz dürfte langfristig das eigene angstfreie, harmonische und konstruktiv optimierte eigene Bewusstsein darstellen – dieses kann ich nicht käuflich erwerben, denn das darf ich mir immer mehr durch Transformation im Denken, Fühlen und Handeln selbst erarbeiten. Statt sich zu schützen, wäre es vermutlich besser, eine Art geistigen, astralen Magneten zu programmieren um die Dinge leidenschaftlich anzuziehen, die ins Leben treten sollen. Das ist konstruktiver als angstbasiert eine Art Schutzmauer zu errichten. Diese (anziehende) Vorgehensweise entspräche zielführender den Gesetzen der feinstofflichen Welt.

Im Rahmen meiner Nahtodeserfahrung, bei der ich aufgrund meines jungen Alters von 18 Jahren noch nicht im Vollbesitz meiner Bewusstseinskräfte war, hatte ich – wie schon erwähnt – über die Elementale und Überzeugungen eines Lehrers, der den Nationalsozialismus verherrlichte und die Judenvergasung als Segen für die Vollbeschäftigung der Deutschen ansah, intensiven Kontakt mit den menschenverachtenden, zerstörerischen Kräften der Hitler-Zeit. Während Jesus wohl die konstruktivste und liebevollste Charakterprägung repräsentiert, dürfte im Nationalsozialismus den Menschen die destruktivste Form des menschlichen Charakters offenbart worden sein. Da ich schon damals dem Christusbewusstsein mit meinem Herzen stark verbunden war und der Konflikt der elementalen Kräfte offenbar wurde, wurde im Sinne einer maßgeblichen Prägung meines Bewusstseins die Situation durch göttliche Fügung eskaliert. Die destruktiven Elementale der Hitler Zeit wirkten wie bei einer Verbrennung zerstörerisch auf meinen Körper und drückten sich medizinisch als virale und bakterielle Infektionen aus, die zu einer zerstörerischen Sepsis führten, während das Gesicht faktisch nicht mehr existent war (siehe Foto am Anfang des Buches).

Für mich ist heute sehr wahrscheinlich, dass meine Seele vorgeburtlich die Erfahrung plante, sowohl die destruktivsten, wie auch die konstruktivsten, liebevollen Kräfte mit ihrer energetischen und physischen Auswirkung zu erleben. Ich bin für diese Erfahrung sehr dankbar und sehe mich auch nicht in der „Opferrolle" des „Täters Lehrer" (der durch eine destruktive Fremdenergie manipuliert war, so wie ich es sehe), auch wenn es rein körperlich extrem belastend, für meine Familie nahezu herzzerreißend und für mich beinahe tödlich war. Mir wurde bei der Reise außerhalb meines Körpers nicht nur die

Präsenz liebevoller geistiger Freunde bewusst, sondern auch die Tatsache, dass ich von dieser Ebene des Astralen (= der Ebene der Elemental-Wesen) so machvolle Energien und Licht in den Körper leiten konnte, dass die destruktiven Kräfte komplett transformiert und aufgelöst wurden. Die dann einsetzende Selbstheilung innerhalb weniger Wochen wirkte körperlich wie ein Wunder, aber auf geistiger Ebene war sie ein noch markanterer Beweis für die Tatsache, dass die konstruktiven, harmonischen und liebevollen Kräfte stärker als jegliche destruktive Kräfte sind. Es dauerte ein paar Jahre, bis ich den Sinn und die Weisheit hinter dieser Erfahrung für mich vollumfänglich in mein Bewusstsein integrieren konnte. In gewisser Hinsicht war es sicher auch eine Vorbereitung auf meine heilerische Tätigkeit, die heute zwischen der diesseitigen und jenseitigen Welt vermitteln kann.

Dies heißt aber im Umkehrschluss ganz sicher nicht, dass jede Erkrankung heute bereits heilbar ist und dass der (frühe) Tod die Folge schlechter Tugenden ist. Bezüglich des Freiwerdens der Seele aus der körperlichen Umhüllung (=Tod) gibt es viele denkbare Szenarien, die immer mit Erkenntnis, dem freien Willen und höheren geistigen Ebenen in Verbindung gesetzt werden müssen. Hier ist extrem wichtig, dass alle Beteiligten und vor allem auch die behandelnden Ärzte eines Sterbenskranken den Tod nicht als Scheitern ansehen, mit Schuldgefühlen reagieren oder wütend werden. Das Wichtigste, was ein Mensch in der Zeit des Sterbens benötigt, ist Liebe und das Verständnis, dass das Leben auch nach dem körperlichen Ende weitergehen wird – um so das Loslassen des Fahrzeuges (=Körper) zu erleichtern.

Über den Beginn eines neuen Lebens

Um den Sinn des menschlichen Lebens überhaupt zu begreifen ist es erforderlich, sich mit den feinstofflichen, jenseitigen Welten ein wenig auseinander zu setzen. Warum gibt es das menschliche, körperliche Leben auf der Erde mit all seinen Freuden und Dramen überhaupt? Wenn der freie Wille eines der höchsten Gesetze im Universum darstellt, dann muss die Tatsache, dass wir geboren wurden, absichtsvoll durch unser eigenes Bewusstsein geschehen sein. Es nur auf unsere Eltern zu „schieben", wäre etwas kurz gedacht.

Die erste Frage,
die geklärt werden sollte, ist folgende:
Woher kommen die Seelen,
die sich in einen Körper inkarnieren?

Mit einem Bild soll (sehr vereinfacht) veranschaulicht werden, was nicht wirklich gut in Worte gefasst werden kann, da das absolut Göttliche nicht definierbar ist:

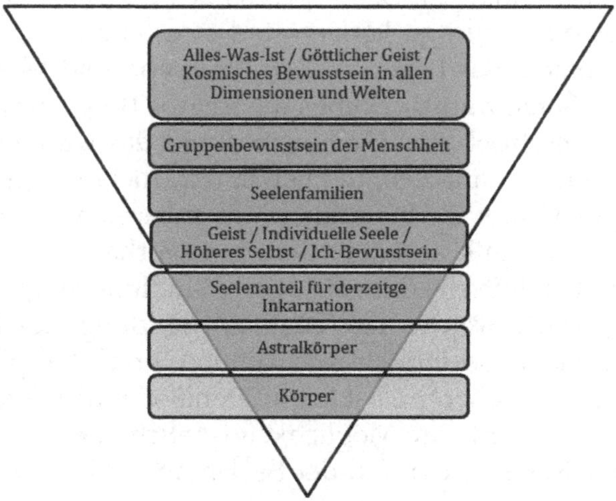

Diese Grafik sollte wie eine jederzeit ineinander verknüpfte Matrix (auch energetisch gesehen) interpretiert werden und nicht starr wie einzelne, unabhängige Teile angesehen werden. Sie soll veranschaulichen, dass die menschliche Inkarnation ein Weg aus den feinstofflichen (himmlischen) Bereichen in Richtung der grobstofflichen Materie ist. Hierbei ist der Kontakt zu den höheren Bereichen immer möglich. Dieser Kontakt wird zur Unterstützung des Abenteuers „Menschsein" auch bewusst oder unbewusst permanent genutzt wird, immer auch während des Schlafens, wenn wir uns mit dem höheren Selbst verbinden. Daher ist tiefer Schlaf auch so wichtig. Elementar für das Verständnis ist, dass jede Ebene die freie Willensentscheidung einer anderen Ebene weitestgehend respektiert. Dies erklärt, warum nicht beständig (von dem oberen, weitsichtigeren Teil) in unser Leben eingegriffen wird, um das Wohlergehen zu sichern, sondern dass wir im Leben auch „Irrwege" und „Sackgassen" beschreiten dürfen, die wir auf der grobstofflichen Ebene des Menschseins selbst gewählt haben, auf der noch keine große Weitsicht bezüglich des Ergebnisses getroffener Entscheidungen beinhaltet ist. Das Ergebnis des Handelns nicht oder nur kaum zu kennen und es erfahren zu dürfen, macht das Leben ja auch spannend und lebenswert. Sonst wäre das Leben die Abarbeitung eines bereits geschriebenen Drehbuches und das wäre doch irgendwie „langweilig". Hierbei darf nicht vergessen werden, dass die Interaktion mit anderen Menschen eine Dynamik entfaltet, die oft unvorhersehbar ist. Nur bei Entscheidungen oder Handlungen großer Tragweite, welche die Weiterentwicklung des Bewusstseins beeinträchtigen können, greift beispielsweise das höhere Selbst inspirierend oder dirigierend ein. Eine denkbare Möglichkeit ist auch, dass ein anderer Mensch, der Teil der Seelenfamilie ist, ins Leben tritt und versucht, hier korrigierend oder lenkend einzugreifen.

Nun folgt meine Sichtweise, wie die Zusammenhänge sind: Aus dem Göttlichen, dem Alles-Was-Ist, hat sich zu irgendeinem Zeitpunkt das Gruppenbewusstsein der Menschheit heraus entwickelt. Innerhalb der Menschheit sonderten sich einzelne Gruppen ab, die gleichartige Gedankenkräfte einte. Diese werden im Allgemeinen als Seelenfamilien bezeichnet. Hieraus löste sich ein individuelles Bewusstsein als Geist/Seele/ Höheres Selbst, das über ein Ich-Bewusstsein verfügt. Dieses Bewusstsein ist die Basis des derzeitigen individuellen Lebens, in der über Erkenntnis und Weiterentwicklung vielfältige Erfahrungen gemacht werden. Diese Erfahrungen tragen dann wieder zur Weiterentwicklung der Seelenfamilie bei und gehen in das Allwissen des Göttlichen Geistes ein bzw. treten aus ihm als erste Ursache hervor.

Für die Erfahrung des menschlichen Lebens benötigen wir einen Bewusstseinsteil, der die Erfahrungen der Inkarnation aufzeichnet und welches das Verbindungsglied zur individuellen Seele/dem Höheren Selbst darstellt. Dieser Bewusstseinsteil kann als ein Seelen<u>anteil</u> bezeichnet werden, sozusagen als ein „Teilstück“ des Höheren Selbst / der individuellen Seele, im dem die einzelnen Seelenanteile unzähliger anderer Leben umfasst sind. Daher kann ein Mensch, der (im Sinne einer Meisterschaft) vollen Zugriff auf bereits erworbene Erfahrungen und Wissen seines höheren Selbst hat, Erkenntnisse und Stärken aus seinen anderen Leben abrufen. Es versteht sich von selbst, dass dieser „Vollzugriff“ erst nach vielen Leben und erst zu Beginn einer wirklichen spirituellen Meisterschaft erfolgen kann. Sonst würde man sich „verzetteln“.

Um individuelle Erfahrungen in der Dualität des menschlichen, irdischen Lebens zu sammeln und diesbezüglich Erkenntnisse zu gewinnen, müssen logischerweise auch die „Eckpfeiler für das kommende Leben", die vorgeburtlich bereits geplant wurden, nicht erinnerbar sein. Denn ein Mensch will durch die Inkarnation auf die Erde durch körperliche Erfahrungen unter Anwendung seines geistigen Wissens und mit Hilfe seiner Mitmenschen wachsen, dazu gehört auch die Unkenntnis über zukünftige Entwicklungen. Daher wird mit Beginn einer Inkarnation ein großer „Schleier des Vergessens" über die vorherigen Inkarnationen gelegt.

Das erklärt auch, warum zahlreiche Menschen die Existenz eines Lebens nach dem Tod mit dem logisch-analytischen Verstand beharrlich leugnen – nach dem Motto, ich glaube nur das, was ich sehe. Denn normalerweise hat der Mensch keine bewusste, logische Zugriffsmöglichkeit auf frühere Inkarnationen und auch der bewusste Kontakt zur ganzen Seele, dem Höheren Selbst, wirkt bei den meisten Menschen spätestens nach der frühen Kindheit (ab etwa drittes Lebensjahr) wie abgebrochen – ist aber dennoch immer unbewusst (und im Tiefschlaf) noch vorhanden. Bruchstücke sind manchmal erinnerbar, in Träumen oder in der Kindheit vor allem sowie therapeutisch im Sinne einer Reinkarnationsforschung. Mehr dazu folgt später. Geistiges Erwachen bedeutet insofern auch, sich immer mehr dem höheren Selbst und der Weisheit des kosmischen Bewusstseins zu öffnen.

Die Bereiche oberhalb der Seele entziehen sich weitgehend meiner bewussten Kenntnis und ich habe diese lediglich im Sinne einer Philosophie oder Anschauung erwähnt, wie sie meinem aktuellen Weltbild oder geistiger Wahrnehmung entsprechen.

Andere „Reiche“, wie die Naturreiche, Lichtdimensionen oder andere Welten wurden ausgeklammert, da ich mich nicht berufen fühle, hier mit Worten etwas auszudrücken, was nur intuitiv mit geistigen Kräften erfasst werden kann. Zumal mein Schwerpunkt auf Heilkunst liegt und nicht auf einer spirituellen Lehre.

Das für dieses Buch über die „Heilkraft der Liebe“ Entscheidende, das ich praktisch täglich bei Behandlungen sehe, ist der Ursprung des Bewusstseins im Göttlichen Geist und in individualisierter Form im Höheren Selbst, der Seele. Aus diesen Quellen können konstruktive Energien und wegweisende Informationen abgerufen werden. Derartige Behandlungen oder Coachings, die geistige Bewusstseinsarbeit zum Ziel haben, können tiefe Einsicht und Klarheit bringen.

Wie in den bereits angeführten Fallbeispielen der Patienten verdeutlicht wurde, kann die Seele sich im Rahmen einer bewusstseinserweiternden Arbeit mit dem Höheren Selbst verbinden und die Ursache einer gesundheitlichen Störung herausfinden. Wenn es für den Patienten der richtige Zeitpunkt für Erkenntnis ist, wird sich der wahre Grund für seine Beschwerden offenbaren, sofern diese im Bereich früherer Leben, dem emotionalen Bereich oder der Astralwelt (vor allem im Sinne von Fremdenergien) liegen. Die Beweisführung, dass dies kein Unsinn ist, sind die Heilungserfolge, die einer solchen Behandlung folgen. Daher sehe ich viele Erkrankungen, vor allem chronische, als große Lehrmeister, die das Streben nach geistiger Einsicht fördern und die Belohnung der Bewusstseinserforschung ist die wiedererlangte Gesundheit.

Zu dieser Erkenntnis stehe ich, obwohl ich viele Jahre meiner Kindheit und Jugend mit einer quälenden Neurodermitis Hauterkrankung zugebracht habe, für die sich medizinisch keine Lösung fand. Es war eine schwierige Zeit für mich, die mich aber rückblickend Empathie und die Fähigkeit, den Lebensoptimismus nicht zu verlieren, in einer großen Tiefe lehrte. Später im Leben habe ich mittlerweile zahlreichen Patienten als Therapeut helfen dürfen, derartige Hauterkrankungen in kurzer Zeit durch geistige Innenschau komplett zu überwinden. Wie sich die Dinge doch optimal veränderten ...

Therapeutische Arbeit ist in gewisser Hinsicht für mich dennoch lediglich die „Spitze des Eisberges", denn am Ende sollte es nicht nur um Erkrankungen gehen, sondern um das Prinzip, dass man nach innen gehen sollte, um ganz generell geistig zu wachsen und um Dinge zu entdecken, die Erkenntnis zur Folge haben. Jeder Coach oder Therapeut, der einem Klienten hilft diese Einsichten zu gewinnen und sich selbst mit Bewusstsein zu erforschen, dient damit der Weiterentwicklung der Menschheit.

Kommen wir nun zur Planung der menschlichen Inkarnation im Sinne eines Beispiels. Da nicht auf die individuellen Umstände von derzeit 7,6 Mrd. Erdenbürger eingegangen werden kann, erfolgt die Betrachtung vergleichsweise normaler, gewöhnlicher Umstände:

Das Höhere Selbst/die Seele beschließt die erneute Inkarnation eines Teiles der Seele (= im Rahmen des Buches nachfolgend als Seelenteilchen definiert) als Mensch auf die Erde. Da der freie Wille ein kosmisches Gesetz ist, kommt ein Mensch immer freiwillig in die Welt, zumindest aus der Sicht der Seele. Möglicherweise wurde von anderen Wesen argumentative „Überzeugungsarbeit" geleistet, aber letztendlich war es ein eigener Entschluss, geboren werden zu wollen.

Die Seele, die ein geistiges Bewusstsein darstellt und eigene Ziele (auch innerhalb der Seelenfamilie) verfolgt, kann über sich selbst reflektieren und verfügt über Selbsterkenntnis. Durch diese Selbstreflexion erkennt sie den aktuellen Bewusstseinszustand, der sich aus der Weisheit und den Erfahrungen vieler Leben ergeben hat. Da sie danach strebt, gewisse Dinge auf der Erde körperlich zu erfahren, analysiert sie in gewisser Hinsicht ihre Stärken, Schwächen bzw. Wünsche für ein zukünftiges Leben. Viele der Stärken, aber auch die Schwächen werden bewusst als Charaktereigenschaften gewählt, um wie ein innerer Kompass den Lebensweg zu gestalten. Diese werden in feinstoffliche Energiesysteme, die Chakren, „einprogrammiert" und entfalten sich im Laufe des Lebens zum jeweils richtigen Zeitpunkt.

Ich bin daher der Meinung, dass es nicht immer sinnvoll ist, an seinen Schwächen zu arbeiten. Oftmals sind diese nämlich absichtsvoll vor der Geburt gewählt, um sich im Leben nicht mit Dingen zu verzetteln, die nicht zweckdienlich sind. Ein Künstlertyp wird daher nicht unbedingt die Mathematik bis zum Universitätslevel beherrschen müssen, sondern sollte sich schon früh mit seinen Neigungen zur Kunst auseinandersetzen können, kurzum, mit seinen Stärken arbeiten. Falls der Vater Mathematiker ist, sind Konflikte vermutlich vorprogrammiert. Das soll aber keine Ausrede darstellen, um nicht wenigstens eklatante Schwächen ausreichend zu meistern, die für die Erfüllung der eigenen Lebenswünsche notwendig sind. Ich möchte lediglich darauf hinweisen, dass eine formale Schwäche mitunter sinnvoll sein kann und Eltern dann beispielsweise darauf Rücksicht nehmen sollten. Sonst wird es in der Kindheit/Pubertät einigen Ärger auslösen.

Die Seele hat also einen groben Plan für die Richtung eines neuen Erdenlebens ihres Seelenteilchens. Dieser Plan ist aber nicht in Stein gemeißelt, sondern eher ein dynamisches Konstrukt im Sinne der Buddha Worte „Der Weg ist das Ziel". Ein wie auch immer gearteter Plan kann jederzeit mit dem seelischen Bewusstsein geändert werden, das gilt vorgeburtlich, aber auch im Laufe des Erdenlebens. Sonst wäre der freie Wille nicht mehr vorhanden.

Für diesen Plan sucht die Seele sich im Vorfeld eine geeignete Nation und geeignete Eltern aus, die vielfach schon aus früheren Leben bekannt sind und häufig aus der eigenen Seelenfamilie (also der Gruppe kraft Resonanz verbundener Seelen) stammen. Idealerweise sind diese Vorbereitungen bei allen Beteiligten von sehr viel Liebe begleitet. Die Seele weiß aber auch um die Defizite ihrer Erkenntnis und möchte insbesondere in diesen Bereichen menschliche Erfahrungen zur Weiterentwicklung machen. Daher werden mit bestimmten anderen Seelen schon vorgeburtlich gewisse Absprachen getroffen, die oft weit in die Zeit des Erwachsenenleben hineinreichen können. Wen man kennenlernt, wer einen unterstützt, sogar wer einem eine unangenehme Erfahrung zuteil werden lässt, damit beispielsweise überprüft werden kann, ob man mit Rache, Hass, Wut oder mit eher liebevollen Gedanken auf einen Angriff reagiert. Auch hierfür muss es den „Schleier des Vergessens" dieser getroffenen Absprachen geben, denn sonst würden diese Erfahrungen so nicht gemacht werden können. Wer würde beispielsweise eine erste Frau überhaupt heiraten, wenn er bereits wüsste, dass er wieder geschieden wird, um im Alter mit der fünften Frau an der Seite glücklich zu sterben? Das ist nur als Beispiel gedacht.

In gewisser Hinsicht ist das irdische Leben ein Spiel des Bewusstseins, das aber nach dem Beginn zu einem Zeitpunkt häufig als ernst empfunden wird, da die meisten Leute den Zweck dahinter nicht erkennen können und sich vielleicht ein wenig zu weit in das Irdische hinein manifestiert haben. Sie haben dann zumindest vom logischen Verstand her oft den Kontakt zu ihrer Seele/dem höheren Selbst verloren und sind sich des Nutzens bestimmter Lebenssituationen für das geistige Wachstum nicht bewusst. Sollte es hier „kritisch" werden, wird sich die Seele wie eine fürsorgliche Mutter in das Leben ihres Seelenteilchens einmischen, und sich auf geeignete Art und Weise bemerkbar machen. Sie wird versuchen, sich mit Informationen bemerkbar zu machen, das können Träume sein, intuitive Empfindungen oder Feedbacks von anderen Menschen, mitunter auch als Krankheit, die nur dazu dient, bei einem geistig arbeitenden Therapeuten Erkenntnis über eine „Fehlentwicklung" zu erhalten. Dieser Weg wird vermutlich oft dann eingeschlagen, wenn derjenige sich so „verstrickt" hat, dass er die Informationen seiner eigenen Seele nicht mehr wahrnehmen kann oder sich mit dem Verstand dagegen verwehrt, dass es solche Wahrnehmungen geben kann. Ein wissenschaftliches Weltbild, das in den Schulen vermittelt wird und in dem die Existenz des Übersinnlichen oder Feinstofflichen oft geleugnet wird, kann sich im logischen Verstand des Betroffenen zu einem unschönen Bumerang entwickeln. Denn Intuition, Feinfühligkeit, Harmonie und Weisheit sind nicht im analytischen Verstand beheimatet, sondern im Herzen.

Ich hatte als Therapeut viele Sitzungen, bei denen sich ein Patient wieder an seinen eigenen Lebensplan vor der Inkarnation erinnern konnte. Den Kontakt zu seiner Seele wieder bewusst wahrzunehmen, ist in der Regel ein sehr erhebendes Gefühl und von viel Liebe begleitet. Einschränken möchte ich aber dahingehend, dass ich nicht jeden Menschen zu einem erweiterten Bewusstseinszustand verhelfen kann. Der Erfolg ist immer individuell davon abhängig, wie offen der Mensch (= Seelenanteil) für einen derartigen Zugangsweg ist. Typischerweise kommen zu mir Patienten, die von der Existenz höherer geistiger Ebenen und des Göttlichen überzeugt bzw. zumindest offen dafür sind. Wie sollte ich mit jemandem in feinstofflichen, himmlischen Bereichen arbeiten, der mir die Nichtexistenz des Göttlichen mit dem logischen Verstand beweisen möchte? Hier sind meine Fähigkeiten dann nicht einsetzbar und ich bevorzuge, derartige Menschen nicht in meiner Praxis zu haben. Aufgrund fehlender Resonanz kommen sie tatsächlich nur selten. Möglichweiser wird ein „Ungläubiger" erst nach seinem körperlichen Tod die Einsicht wiedererlangen, dass es doch andere Ebenen gibt, in denen das Bewusstsein weiterlebt. Es ist ein wenig wie in der Schule, der Erstklässler kann den Zwölftklässler nicht verstehen, der Zwölftklässler kann sich aber gut in die „fehlende Weitsicht" des Erstklässlers hineinversetzen. Wobei bei diesem Vergleich in geistiger Hinsicht oft die Kinder „reiner" sind als die Erwachsenen mit ihren einschränkenden Konditionierungen, Prägungen und Indoktrinationen.

Zurück zum Beispiel der Planung eines neuen Erdenlebens: Die Seele hat also (mitunter über sehr, sehr lange Zeit in irdischer Zeitrechnung, da die Wahrnehmung von Zeit ist in den geistigen Sphären anders ist) Vorbereitungen getroffen, als Seelenteilchen wieder ein neues Erdenleben zu führen. Dieser nähert sich mit seinem geistigen Bewusstsein den potentiellen Eltern an und ist häufig schon Monate vor der eigentlichen Zeugung mit dem Energiefeld der Mutter verbunden. Oftmals nimmt die zukünftige Mutter diesen Seelenanteil, nennen wir ihn Susanne, auch bereits intuitiv wahr. Idealerweise ergibt sich dann zum richtigen Zeitpunkt eine liebevolle Zeugung, bei der die Samenzelle und die Eizelle sich vereinigen. Doch es ist nicht der rein körperliche Vorgang, der hier von entscheidender Bedeutung ist, sondern der Einfluss des Seelenteilchens. Susanne erschafft mit ihrem Bewusstsein aus den Körperzellen und dem Bewusstseinsfeld der Eltern über die „Brücke der Astralwelt" aus den geistigen Sphären Bereichen heraus ihren Körper, in gewisser Hinsicht limitiert durch die Gene der Eltern, aber auch diese sind durchaus mittels Bewusstseins teilweise veränderbar. Die Erschaffung des neuen Körpers erfolgt im Prinzip durch die drei Seelen im Zusammenspiel: Kind, Mutter und Vater. Der Einfluss der Seele bzw. des Bewusstseins des Kindes wird hier gemeinhin sehr unterschätzt und von der Medizinwissenschaft meist rundweg als „Hirngespinst" abgelehnt. Würde diese Tatsache verstanden werden, würde sich auch die Frage „Was ist bezüglich Körper und Verhalten vererbt und was ist später konditioniert?" viel besser beantworten lassen.

Über Monate hinweg geht Susanne nun in den kleinen Körper hinein und wieder hinaus zurück in die Heimat der Seele bzw. des höheren Selbst. „Sie schaut nach dem Rechten" und hat hierbei eine Weitsicht, die über ärztliche Untersuchungen weit hinausgeht. Sollte sie feststellen, dass der Embryo sich nicht so entwickelt, wie sie es vorgesehen hat, kann die Schwangerschaft beispielsweise auch vorzeitig mit einem Abgang enden. Darüber hinaus ist sogar möglich, dass ein Seelenanteil sich eine Behinderung wie z.B. das Down Syndrom wünscht, weil es ganz bestimmte Erfahrungen für dieses Leben geplant hat. Ich kann mir vorstellen, dass das logisch schwer nachvollziehbar ist. Ich möchte hier keinesfalls den Eindruck vermitteln, dass ein solches Kind nicht auch eine riesige Herausforderung für die Eltern sein wird. Die meisten dürften sich vollkommen gesunde Kinder wünschen. Aber es wäre in diesem Beispiel dann wohl auch eine Schule der Liebe für die Eltern. Die Dirigentin der Schwangerschaft ist hier also Susanne. Es ist mir sehr wichtig festzuhalten, dass eine Seele als ein „geistiges Bewusstsein" nicht sterben oder getötet werden kann.

Persönlich kann ich daher die öffentliche Diskussion um Schwangerschaftsabbrüche nicht nachvollziehen. Hierbei wird meist lediglich der Embryo, die körperliche Ebene betrachtet, ohne die Gründe auf der geistig-seelischen Ebene nachzuvollziehen. Meiner Meinung nach gibt es nur zwei Personen, die ein Mitspracherecht bezüglich einer Abtreibung haben sollten: Die Mutter und der Seelenanteil des ungeborenen Babys, der mittels geistiger Arbeit kontaktiert werden kann. Der Partner sollte unterstützen, aber die Entscheidung der potentiellen Mutter akzeptieren. Alle anderen Menschen, vor allem die Kirchenpolitiker, sollten sich hier mit einer Bewertung zurückhalten. Denn jeder, der diesbezüglich lautstark Kritik äußert, weiß nichts von den himmlischen Aspekten einer solchen Entscheidung auf der Seelenebene des potentiellen Kindes. *„Warum siehst du den Splitter im Auge deines Bruders, aber den Balken in deinem Auge bemerkst du nicht?"* (Matthäus 7, 3). Ich habe viele Frauen behandelt, die nach einem Abgang oder nach einer Abtreibung traumatisiert waren und in allen Fällen konnten diese Frauen den Seelenanteil wahrnehmen, der sich wieder in seine geistige Heimat, seine Seele, zurückgezogen hat. Die damit verbundene Liebe und die Erkenntnis, dass niemand verletzt oder gestorben ist, kann vor allem diesbezügliche Schuldgefühle augenblicklich auflösen.

Praxisbeispiel:

Eine Frau, nennen wir sie Bea, verlor etwa im 7. Monat ihr Kind, weil sich die Nabelschnur um den Hals gelegt hatte und so die Nährstoffversorgung abschnitt. Das Verhalten des regionalen Krankenhauses war nicht wirklich förderlich, denn sie schickten Bea über das Wochenende mit dem toten Fötus nach Hause, um es am Montag auf natürliche Weise zu gebären. Das war in höchstem Maße traumatisch und ich kann bis heute sachlich nicht nachvollziehen, warum Bea nicht sofort in eine Großstadtklinik geschickt wurde, um das (medizinisch empfohlene) natürliche Gebären zumindest sofort zu erledigen.
Über Monate hinweg war Bea schwer traumatisiert und auch der Besuch einer Selbsthilfegruppe war wenig förderlich, da hier beständig neue Patientinnen mit zeitnahen Kindsverlusten wieder „Salz in die Wunde streuten". Für ihre Familie war das eine große Belastung, auch für ihr bereits geborenes Kleinkind.
In der Behandlung, die unter schlimmsten Tränen und Schluchzen begann, sah sie binnen Minuten aus einem herrlichen Lichttunnel den Seelenanteil des verstorbenen Kindes geistig auf sie zukommen. Es war soviel Liebe im Raum, dass sie binnen Minuten in Freude und Glück wie ausgewechselt war. Selbst ihr Mann konnte die Veränderung seiner Frau kaum fassen. Es wurde klar, dass es sich nicht um ein Versehen gehandelt hatte, sondern dass dieses Mädchen aus Gründen, die logisch nicht ausdrückbar sind, für eine gewisse Zeit den Kontakt zur irdischen Welt gesucht hat – um sich dann zu verabschieden. Vielleicht wusste dieser Seelenanteil auch bereits, dass

die Heilung ihrer Mutter nicht lange auf sich warten lassen würde, denn eine (geistig weiter entwickelte) Seele wird im Regelfall nur sehr ungern (oder für eine besondere Erkenntnis) eine potentielle Mutter in ein Trauma stürzen wollen.
Am Ende der Behandlung sagte ich Bea – entgegen meiner typischen Zurückhaltung –, dass sie vermutlich schon bald wieder schwanger werden würde. Das geschah dann etwa ein Jahr später und hierbei handelte es sich um einen Jungen, der gesund und problemlos geboren wurde. In der Zeit der Schwangerschaft begleitete ich sie noch ein wenig mit Optimismus, denn die Angst vor einer erneuten Fehlgeburt war noch ein klein wenig vorhanden. Aber am Ende wurde alles gut.

Nachdem ich viele ähnliche Behandlungen, auch bezüglich versuchter oder tatsächlicher Abtreibungen hatte, kann ich vermutlich etwas „über den Tellerrand hinausschauen". Und es gibt viele andere Therapeuten, die Ähnliches bewirken können und auch zu der Erkenntnis beitragen, dass es Bewusstsein und Leben auch jenseits des Körperlichen gibt.
Bei Fehlgeburten ist es scheinbar häufig so, dass der identische Seelenanteil es einfach ein zweites oder drittes Mal probiert und dann meist auch geboren wird. Ich hatte bereits ausgeführt, dass der Seelenanteil von Susanne die Schwangerschaft dirigierte. Und so wird bei dem Auftreten einer Störung oder von Umständen, welche das kindliche Leben beinträchtigen würden, von einer Geburt abgesehen, so lange, bis die Umstände besser sind. Manchmal liegt aber auch in schwierigen Umständen genau die Perfektion der Seelenentwicklung, die von dem neuen Menschen angestrebt wird. Da alles aus Gedanken und Bewusstsein heraus erschaffen wird, ist praktisch alles erlebbar, was erdacht werden kann.

Erdacht im Sinne der Schöpfung wird es in diesem Falle von mindestens drei unterschiedlichen Seelenanteilen (Kind, Mutter, Vater), die nicht immer in die gleiche, liebevolle Richtung agieren und die auch ihre Prägungen / Sorgen/Traumata haben. Daher sind die Umstände der Inkarnationsplanung so vielschichtig wie die 7,6 Mrd. Menschen auf der Erde. Dazu gehören auch „Kuriositäten“:

Praxisbeispiel:

Vor längerer Zeit wurde ich mit einer Situation bei einer Patientin konfrontiert, die in der Schwangerschaft fremd gegangen war. Für mich war das zuerst einmal befremdlich, denn dass Männer in dieser Zeit vielleicht anfällig für Verlockungen sind, war mir zu Ohren gekommen, aber dass eine schwangere Frau mit einem anderen Mann fremdgeht, bislang nicht. Dieser Mann hatte dann auch noch von der Schwangerschaft gewusst! Moralisch oder ethisch schien das wenig tugendhaft zu sein, aber ich verhielt mich dennoch im Sinne von „richte nicht...“ und fuhr ganz normal mit der Behandlung fort.
Wir schauten uns gemeinsam die Situation geistig an: Es stellte sich heraus, dass der Seelenanteil des ungeborenen Kindes die treibende Kraft war. Es suchte aufgrund der Tatsache, dass ein Seelenanteil aus einem früheren Leben den damaligen Vater und heutigen Geliebten gut und wertschätzend kannte, den Kontakt zu beiden Männern als Start für ein neues Leben. Insofern war die Mutter sozusagen ferngesteuert und offensichtlich konnte das ungeborene Kind geistig so einwirken, dass die Mutter und der andere Mann sich begegneten und vergnügten. Es blieb bei einem One-Night-Stand und es gab dann auch im weiteren Verlauf keine weiteren Annäherungen.

Für das ungeborene Kind war dieser eine einzige Kontakt der Wunsch gewesen und dieser ging in Erfüllung. Die Mutter wurde auf diese Weise von einem großen Schuldgefühl befreit, das sie belastete. Sie musste dann selbst darüber lachen und konnte eine solche Dynamik kaum fassen. Mir wurde in dieser Behandlung auch eine weise Lektion bezüglich einer möglichen falschen moralischen Bewertung erteilt.

Ich erinnere mich nicht mehr, ob die Mutter ihrem Mann davon erzählte oder nicht. Das tut hier auch nichts zur Sache. Es soll nur um die Tatsache gehen, dass Menschen durch fremde Bewusstseinseinflüsse (wie hier das ungeborene Kind) quasi wie ferngesteuert handeln können. Genau aus diesem Grund rate ich zur Demut, Ereignisse aus dem Leben anderer Menschen nicht vorschnell zu beurteilen und schon gar nicht zu verurteilen. Ich kann verstehen, wenn Psychologen nun einwenden würden, dass diese Geschichte einfach nur unbewusst erfunden wurde, weil die Patientin so ihr Schuldgefühl besser überwinden konnte oder um sich ins rechte Licht zu rücken. Es ist gut vorstellbar, dass dies eine grundsätzliche Strategie von Menschen in der Therapie bei psychologischen Sitzungen sein kann. Das Bewusstsein kann überaus erfinderisch sein. Aber in diesem Fall nahm ich die Ereignisse während der Behandlung ebenfalls geistig so wahr und bin daher der Überzeugung, dass es sich hier um die tatsächliche Motivation handelte. Grundsätzlich erfahre ich meist die Wahrheit, da ich einem Patienten zuerst helfe das Schuldgefühl gehen zu lassen. Ohne Schuldgefühl entfällt die unbewusste Notwendigkeit, Lebenssituationen in einem besseren Licht erscheinen zu lassen. Letztlich geht es um Heilung und die geschieht meist erst dann, wenn die persönliche Wahrheit erkannt, ausgesprochen und nötigenfalls geheilt wurde. Ein Heilungserfolg ist daher im Umkehrschluss auch eine Art Beweis, dass die (zumindest persönliche, subjektive) Wahrheit aufgedeckt wurde.

Auch für den Versuch einer vorgeburtlich bewussten Einwirkung des Seelenteilchens auf den kindlichen Körper während der Schwangerschaft habe ich ein Beispiel aus der Praxis:

Eine Frau, nennen wir sie Verena, kam im mittleren Alter wegen muskulärer Spannungszustände in meine Praxis. Sie hatte viele chronische Schmerzprobleme, die ich auf einen insgesamt viel zu hohen Muskeltonus zurückführte.
In der geistigen Arbeit war sie zurück im Bauch der Mutter und hatte ein großes Schuldgefühl. Den Grund hierfür wollte sie mir zuerst nicht sagen, gab dann aber zaghaft zu, dass sie nicht wachsen wolle. „Warum?", fragte ich sie. „Weil bei der Schwangerschaft meiner zwei älteren Brüder meine Mutter schon so viele Schmerzen ertragen musste und ich jetzt besorgt bin, dass ich ihr auch so viele Schmerzen bereite. Daher will ich ganz langsam wachsen und mein Wachstum herabsetzen." Glücklicherweise konnte sie das Wachsen schließlich doch nicht verhindern, vermutlich weil ihr höheres Selbst diesen „Zugriff" unterbinden konnte. Nicht auszudenken, was passiert wäre, wenn sie es wirklich geschafft hätte, das Wachstum zu verlangsamen. Man stelle sich vor, wie sich das kleine Mädchen verkrampft hat in dem Versuch, die Knochen am Wachsen zu hindern.
Und das Schuldgefühl war auch extrem, weil sie meinte, der Mutter Kummer zu bereiten. Ich entgegnete ihr: „Du bist doch ein Mädchen und viel kleiner und leichter als Deine Brüder. Deine Mutter wird

es mit Dir viel leichter haben und schon gleich nach der Geburt wird es ihr gut gehen." So konnte ich das Bewusstsein des kleinen Mädchens überzeugen und kurz danach brachte ich sie geistig und körperlich durch die Geburt. Es fand eine innerliche Zusammenkunft mit der Liebe ihrer Mutter statt und beide waren sehr zufrieden. Verena füllte ihren kleinen Körper mit Licht und gab ihm das Gefühl, dass er sich nun so ausdehnen durfte, wie nötig. Anschließend waren die Schmerzen der Patientin bereits viel besser und der Körper fühlte sich viel lockerer an.
Vermutlich würde es noch einige Zeit dauern und auch eines speziellen, muskulären Beweglichkeitstrainings bedürfen, aber der Grundstein für eine vollständige Heilung ihrer Beschwerden war gelegt.
Im Prinzip „spielte" der Körper der Erwachsenen die Situation der Schwangerschaft als Körpersignalsprache nach, um die Frau auf einen ungelösten Konflikt bzw. auf ein altes emotionales Trauma hinzuweisen.

Schwangerschaft und Geburt sind für das Leben eines Menschen oft überaus prägend. Hierzu habe ich bereits in dem Buch „Ganzheitliche Heilkunde für Körper, Geist und Seele" sehr viel ausgeführt, so dass an dieser Stelle nur darauf verwiesen werden soll. Wichtig erscheint mir auf jeden Fall die Tatsache kurz zu erwähnen, dass auf einen Kaiserschnitt verzichtet werden sollte, wenn nicht wirklich medizinische Notfallgründe dafür sprechen und dass die Schwangerschaft möglichst mit viel Liebe begleitet werden sollte. Die Auswirkungen könnten sonst wirklich weitreichende Folgen für den Lebensverlauf des neugeborenen Menschen haben – ohne dass ich mit dieser Aussage aber Angst oder schlechtes Gewissen (= Schuldgefühl) hervorrufen möchte. Dies ist lediglich ein rein sachlicher Hinweis.

Ungewollte Kinderlosigkeit

In der Vergangenheit wurde ich öfters bereits gebeten, in Fällen von ungewollter Kinderlosigkeit mittels geistiger Bewusstseinsarbeit zu helfen. Oftmals ist schulmedizinisch keine oder keine wirklich dramatische Ursache zu erkennen, so dass sich die Frage nach dem tatsächlichen Grund stellt. Auch wenn die künstliche Reproduktionsmedizin heutzutage technisch viel leisten kann, bin ich hier vergleichsweise konservativ eingestellt. Sicher freue ich mich über jedes Paar, das durch derartige Interventionen am Ende den langersehnten Kinderwunsch erfüllt bekommt, doch ist das ganze Prozedere auch eine sehr große Belastung und nicht selten ein Test für die Partnerschaft. Die Zeugung eines Kindes wird hierbei von einem liebevollen Zeugungsakt auf einen viel zu nüchternen technischen Vorgang „reduziert". Das Schuldgefühl, das auf Seiten der potentiellen Mutter und ihres Partners oft entsteht, ist problematisch und führt zur Minderung des Selbstwertgefühls, was keine gute Basis für die Gründung einer Familie ist.

Meiner Ansicht nach ist eine Intervention im Bereich emotionaler und spiritueller Ursachen wichtig, wenn es mit einem Baby einfach nicht klappen will. Das Schöne an diesen Behandlungen ist, dass faktisch kein Risiko und kaum Aufwand damit verbunden sind. Bisher wurden Frauen mit Kinderwunsch nach einer derartigen geistigen Behandlung in meiner Praxis fast ausnahmslos innerhalb weniger Monate schwanger oder sie erkannten die Gründe, warum es zum jetzigen Zeitpunkt einfach nicht passend ist. Hier arbeitete ich entweder auch mit dem Partner oder nur mit der Frau, je nach Problemstellung und Intuition.

Praxisbeispiel:

Eine Frau, nennen wir sie Julia, hatte mit ihrem Mann schon lange versucht, ein Baby zu bekommen. Es wollte irgendwie nicht klappen und auch der erste Versuch mittels künstlicher Befruchtung war nicht erfolgreich.
In der Behandlung führte ich sie zurück zur Ursache der Kinderlosigkeit. Sie sah sich im Alter von etwa 4 Jahren und fühlte sich ihren geistigen Empfindungen zu folge traurig. Hintergrund war, dass ihre Mutter ein weiteres Kind erwartete und Julia sich dadurch zurückgesetzt fühlte. „All die Aufmerksamkeit meiner Eltern geht dann auf die Kleine". Das erzeugte Eifersucht. Nun können Emotionen im Unterbewusstsein sehr machtvoll sein. Ihr Selbstwertgefühl war - auch aufgrund der Kindheitsereignisse - nicht das Allerbeste. Während der Behandlung nahm sie ihr inneres Kind wahr, am besten vielleicht beschrieben als ihr seelisches Bewusstsein, und spürte, dass dieses eifersüchtig auf ein potentielles eigenes Kind war. Das war Ausdruck des Kindheitstraumas und so hatte sie den Gedanken, dass mit der Geburt eines Kindes die Liebe ihres Mannes sich von ihr auf das Kind hinwenden würde. Somit hatte sie auch als potentielle Mutter mit Eifersucht ein großes Thema. Derartige Themen können sich **über das** Unterbewusstsein so machtvoll manifestieren, dass eine Schwangerschaft körperlich nicht zugelassen wird.
Daher half ich ihr, das Kindheitstrauma in gemeinsamer Arbeit auf liebevolle, harmonische Weise zu transformieren. Wir machten hierbei ihrem eigenen kleinen Mädchen klar, dass die Geburt eines Babys keine „Bedrohung" für sie darstellen würde. Sie durfte sich dann (vielleicht das erste Mal in ihrem Leben) tief und innig verbunden als ein Teil der erwachsenen Julia in ihrem Herzen fühlen. Dies brach-

te ein augenblickliches Glücksgefühl und Energie in ihrem Körper hervor.
Anschließend brachte ich sie in einer spirituellen Arbeit in Kontakt mit dem Seelenanteil des potentiellen Babys und so wurde klar, dass a) dieser Seelenanteil zu ihr und ihrem Mann kommen wollte und b) es auch der richtige Zeitpunkt war. Das geistig wahrgenommene Kind strahlte eine wunderbar lichtvolle Energie in den Bauchraum und für Julia war es das Gefühl, als ob sie ihr Kind gerade empfangen hätte. Binnen weniger Wochen – ihr Mann war auf natürliche Weise beteiligt – wurde sie tatsächlich schwanger und brachte zu aller Freude ein gesundes Kind auf die Welt.

Ich bin der Auffassung, dass die Schulmedizin hier ihren Wahrnehmungsbereich erweitern sollte. Psychologische oder emotionale Faktoren sind bekannt, es wird aber oft nicht zielführend therapiert, denn die Tatsache, dass für einen neuen Erdenbürger auch ein Seelenanteil benötigt wird, der mit seinem Bewusstsein die Geburtsumstände wählt, wird meist leider stiefmütterlich betrachtet oder sogar ins Lächerliche gezogen. Durch meine Nahtodeserfahrung darf ich in diesen Bereichen oft vermittelnd eingreifen und derartige Behandlungen zählen zu den schönsten und liebevollsten, die ich bisher erleben durfte. Hier ist die Anwesenheit und Präsenz von hohen Geistwesen und Engeln immer spürbar. Allerdings kann im Rahmen einer solchen Behandlung sich durch geistige Einsicht zeigen, dass der Partner vielleicht nicht der Richtige ist oder der Zeitpunkt einfach unpassend ist. Eine derartige Behandlung kann man sich wie den Zugang zur eigenen inneren Weisheit vorstellen und viele Menschen sind erstaunt, wie leicht der Zugang hierzu oft im Rahmen einer therapeutischen Arbeit sein kann.

Ein Hinweis am Rande, weil in der Therapie die Frage aufkommen kann, ob die Eltern wirklich vorgeburtlich bereits ausgesucht wurden:

Ich glaube, dass dies in den allermeisten Fällen so geschehen ist. Aber es gibt zwei Aspekte, die ich im Rahmen von Behandlungen öfters wahrnehmen durfte. Einerseits sind die Kinder häufig geistig bewusster als die Eltern und das bringt Probleme mit sich, weil Eltern sich meist nicht vorstellen können, dass ein Kind ihnen entwicklungsmäßig voraus ist. In diesem Fall wird es schwierig positive, konstruktive und bewusstere Impulse in die Familie zu bringen. Andererseits, das gilt vor allem für die Nachkriegszeit in Europa, sind in den Weltkriegen so viele jungen Menschen umgekommen und die Länder so destruktiv ins Chaos gestürzt worden, dass in der geistigen Welt viele liebevolle, bewusste Seelenanteile schnell dorthin inkarnieren wollten. Ihr Ziel ist es, die irdische Energie konstruktiv und harmonisch zu beeinflussen sowie ein neues Denken/Bewusstsein in die Welt zu bringen. Vermutlich ist das auch der Grund für die vergleichsweise lange Friedenszeit in Europa, die wir derzeit haben. Da durch die vielen jungen Soldaten, die ihr Leben lassen mussten, vergleichsweise wenig potentielle Eltern zur Verfügung standen, machten die neuen Erdenbürger Kompromisse. Sie konnten offensichtlich auch machtvoll in den Körper der potentiellen Mütter eingreifen, denn es gibt viele Berichte von Kindeszeugungen auf kurzem Heimaturlaub von der Front, in der die Frau eigentlich nicht den richtigen Zykluszeitpunkt für einen Eisprung gehabt hatte.

Ein Hineingeboren-Werden in vielleicht schwierige Familienverhältnisse sollte zudem unter dem Blickwinkel gesehen werden, dass die Eltern oft durch den Krieg traumatisiert und konditioniert waren. Viele von ihnen waren zu Kriegszeiten selbst noch Kinder oder erlebten Bombenangriffe im Bauch der geschockten Mutter. Wichtig ist hier das Verständnis, dass viele dieser Seelen einen hohen Grad an Bewusstsein haben und es daher in der geistigen Welt vorgeburtlich als vermeintlich leicht ansahen, liebevolle Ordnung in ein Nachkriegschaos zu bringen. Doch mit der Geburt und dem „Schleier des Vergessens" war dann eine Zeit angesagt, in der diese Kinder sich einige Jahre nicht wirklich mitteilen konnten. Vermutlich kamen die meisten erst ab der Pubertät langsam in ihre wirkliche Kraft und Bewusstseinsklarheit. Die Jahre vorher können bei schwierigen Familienverhältnissen, Kinderreichtum oder finanzieller Knappheit dann sehr herausfordernd gewesen sein und so auch (vorab ungeplante) Traumatisierungen zur Folge haben.

Jemanden hier die Schuld geben zu wollen ist nicht zielführend, denn wo war der Anfang des Chaos und der Destruktivität und wer trägt letztlich im Sinne des Karmas die Verantwortung für diese Entwicklungen. Haben etwa die Eltern oder Großeltern beispielsweise Kriege angezettelt oder absichtlich Leid erschaffen? Haben sie es als Kollektiv zu verantworten, weil sie es zugelassen haben? Vielleicht und im Einzelfall ja, aber vielfach zumindest bewusst eher nicht. Daher ist es mittels geistiger Arbeit oft recht einfach, diese Dinge klar mit Bewusstheit zu durchdringen und in Liebe zu transformieren.

Absichtliche Prägungen und Charakter

Kommen wir noch einmal zu dem Seelenanteil, der sich neu inkarnieren wollte, Susanne. Sie hatte sich im Vorfeld ihre Eltern ausgesucht, ihre Heimat und auch gewisse Präferenzen in Bezug auf das, was sie in diesem Leben erfahren wollte. Dieser Seelenanteil ihres höheren Selbst wurde mit bestimmten Fähigkeiten ausgestattet, die sich im Laufe ihres

Lebens Stück für Stück entfalten sollten. Alles zu seiner Zeit.

Zudem hat das höhere Selbst von Susanne eine bestimmte Bewusstseinsentwicklung erreicht und gibt dies als Charakterprägung an Susanne weiter. Ist sie bereits eine bewusster entwickelte Seele, wird sie einen eher harmonischen, liebevollen Charakter mitbringen. Doch es wird in der Regel auch so sein, dass ihr bestimmte Schwächen mitgegeben werden, die in diesem Leben – soweit erzielbar – überwunden werden sollen. Hierin hat sie eingewilligt, bevor sie geboren wurde und einige Seelen haben sich hier für ein einziges Leben sehr viel Entwicklungsarbeit vorgenommen.

Dafür kann es Absprachen mit anderen Seelen geben, die zu irgendeinem Zeitpunkt als Partner, Freund, Chef etc. in ihr Leben treten werden. „Liebe auf den ersten Blick" kann in diesem Sinne oft als „Liebe zu jemandem, den ich „wieder erkenne" interpretiert werden. Viele Ereignisse im Leben werden sich um die Erfüllung des Seelenplans drehen, wobei dem Seelenanteil die Details einer Tätigkeit weitgehend egal sind. Es geht um das „Wie", häufig im Sinne von „bewusst oder liebevoll". So erklimmt die ganze Seele bzw. das höhere Selbst immer weiter durch viele Leben hinweg die Stufe zur Meisterschaft, die am Ende den Ausstieg aus dem Rad der Wiedergeburt vorsieht. Zu irgendeinem Punkt macht das irdische Leben geistig gesehen keinen Sinn mehr, falls es – individuell betrachtet – keine passenden Entwicklungsmöglichkeiten für die Seele mehr gibt. Das nur am Rande bemerkt.

Durch die Gedanken und Handlungen sammelt Susanne im Laufe ihres Lebens dann immer mehr Karma an, das die Basis für Resonanz und Anziehung ist. Auch das Verhalten gegenüber Mutter Erde ist hier relevant, denn nicht zuletzt sind alle körperlichen Strukturen letztlich aus irdischen Elementen und die Wertschätzung der Erde ist gleichbedeutend mit der Wertschätzung des eigenen Körpers – und umgekehrt. Hier einen liebevollen Umgang zu pflegen ist für dieses, aber auch für kommende Leben von großer Bedeutung. Die Erde verfügt, ebenso wie der Mensch, über eine feinstofflichen Seite ihres Daseins und hier wirken beispielsweise auch viele (für die Augen unsichtbare) Naturwesen zur Erhaltung ihrer Harmonie mit.

In Susannes Astralkörper vermehren sich also konstruktive Elementale durch tugendhafte Handlungen und Bewusstseinszustände. Auch destruktive Elementale sammeln sich durch lasterhafte Ereignisse an. Dies ist wichtig zu verstehen, da es der entscheidende Faktor ist, der bestimmt, ob der Seelenanteil Susanne sich durch dieses jetzige Erdenleben weiterentwickelt hat. Wie in der Schule darf man erst in die nächste Klasse, wenn die anstehenden Lektionen gelernt sind. Was die Lektion beinhaltet und ob es im Einzelfall vielleicht auch einmal darum gehen kann, wenig tugendhafte Dinge zu tun, um diese Sachverhalte geistig zu durchdringen, weiß nur die ganze Seele/das höhere Selbst, die Seelenfamilie und das große göttliche kosmische Bewusstsein. Das ist mit logischem, irdischem Verstand erst einmal kaum oder nicht zu erkennen. Auch können andere Menschen kaum erkennen, was der Seelenplan eines Mitmenschen ist – außer sie haben einen hohen Grad einer spirituellen Meisterschaft erreicht und sie tun dies, um andere Menschen im Sinne von Nächstenliebe bei der Erkenntnis zu unterstützen.

Grundsätzlich wäre es auch denkbar, dass mehrere Seelenanteile von Susanne gleichzeitig auf der Erde inkarniert sind und getrennt voneinander als verschiedene Menschen Erfahrungen sammeln.

Dies kann die Bewusstseinsentwicklung enorm beschleunigen und ist möglicherweise ein Grund dafür, warum derzeit so viele Menschen wie noch nie auf der Erde leben. Dass wir geistig gesehen Brüder und Schwestern sind, wird durch diesen Umstand noch deutlicher.

Da im Astralkörper der Seele aber auch Ereignisse aus früheren Leben abgespeichert sind, gibt es in Situationen des jetzigen Lebens auch oft Wechselwirkungen. Einige Erkrankungen haben ihre Ursache in dem Trauma eines früheren Lebens und es ist dann offensichtliches Ziel der Seele, diesen Einflussfaktor in Liebe aufzulösen. So erklären sich manche Ängste oder Unverträglichkeiten, wenn durch damit zusammenhängende Sachverhalte beispielsweise der Tod in einem früheren Leben plötzlich eintrat. So kann ein Übergewicht durchaus dadurch konditioniert sein, dass in einem früheren Leben der Tod durch Verhungern eingetreten ist. Nur ein sehr einfaches Beispiel, wie weit die Dynamik reichen kann. Krankheiten dienen dann in diesem Fall dazu, den Bewusstwerdungsprozess anzustoßen und auf einen noch immer geistig ungelösten Konflikt in einem früheren Leben hinzuweisen, auf etwas, das die seelische Weiterentwicklung bremst. „Liebe Deine Feinde" wird auch solange nicht vollumfänglich möglich sein, solange der Betroffene noch immer damit hadert, in früheren Leben von Feinden umgebracht worden zu sein.

Mittels geistiger Arbeit ist es normalerweise bei einem „willigen" (im Sinne der Compliance) Patienten vergleichsweise einfach, mit dem Bewusstsein auch in frühere Leben zurückzugehen. Ich mache das nur im Zusammenhang mit tatsächlichen Problemen, also nicht aus reiner Neugierde, da mir die Zeit zum Behandeln „echter" Störungen wichtig ist. Das Ganze ist durch die Vereinbarung eines Therapietermins oft seelisch schon in der Vorbereitung und so geht die Behandlung häufig vergleichsweise schnell. Da ich nicht im „Nebel herumstochern" will, behelfe ich mir mit den Worten „Gehe zurück zur Ursache des Problems" und so wird das Bewusstsein des Patienten zum lenkenden und führenden Einflussfaktor, das genau in die richtige Situation eintauchen kann. Sei es vorgeburtlich, in der geistigen Welt, sei es in der Schwangerschaft, sei es in der Kindheit oder in früheren Leben. Ich begleite den Patienten dorthin, wo sein Bewusstsein die Ursache für ein Problem sieht und helfe ihm, diese Situation in Liebe zu verarbeiten und die geistigen Hintergründe zu verstehen.

Gerechtigkeit des Lebens

Nur weil Menschen unzählige Leben führen, kann die Gerechtigkeit des Göttlichen erkannt werden. Denn bezogen auf ein einziges Leben wäre vieles doch eher ungerecht oder unfair. Der eine ist in seinem Leben gesund und lebt im Wohlstand, der andere lebt arm und krank in Indien auf einer Müllkippe. Es ist daher nicht sinnvoll, dass sich das EGO im Wert über andere Menschen erhebt. Wir alle wissen nicht, was die göttliche Weisheit oder das Universum für uns noch vorgesehen hat in dem Streben nach Erkenntnis. Das letzte Hemd hat keine Taschen – wir können nur das mitnehmen, was wir uns geistig im seelischen Bewusstsein erarbeitet haben. Das Materielle hat in den höheren, geistigen Sphären keinen Wert mehr. Daher ist es so wichtig, an der geistigen Bewusstheit zu arbeiten, da sie das Schicksal in zukünftigen Leben bestimmt.

Abschied

Irgendwann wird sich Susannes Leben dem Ende zuneigen. Aus Vereinfachungsgründen gehe ich davon aus, dass es sich bei ihrem körperlichen Tod nicht um einen Unfall handelt. Weiterhin bitte ich zu berücksichtigen, dass die Umstände eines Todes sehr variantenreich sein können, aber aus meiner Sicht immer die Anbindung an das höhere Selbst diesen Prozess dirigiert und steuert. Der Seelenanteil Susanne trifft diese Entscheidung nicht alleine, sondern es ist das Ergebnis der Abstimmung mit geistig höheren Bewusstseinsebenen. Aus dem analytischen Verstand heraus wird das selten fassbar sein, aber ich bin überzeugt, dass auch in diesem körperlichen Tod und diesen Umständen eine perfekte Umsetzung des Seelenplans innerhalb des göttlichen Kosmos liegt, deren tiefe Wahrheit sich erst später durch Reflexion in der geistigen Welt wirklich erfassen lässt.

Im Falle von Susanne gehe ich davon aus, dass sie die Eckpfeiler, die sie in ihrem Lebensplan hatte, aus ihrer Sicht erreicht hat. Ein weiterer Nutzen ihrer Inkarnation ist daher in gewisser Hinsicht nicht mehr weiter gegeben, da die Erfahrungen bereits gemacht und abgeschlossen wurden, wegen derer sie in die Welt gekommen war. Ihr höheres Selbst beschließt daher im Einklang mit ihrem Seelenanteil, Susanne nach Hause in die geistige Welt zurückzurufen.

Nun möchte Susanne aber ihrer Familie so wenig Kummer wie möglich bereiten und sie bestmöglich auf den Abschied vorbereiten. Daher wählt sie (geistig gesehen bewusst, aber menschlich-irdisch gesehen meist unbewusst) eine Erkrankung, die nach medizinischen Maßstäben tödlich enden wird, aber die ihr noch einige Monate Zeit gibt. Innerlich spürt sie, dass es richtig ist, sich körperlich zu verabschieden, aber natürlich ist sie auch ein Mensch mit Verstand und Emotionen. Daher fällt ihr der Abschied nicht immer leicht und zeitweise versucht sie noch mit Therapieversuchen gegen ihr „Schicksal" anzukämpfen. Auch ihr familiäres Umfeld wirkt auf sie ein, doch alles was möglich ist um geheilt zu werden zu versuchen. In diesem Bereich kann ab einem bestimmten Zeitpunkt sehr viel Leid entstehen, wenn sich der Wille des Betroffenen und seines Umfelds bezüglich der Vorgehensweise stark unterscheidet. Nicht selten ist es die Angst der Angehörigen bezüglich des Todes, die sie um das Leben des Betroffenen „kämpfen" lassen, zu einem Zeitpunkt, wo der Betroffene sich seinem Schicksal bereits gefügt hat und nicht bereit ist, wieder zu gesunden.

Irgendwann lernen die Angehörigen zu verstehen, dass es keine Hoffnung mehr gibt und alle Beteiligten können sich auf den Fortgang vorbereiten. Das wird schmerzen, aber es ist in vielen Fällen ein besserer Abschied, als wenn ein Mensch durch einen Unfall plötzlich und vollkommen unerwartet stirbt. Daher können schwere Erkrankungen, wie Krebs, auch einen gewissen Nutzen haben – geistig gesehen. Dies schreibe ich nicht leichtfertig und meine volle Empathie fühlt mit den Sterbenskranken. Ich will damit nur eine Möglichkeit aufzeigen, dass hinter der Fassade einer brutalen Erkrankung auch ein Nutzen verborgen liegen kann, den man erst in einer geistigen Betrachtung zu einem späteren Zeitpunkt sieht. Der Grund für diese Einschätzung ist vor allem, dass ich keinen strafenden Gott in meinem Weltbild habe, sondern ein kosmisches, göttliches Bewusstsein der Liebe. Alle meine diesbezüglichen Behandlungserfahrungen untermauern diese Sichtweise.

Die meisten Menschen haben sich nie mit dem Tod auseinandergesetzt und so ist das Thema auch tabuisiert worden. Daher ist es für viele so schwierig, damit umzugehen und ich habe großes Verständnis bezüglich der Traurigkeit, wenn ein geliebter Mensch gegangen ist. Doch wie in dem Beispiel der Mutter, die ihr Kind verloren hatte: Innerhalb des göttlichen Plans gibt es auch hier Hilfe und viel Liebe, die diesen Schmerz lindern kann. Notwendig hierfür ist, dass die Menschen das Wissen vom Leben nach dem körperlichen Tod kennen, denn nur so kann es echte Heilung der Traurigkeit geben. Gar nicht selten senden die Verstorbenen auch Zeichen und sie können mitunter über die Astralebene auch auf Gegenstände einwirken oder vermeintliche Wunder produzieren. Mittels einer geistigen Heilarbeit gelingt es in den meisten Fällen auch, den Kontakt zu einem verstorbenen Seelenanteil herzustellen. Dies habe ich viele hundert Male mit Patienten gemacht und im Allgemeinen ist das Gefühl so intensiv, erhebend und heilend, dass keine Zweifel an der Wahrheit bestehen.

Aus dem Tierreich (z.B. Elefanten) ist gut bekannt, dass Tiere oft alleine abseits der Gruppe sterben wollen. Beim Menschen ist ebenfalls gut bekannt, dass derjenige häufig genau in dem Moment stirbt, in dem seine Angehörigen nicht dabei sind. Sollte das so sein, so darf hier kein Schuldgefühl entstehen. Denn oft sind es Worte wie „Du kannst mich doch nicht alleine lassen" oder „Ohne Dich will ich auch nicht mehr leben", die einem Sterbenden großen Kummer bereiten können, zu einem Zeitpunkt, in dem dieser Seelenanteil schon weiß, dass er nach Hause gehen wird. Bei Naturvölkern wird der Tod oft sogar gefeiert und ich denke, dass es eine Freude sein sollte, wenn nach einem ereignisreichen, zuweilen schweren Leben der Seelenplan erfüllt ist und in der geistigen Welt alles liebevoller und einfacher sein wird.

Vor dem Tod nimmt der Betroffene bereits oftmals Engel wahr, die von Mitmenschen manchmal leichtfertig als Halluzinationen abgetan werden. In den meisten Fällen sind diese Wahrnehmungen aber real, denn der Seelenanteil wird auf seinem Weg von Engeln begleitet. Diese als Humbug abzulehnen ändert nichts an der Tatsache, dass es sie gibt. Spätestens nach dem Tod wird das den skeptischen Menschen bewusst werden. Man sollte Sterbenden diese Wahrnehmungen daher nicht ausreden, sondern sie als Tatsache betrachten und jede Möglichkeit nutzen, eventuell vorhandene (Todes-)Ängste zu nehmen oder vergangene Ereignisse im letzten Moment noch zu „befrieden".

Im Augenblick des Todes fliegt der Seelenanteil der aktuellen Inkarnation, solange er dies nicht aus Angst verweigert und damit „erdgebunden" bleibt, durch einen Lichttunnel, eine Analogie zum Geburtstunnel am Anfang des Lebens. Tunnel sind die Verbindung zwischen der körperlichen und der feinstofflichen, astralen Ebene. Idealerweise gibt es bezüglich des Verlassens des Körpers und der geistigen Abstimmung mit dem höheren Selbst keine Komplikationen und der Mensch kommt mit seinem Charakter und Aussehen auf der anderen Seite an – lediglich losgelöst von seinem Körper. Während des Durchgangs durch den Tunnel werden sehr viele Lebenssituationen reflektiert und dies geschieht, ähnlich einem Hologramm, aus dem Blickwinkel aller Beteiligten gleichzeitig. Man versteht auf diese Weise, warum die jeweiligen Personen so gehandelt haben, wie sie gehandelt haben – man versteht die Prägungen, Traumata, Konditionierungen, die zu den Ergebnissen mit beigetragen haben. Das ist ein

Moment der Selbstreflexion, aus dem aus meiner Sicht große Selbsterkenntnis erwächst. In gewisser Hinsicht wird der Seelenplan mit der „Realität des vergangenen Lebens" verglichen. Das ist nicht zuletzt für die Planung von weiteren Inkarnationen sehr bedeutsam. Denn da, wo ich Verbesserungsbedarf oder die Notwendigkeit zu weiteren Erfahrungen identifiziert habe, werde ich zukünftig hingezogen. Weiteres ist mit Worten kaum ausdrückbar und ich sehe mich nicht dazu berufen, mehr auszuführen. Das Allermeiste entzieht sich hier zum jetzigen Zeitpunkt meiner bewussten Erkenntnis.

Bezogen auf das Leben von Susanne haben die Gedanken/Handlungen ihres Lebens ein Feld von astralen Elementalen erschaffen – sowohl produktive als auch destruktive, wobei hier diese Bezeichnung keine Bewertung oder Verurteilung darstellt. Dies erschafft dann Resonanzfrequenzen für die astrale Dimension, in die sie nach ihrem körperlichen Tod geht. Wie ein Farbspektrum, das ihrer Bewusstseinsentwicklung entspricht und kraft Resonanz den geistigen Ort bestimmt, an den sie nun gehen wird. Das irdische Leben beeinflusst auch ihr höheres Selbst, das bereits einen gewissen Grad an Bewusstheit erlangt hat und das durch das Leben von Susanne sich mehr oder weniger stark weiterentwickeln konnte. In der astralen Dimension, die man sich wie eine geistige Parallelwelt vorstellen kann, gibt es viele „Wohnungen", die vom Ausmaß der Bewusstheit, den Wünschen, Neigungen und der Liebe abhängig sind. Zeit ist hier kein limitierender Faktor mehr, alles geschieht durch Gedankenkraft augenblicklich.

Hier treffen Seelen mit anderen Seelen, Geistwesen, Engeln und Gruppen zusammen, die von ihrem Charakter und Wesen im Sinne der Resonanz ähnlich sind. Je liebevoller, umso lichtvoller die Dimension, zu der eine Seele Zutritt hat. Das Gesetz des Karmas wirkt auch hier und es gibt keinen Zugang zu lichtvolleren Dimensionen, solange das Ausmaß der Liebe und der Bewusstheit in einem Selbst durch beharrliche Transformationsarbeit und Weiterentwicklung nicht dieses lichtvolle Niveau erlangt hat. Selbstverständlich können „lichte" Wesen auch in die „dunkleren" Bereiche gehen, beispielsweise um anderen bei der Weiterentwicklung zu helfen, aber sie werden das nur für begrenzte Zeit für ganz bestimmte Aufgaben machen, da es nicht ihrer eigenen, lichten Frequenz entspricht. In der Astralwelt gibt es wunderschöne Orte, die aus Gedankenkräften erschaffen wurden. Daher ist dort prinzipiell alles vorhanden, was erdacht werden kann. Vom schönsten bis hin zum hässlichsten Vorstellbaren, wobei hässlich für die dort anwesenden Wesen auch durchaus als schön wahrgenommen werden kann – alles hängt wieder vom Blickpunkt des Betrachters ab. So kann bildhaft ausgedrückt ein Kerzenlicht als sehr hell, aber im Vergleich zur Sonne als sehr dunkel wahrgenommen werden. Alles ist auch hier – wenngleich astraler, feinstofflicher Natur – noch relativ bzw. immer noch in der Dualität beheimatet. Erst jenseits des Lichts löst sich die Dualität physikalisch gesehen auf. Dann existiert nur noch analoges Bewusstsein der Einheit, die Quelle des unbegrenzten Potentials, welches sich in der Dualität dann Ausdruck verschaffen kann. Wie ein Quantenpotential unbegrenzter Möglichkeiten, sehr vereinfacht ausgedrückt, da es hierfür keine Worte gibt.

Zurück zum Beispiel von Susanne: Sie wird nach einiger Zeit des Reflektierens, des Heilens, des Zusammenseins mit ihrer Seelenfamilie und geistigen

Freunden und einer geistigen Selbsterkenntnis, die viel umfassender als logisch-analytisches Denken alleine ist, die Eckpfeiler für ein neues Leben bestimmen, Absprachen treffen, ein Land und ihre neuen Eltern auswählen. So wird sie als die Inkarnation eines neuen Seelenteilchens nach einigen Jahren oder Jahrzehnten vielleicht wieder in ein neues Erdenleben zurückkehren. Dies ist zwar nur eine der unzählig vielen, denkbaren Möglichkeiten in der jenseitigen Welt, aber für die meisten Menschen der wahrscheinlichste Regelfall, der viele, viele Male im Leben fast aller Menschen schon so eingetreten ist.

Ich werde hierzu nicht viel ausführen, doch Menschen deren Leben dauerhaft voller destruktiver, nicht liebevoller Handlungen war, werden sich nach ihrem Tod durch die Resonanz und das Karma zuerst einmal an Orten wiederfinden, welche diese Destruktivität widerspiegeln. Solange, bis sie sich durch Erkenntnis und der Wiedererlangung eines Fünkchen Liebe wieder in lichtvollere Bereiche entwickeln können. Hier werden sie von anderen Seelen und Engeln unterstützt. Aber es kann durchaus sehr, sehr lange in irdischer Zeitrechnung dauern, bis eine konstruktivere Entwicklung einsetzt. Das ist eine Art selbstgeschaffene „Hölle", die keine Bestrafung und keinen Teufel voraussetzt, sondern lediglich die karmische Folge eigener Handlungen darstellt. Um zu Erkenntnis zu gelangen müssen einige Menschen unsanft geweckt werden und die Folgen ihrer Handlungen selbst kennenlernen. Insbesondere Begierden und hasserfüllte Gedanken erschaffen solche astralen Orte und ziehen den Seelenanteil nach dem körperlichen Tod in diese Bereiche. In manchen Fällen werden derart veranlagte Menschen schnell wiedergeboren, damit sie irdisch gesehen einiges „wiedergutmachen" können, was sie in einem Zustand der geistigen Umnachtung „angerichtet“ haben. Im Sinne von Karma ist das der Versuch, durch die Abkehr von destruktiven Gedanken sich zunehmend konstruktiver zu entwickeln. Aber auch dieser Prozess ist dann von der Seele im Sinne einer Umkehr freiwillig gewählt und die Umstände können nur individuell betrachtet werden.

Für mein persönliches Leben ist daher die Richtung klar, wobei ich durch meine Nahtodeserfahrung mit 18 Jahren diesbezüglich stark geprägt wurde. Für mich ist die Erlangung eines liebevollen Christusbewusstseins das erstrebenswerte Ziel. Das ist fernab von religiösem Fanatismus – das ist das Gegenteil: Nächstenliebe in einem so hohen Maße zu entwickeln, dass der Zugang zu den hohen Dimensionen des Lichtes sich bewusst immer weiter eröffnet, um sich sozusagen als Mensch, unserer tatsächlichen Natur entsprechend, auch göttlich zu erleben. Dies in der aktuellen Zeit weltlich zu leben, ist eine tägliche Herausforderung, bei der auch ich nicht immer nur liebevoll agiere. Das ist menschlich, aber das beharrliche Streben zu diesem Ziel ist der entscheidende Faktor. Teilen der Menschheit mangelt es sicher an Nächstenliebe und so wird das Zusammenleben in einer Gesellschaft oft schwieriger, als es eigentlich sein müsste.

„Wahrlich, wahrlich, ich sage euch:
Wer an mich glaubt,
der wird auch die Werke tun, die ich tue,
und wird größere als diese tun,
weil ich zum Vater gehe."

(Johannes 14, 12)

Das Ende des irdischen Lebens

Im Falle von Susanne ist der Übergang vom irdischen in die geistige Astralwelt problemlos geschehen. Doch was geschieht, wenn hier Schwierigkeiten im Moment des Todes bzw. danach auftreten? Welche Art von Schwierigkeiten können das sein?

Im Sinne des Gesetzes „Dir geschieht nach Deinem Glauben" ist die persönliche Sichtweise entscheidend dafür, was durch den Eintritt des körperlichen Todes passiert:

Exemplarisches Beispiel:

Erich stirbt bei einem Verkehrsunfall. Er ist hierdurch in den letzten Momenten seines Lebens in einem so großen Schockzustand, dass diese Schockenergie ihn nicht die Hilfe und den Tunnel sehen lässt, die für den Übergang in die jenseitige Welt erforderlich wären. Er ist hierdurch gefangen (bildhaft ausgedrückt) und realisiert erst einmal nicht, dass sein Körper gestorben ist. Falls nun einer seiner Angehörigen in eine Behandlung kommt, weil diese Person seit Erichs Tod größere körperliche Probleme hat (manchmal genau in den Bereichen, in denen die größten Unfallverletzungen waren), könnte Folgendes das Ergebnis einer geistigen Bewusstseinsarbeit sein:
Der Angehörige sieht in der geistigen Bewusstseinsarbeit den verstorbenen Erich, wie er nach wie vor seinem täglichen Leben nachgeht, aber noch nicht realisiert hat, dass er bereits gestorben ist. Er ist ein – wie beispielsweise Schamanen es nennen würden – „erdgebundener Seelenanteil", der seinen Platz in der jenseitigen Astralwelt noch nicht gefunden hat. Im geistigen Gespräch macht er Erich klar, was geschehen ist und mittels Liebe und geistigen Helfern wird der Schock aufgelöst. Dann ist es möglich, dass Erich

über einen Lichttunnel seiner persönlichen Farbe/Energie den Weg in die astrale Jenseitswelt antritt und dort die Hilfe bekommt, die er bei der Verarbeitung seines plötzlichen Todes benötigt. Idealerweise verschwinden dann auch die körperlichen Beschwerden bei meinem Patienten, die nur „übernommen“ waren und eine Art Botschaft oder Hilferuf darstellten.

Dies ist lediglich ein fiktives Beispiel, um etwas zu verdeutlichen, das mit Worten kaum ausdrückbar ist und für viele Menschen wohl derzeit noch eher eine „Spukgeschichte“ darstellt. Aber für mich besteht kein Zweifel, dass es rund um den körperlichen Tod eine Vielzahl von Störfaktoren geben kann, die den Seelenanteil erst einmal daran hindern, die Reise nach Hause zum höheren Selbst anzutreten.

Ich hatte sicher hunderte Patienten, die aufgrund von körperlichen oder emotionalen Beschwerden zu mir kamen und bei denen der Tod eines nahestehenden Menschen der Grund war. Manche Kreise sprechen hier auch von sogenannten Besetzungen, wobei der Begriff für mich eher nicht der geeignete ist, weil er vielen Menschen vorschnell Angst macht. Ich neige eher zu der pragmatischen Sichtweise, dass es der Seelenanteil eines Menschen ist, der nach seinem Tod Hilfe benötigt, weil er sich geistig „verirrt“ hat. Manche Menschen haben sogar mehrere dieser Energien in ihrem System, die sie dann in einer Behandlungssitzung mittels Bewusstseinsarbeit wahrnehmen.

Derartige Einflüsse sind vielfach wesentlich stärker als Elementale/Fremdenergien, da hier ein komplettes menschliches Bewusstsein (das nach dem körperlichen Tod weiter vorhanden ist) die Störung verursacht. Sie können den Betroffenen massiv beeinträchtigen und weisen auf den Zusammenhang bzw. auf die im eigenen System aufgenommene

Bewusstseinsenergien des Verstorbenen hin. Dies kann bis hin zu wirklich lebensbedrohlichen Erkrankungen führen. Es ist ein komplexes, aber wichtiges Thema, das hier zumindest kurz angesprochen werden muss – auch wenn hier die Worte wieder einmal kaum beschreiben können, was tatsächlich dahintersteht.

Im Prinzip kennt die Volksweisheit den inneren Zusammenhang schon lange. Der sogenannte „Witwenbuckel" zeigt körperlich oft die Anwesenheit des verstorbenen Ehemanns im Bereich des oberen, hinteren Rückens. Oder die Tatsache, dass Menschen nach dem Tod der Mutter oder des Vaters sich plötzlich charakterlich so verändern, dass Außenstehende sagen: „Du wirst ja ganz wie deine Mutter/dein Vater!"

Ich erinnere mich an den Fall einer Patientin, die im Rahmen einer geistigen Bewusstseinsarbeit in den Mutterleib zurückging und dort dann wahrnahm, dass die Großmutter, die gerade gestorben war, ihren Körper besetzen wollte. So wuchs sie wie mit „Zwei Seelen in der Brust auf" und erzählte mir dann auch, dass zeitlebens zwei widersprüchliche Stimmen in ihr waren. Sie wunderte sich auch, dass sie sich bei der Kleidung oft ertappte, altmodische Dinge kaufen zu wollen, die gar nicht ihrem Stil und Lebensalter entsprachen. Was für eine Befreiung, als die Oma endlich ihren Tod realisierte und vergleichsweise leicht ihren Weg in den Tunnel antrat. Dort wartete auch bereits der Opa auf ihre Ankunft und zumindest in diesem Fall schien dieses Wiedersehen von beiden auch als freudig empfunden worden sein.

Auch wenn der Vergleich etwas drastisch ist, drückt dieses Bild es gut aus: Der Körper ist eine Art Fahrzeug und es macht Ärger, wenn mehrere Fahrer gleichzeitig in die Steuerung eingreifen wollen.

Es gibt zahlreiche Fälle, in denen ein Verstorbener einfach nicht ins Jenseits gehen kann, weil er aufgrund von Immobilien, Geld oder Familienzwist nicht gehen will. Er möchte nicht loslassen, obwohl „das letzte Hemd bekanntlich keine Taschen hat." Derartige Charaktere können vergleichsweise viel Ärger machen, vor allem bei energetisch sensiblen oder mit mangelnder eigener Schaffenskraft ausgestatteten Menschen. Dies gilt normalerweise nur für Personen, die emotional mit dem Verstorbenen verbunden sind. Manchmal kann im Sinne eines „Hilferufs" ein Verstorbener aber auch an einem Ort „aufgenommen" werden, der einfach nur besucht wurde, wie beispielsweise im Urlaub. Mir sind zahlreiche Fälle untergekommen, in denen Patienten die Seelenanteile von verstorbenen Soldaten aus irgendwelchen Kriegen auf Schlachtfeldern aufgenommen hatten – selbst wenn dies hunderte Jahre her war. In England, wo man sich in der Bevölkerung diesen Vorgängen offensichtlich bewusster ist, bezeichnet man eine derartige Heilarbeit als „Rescue Work". Ziel ist am Ende immer, dass diesen Seelenanteilen geholfen wird loszulassen und an den Ort zu gehen, der ihrer Resonanzfrequenz in der Astralwelt entspricht und wo sie die Hilfe bekommen, die sie benötigen.

Von besonderer Schwere sind gewisse Glaubensüberzeugungen, dass nach dem Leben die Hölle droht. Und im Sinne der Gebote dürften sich die Glaubensfanatiker eher als Sünder sehen. Daher haben es diese Seelenanteile oft am schwersten, den Tunnel zu beschreiten oder auch die anwesenden Engel um Hilfe zu bitten. Sie lehnen diese in ihrer Angst vor Bestrafung ab und machen sich damit die „Erde zur jetzigen Hölle". Denn in diesem erdgebundenen Zustand gibt es weder Hilfe noch Weiterentwicklung. Das führt zu einer geistigen Starre und ist mit dem astralen Verhalten verbunden, einfach mit dem Leben so weiterzumachen wie bisher. Hier benötigt es viel Überzeugungsarbeit, die Verstorbenen aus der irdischen Welt in die jenseitige Dimension zu überführen und nicht immer gelingt das ganz problemlos, denn der freie Wille dieser Seelenanteile muss auch nach dem körperlichen Tod weiterhin respektiert werden.

Vermutlich meinte Jesus mit den folgenden Worten neben den dunklen, destruktiven Bereichen der jenseitigen Astralwelt nicht zuletzt auch das Thema erdgebundener Seelenanteile:

„Ich bin das Licht der Welt.
Wer mir nachfolgt,
wird nicht in der Finsternis umhergehen,
sondern wird das Licht des Lebens haben."

(Worte Jesu/Johannes 8, 12)

„Ich bin die Auferstehung und das Leben.
Wer an mich glaubt, wird leben,
auch wenn er stirbt,
und jeder, der lebt und an mich glaubt,
wird auf ewig nicht sterben."

(Johannes 11,25)

Da Jesus den Weg der Nächstenliebe repräsentiert, ist für mich der Weg klar, wie gewisse Probleme bezüglich des körperlichen Todes gewiss vermieden werden können: Die Verantwortung und die Folgen für die Handlungen des Lebens liebevoll auf sich zu nehmen und im Sinne der Selbsterkenntnis mutig in die Zukunft voran zu gehen. Jesus hat niemals einen bösen, strafenden Gott in den Raum gestellt, sondern immer betont, dass die Nächstenliebe der Königsweg ist. Weil das göttliche, kosmische Bewusstsein Liebe IST. Hierbei ist der Weg das Ziel, jeden Tag ein kleines Stück an den persönlichen Ängsten, Zweifeln, Schuldgefühlen und ungeklärten Emotionen zu arbeiten.

Liebe also –
das schönste Phänomen in der beseelten Schöpfung,
der allmächtige Magnet in der Geisterwelt,
die Quelle der Andacht
und der erhabensten Tugend –
Liebe ist nur der Widerschein dieser einzigen Urkraft,
eine Anziehung des Vortrefflichen,
gegründet auf einen augenblicklichen
Tausch der Persönlichkeit,
eine Verwechslung der Wesen.

Friedrich von Schiller (1759 - 1805)

Karmische Beziehungen aus früheren Leben

Ein Mensch durchläuft innerhalb des Zyklus seiner Bewusstseinsentwicklung zahlreiche Inkarnationen – daran besteht für mich kein Zweifel. Selbstverständlich ist mir bewusst, dass viele Menschen das Konzept der Wiedergeburt ablehnen oder keine Meinung dazu haben. Allerdings sind beispielsweise heutzutage die Religionen des Hinduismus und des Buddhismus mit ca. 1,4 Mrd. Gläubigen nach deren Lehre Anhänger dieser These. Der Philosoph Platon, den ich für sehr weise halte, postulierte diese Idee bereits einige Jahrhunderte vor Christus. Ich bin der Überzeugung, dass Jesus diese Tatsache als Kernbotschaft ebenfalls lehrte, aber dieses Wissen den Kirchenvertretern später nicht mehr dienlich war und es deshalb in der Bibel nicht weiterverbreitet wurde.

Durch die Auferstehung Jesu Christi ist der Beweis erbracht, dass das Leben mit dem körperlichen Tod nicht endet. Dies impliziert im Sinne einer logischen Erkenntnis die Fragen nach der Qualität des „Jenseits" und „Warum immer wieder Menschen sich in die Welt neu inkarnieren". Wo kommen diese Seelen her und warum erinnern sie sich teilweise an frühere Leben oder haben gesundheitliche Störungen, die sie in Reinkarnationsforschungen mit alten Zeiten in Verbindung bringen und deren Details und Ursachen (z.B. Hinrichtungen mit den heutigen Symptomen der damaligen Verletzungen) sie genau beschreiben können? Meiner Logik zufolge kann dies nur mit dem Umstand erklärt werden, dass ein Mensch zahlreiche Erfahrungen in separaten Leben macht und der Tod lediglich einen vorübergehenden

Wechsel der Form von der materiellen Ebene in die feinstoffliche, informative Energiewelt (Bewusstsein ist nicht an Materie gebunden) darstellt, der nach Wunsch der jeweiligen Seele auch wieder in ein neues irdisches Leben münden kann. Ob das „Jenseits" nun Himmel, geistige Sphäre, Paradies oder Nirwana genannt wird, ist nicht wirklich relevant.

Durch viele Behandlungen in diesem „Forschungsbereich" habe ich diese Tatsache immer bestätigt bekommen und es erscheint mir daher sehr lohnenswert, sich mit den vielleicht wichtigsten Fragestellungen des Lebens, „Wo komme ich her?" und „Wo gehe ich hin?", eingehend zu beschäftigen. Hierbei ist es nicht wichtig meinen Überzeugungen zu folgen, sondern mit dem Herzen seine persönlichen Antworten zu fühlen. Der Mensch ist primär ein spirituelles Wesen und daher ist es sinnvoll, sich mit dieser inneren Natur intensiver zu beschäftigen und sie keinesfalls abzulehnen. Auf diese Weise können innerlich die hoffnungsvollsten und erfülltesten Momente gespürt werden, die das Leben zu bieten hat. Manche Menschen sprechen hier dann von einem Zustand der freudigen „Glückseligkeit".

Daher bitte ich den Leser, die folgenden Ausführungen mit einem offenen Geist aufzunehmen und sich auf die reinen Informationen vorurteilsfrei einzulassen. Denn es gibt einige Aspekte in Bezug auf Krankheiten oder charakterliche Prägungen, auf die ich kurz eingehen möchte, auch wenn die Umstände nur in der Einzelbetrachtung eines bestimmten Menschen genauer beleuchtet werden können. Ich verzichte hier bewusst auf Beispiele aus meiner Praxis, da sie mit Worten kaum zu beschreiben sind und die Ausführungen aufgrund der vielen Beteiligten zu komplex werden würden. Behandlungen in diesem Bereich gehören zu den spirituellsten Erfahrungen, die möglich sind und „überzeugen“ selbst kritische Patienten meist von der Tatsache, dass es frühere Leben tatsächlich gibt. Oftmals kann anschließend mit Hilfe von Recherchen in der Geschichte, Befragung von Familienmitgliedern oder durch Familienchroniken das in der geistigen Bewusstseinsarbeit Erfahrene konkret verifiziert werden.

Ich bin allerdings auch der Ansicht, dass das Thema „frühere Leben“ für zahlreiche Menschen in ihrem jetzigen Leben noch nicht wirklich relevant ist und dann besteht kein Handlungsbedarf. Vielleicht könnte man es so sehen: Erst dann, wenn die Zeit für eine Bewusstseinserfahrung bzw. einer Erkenntnis bezüglich früherer Leben reif ist, können bestimmte Umstände wie Krankheiten oder charakterliche Konditionierungen ins Leben treten, um anschließend deren Ursache in karmischer Hinsicht zu erkennen und aufzulösen. Sofern nach einer solchen Behandlung die gesundheitliche Störung verschwindet, ist dies eher ein (weiterer) Beweis für das Erkennen historischer Tatsachen anstatt falscher Erinnerungen oder „Phantasien“. Selbstverständlich ist grundsätzlich denkbar, dass Erfahrungen aus Filmen, wie Historiendramen, in Kombination mit einer kindlichen Prägung während der Behandlung erinnert werden und als früheres Leben „umgedeutet“ werden, aber in der Praxis würde der Unterschied schnell bewusstwerden und stellt für mich normalerweise keine Problematik in der Therapie dar.

Zur weiteren Erklärung werde ich nun den Lebensweg der fiktiven Susanne noch einmal als Beispiel verwenden und setze hierbei ihre Wiedergeburt als Tatsache voraus:

In dem Moment, in dem Susanne sich entschließt, eine neue Inkarnation zu beginnen, könnte man sie selbst bildhaft als die „Fahrerin“ ihres neu zu gestaltenden Babykörpers ansehen. Hierbei ist sie auf Baumaterialien angewiesen, die sie genetisch von Ihren Eltern während des Zeugungsakts zur Verfügung gestellt bekommt. Selbst wenn sie ihre Eltern vorgeburtlich sehr bewusst ausgewählt hat und deren Gene für ihren Lebensweg gut geeignet sind, hat dieser neu erschaffene Körper materiell gesehen wenig mit dem Körper und dessen Gencodierung gemeinsam, den sie selbst in ihrem Vorleben nutzte. Möglicherweise kennt sie einen oder beide Elternteile aus Vorleben, aber das ist nicht notwendigerweise der Fall. Selbstverständlich hat sie menschliche Gene und hier gibt es Übereinstimmung mit dem Wesen „Mensch“, aber es geht hier nun um die Details der Codierung und deren Auswirkung. Durch ihre Eltern können daher bereits vorgeburtlich Prägungen und Krankheitspotentiale vorhanden sein und diese haben im Grundsatz nichts mit der neuen „Fahrerin“ Susanne zu tun.

Zum besseren Verständnis möchte ich ein wenig ausholen: Seit langer Zeit diskutieren die Wissenschaftler im Bereich der Psychologie, welches Verhalten angeboren ist und welches Verhalten konditioniert ist. Hier möchte ich etwas Licht ins Dunkel bringen, aber gleichzeitig zugeben, dass die Betrachtung sehr komplex ist. Ich unterscheide die Rolle der Eltern von der Rolle Susannes, wobei das Bewusstsein der Beteiligten der maßgebliche Einflussfaktor ist:

Die Rolle der Eltern

Die Eltern haben einen großen Einfluss auf die genetische Codierung des Embryos. Hier gibt es wissenschaftlich unerklärbare Phänomene, die sich nicht mit der bisher anerkannten Vererbungslehre (über die DNS) erklären lassen. Hieraus entstand der Forschungsbereich der sogenannten „Epigenetik" und so konnte beispielsweise Folgendes gezeigt werden:

„Wenn Mütter in der Schwangerschaft häusliche Gewalt erfahren und somit fortgesetzt einem starken Stress-Erleben ausgesetzt sind, verändert dies die genetische Veranlagung des Kindes und lässt es in seinem späteren Leben anfälliger für Stress und psychische Erkrankungen werden. Was von Wissenschaftlern bereits aus Studien mit Mäusen vermutet wurde, konnte eine Zusammenarbeit von Psychologen und Biologen der Universität Konstanz erstmalig auf molekularer Basis beim Menschen nachweisen."[4]

Erfahrungen können das Erbgut verändern und festlegen, welche Gene wir an nachfolgende Generationen weitergeben. Wissenschaftler gehen davon aus, dass sich hierbei die DNS nicht verändert, aber dass bestimmte Moleküle durch Einflüsse aus der Umwelt angeheftet werden, die dann wie „An- oder Ausschalter" bestimmter genetischer Merkmale wirken. So stellen sich Gene heute als viel flexibler und variantenreicher dar, als man früher annahm.

Es gibt heute bereits viele Forschungen ähnlicher Art, die den Einfluss der Eltern auf das ungeborene Kind beweisen, daher ist die Liebe der Eltern so

4 https://www.gesundheitsindustrie-bw.de/fachbeitrag/pm/gewalt-an-schwangeren-veraendert-genetik-der-kinder In: gesundheitsindustrie-bw.de. BIOPRO Baden-Württemberg GmbH, 25. Juli 2011, abgerufen am 30.8.2019.

wünschenswert und wichtig für die Kindesentwicklung. In meinem Buch „Ganzheitliche Heilkunde für Körper, Geist und Seele“ habe ich zum Thema Schwangerschaft und die Bedeutung der Liebe in dieser Zeit sehr viel erläutert und ausgeführt, wie Traumatisierungen in dieser Zeit wieder geheilt werden können. Das Bewusstsein „thront“ über allem und daher kann die materielle Ebene, wozu auch genetische Programmierung gehört, grundsätzlich verändert werden. Hierbei ist mir an die dieser Stelle das Verständnis wichtig, dass nicht die (Epi-)Genetik die tatsächliche Ursache darstellt, sondern dass die Codierung anfangs über das Bewusstsein (des jeweils Beteiligten) erfolgt ist.

Es ist nun sicher logisch leicht nachvollziehbar, dass ein durch Umweltereignisse installiertes, genetisches Programm grundsätzlich wieder „ausgeschaltet“ oder verändert werden kann. Es ist Fakt, dass epigenetische Programmierungen grundsätzlich im Laufe des Lebens durch Umwelteinflüsse veränderbar sind. Dies kann eine große Auswirkung auf die körperliche und emotionale Gesundheit haben: *So konnte an 80 eineiigen Zwillingen nachgewiesen werden, dass sie im Alter von drei Jahren epigenetisch noch in hohem Maß übereinstimmen, nicht mehr aber im Alter von 50 Jahren, wenn sie wenig Lebenszeit miteinander verbrachten und/oder eine unterschiedliche medizinisch-gesundheitliche Geschichte hinter sich haben.*[5]

Eine Veränderung dieser teilweise schon vorgeburtlich erfolgten Codierungen erfordert im Einzelfall jedoch einen hohen Grad an Bewusstheit und so ergeben sich in der Therapiepraxis durchaus Limitierungen für die Betroffenen einer gesundheitlichen Störung.

5 https://de.wikipedia.org/wiki/Epigenetik, abgerufen am 30.8.2019

Während sich die Wissenschaft sich mit den Umwelteinflüssen ab dem Zeitpunkt der Zeugung und deren Auswirkungen auf die Gene beschäftigt, möchte ich darauf hinweisen, dass Prägungen schon viel früher als Bewusstseinsinformationen „codiert" werden:

So ist der Einfluss der Eltern keinesfalls auf die Zeit ab der Zeugung und auf eine psychische Konditionierung durch die Erziehung beschränkt – im Positiven, wie auch im Negativen im Hinblick auf die körperliche und psychische Gesundheit. Denn die Eltern hatten natürlich auch frühere Leben und deren Verlauf hat ihre Genetik über das geistige Bewusstsein vor langer Zeit ebenfalls „codiert". Deren Eltern hatten ebenfalls Prägungen, so dass man von einer ganzen Kaskade von sowohl gesundheitsfördernden als auch krankmachenden Einflüssen ausgehen kann, die während der Entstehung des Babys im Mutterleib wirken. Auf diese Weise erklären sich teilweise bestimmte psychologische Muster oder körperliche Schwachstellen mit denen ein Mensch später im Laufe seines Lebens immer wieder konfrontiert wird. In der Medizin kennt man beispielsweise einige Erbkrankheiten, die eine Generation „überspringen". Sie bestanden bereits im Leben von Oma/Opa und wurden an einen Enkel übertragen, ohne dass die Eltern darunter gelitten haben. Hier ist der „Schalter" bei den Eltern offensichtlich nicht aktiviert wurden, aber diese Information schlummerte dennoch in ihren epigenetischen Codierungen und wurde – das wird im Einzelfall zu analysieren sein – bei dem Enkel aktiviert.

Mit dem oben bereits angedeuteten Erklärungsmodell, dass Bewusstsein die (Epi-)Genetik codiert, lassen sich genetisch veranlagte Erkrankungen vielfach ursächlich erklären – über die bisher bekannten

Theorien der klassischen Vererbungslehre hinaus. Alles ist mit Allem verbunden und daher interagiert das geistige Bewusstsein wie in einer vielschichtigen Matrix mit vielen Beteiligten, die wechselseitig einen gewissen Einfluss ausüben – selbst über den körperlichen Tod hinaus. Hier geht es letztlich wiederum um Weiterentwicklung und Erkenntnis, falls gewisse Informationen sich als Störung bemerkbar machen. Es ist zu kurz gedacht, in genetischen Erkrankungen lediglich eine „Laune der Natur" zu sehen. Dennoch möchte ich klarstellen, dass meine volle Empathie bei Betroffenen ist, die mit derartigen Störungen intensiv belastet sind.

Erkrankungen, die gencodiert sind, sind nicht durch die „Fahrerin" Susanne verursacht, sondern bereits vorgeburtlich als Potential einer Störung latent vorhanden. Diese müssen nicht aktiv werden, aber es besteht die Möglichkeit einer Beeinflussung in körperlicher oder psychologischer Hinsicht. Selbstverständlich darf nicht vergessen werden, dass auch viele konstruktive und gute Codierungen als Informationen der Vorfahren in den Bauplan des Körpers hineingegeben werden. Ich möchte an dieser Stelle nur darauf hinweisen, dass diese Einflüsse externer Natur sind und damit erst einmal nicht in den Verantwortungsbereich von Susanne fallen.

Die Rolle der „Fahrerin" Susanne

Zu dem Zeitpunkt, in dem sich Susanne in ihr „Fahrzeug" (Baby) begibt, bringt auch sie Erfahrungen aus früheren Leben mit. Hierzu gehören sowohl Stärken, die sie für ihre Weiterentwicklung in diesem Leben nutzen möchte, als auch Schwächen, die sie in diesem Leben beseitigen möchte. Es ist allerdings möglich, dass sie bestimmte Schwächen ganz bewusst gewählt hat, um sich in ihrem Leben auf bestimmte Themen zu konzentrieren. In diesem Sinne handelt es sich bei diesen Eigenschaften dann eigentlich nicht um Schwächen.

Susanne ist sich auf einer höheren geistigen Bewusstseinsebene darüber im Klaren, welche genetischen Programmierungen ihrer Eltern und deren Vorfahren sie in ihrem neuen Leben belasten können. Sie wird daher schon während der Schwangerschaft gemeinsam mit geistigen Helfern versuchen zu bereinigen, was zu diesem Zeitpunkt in ihrer Macht steht und sie wird möglichst versuchen, ihre eigene Genetik zu codieren. Je mehr Liebe der Eltern zur Verfügung steht, umso leichter ist das im Allgemeinen zu bewerkstelligen. Ich hatte in diesem Zusammenhang zahlreiche Behandlungen, in denen die Patienten mir beschrieben, dass sie ungeboren ihren embryonalen Körper „optimieren" wollten und dass dies schwer war, weil nicht ausreichend Energie zur Verfügung stand, da die Mutter beispielsweise im Dauerstress war oder das Kind ablehnte.

Im Laufe ihres Lebens, insbesondere durch Kindererkrankungen, arbeitet Susanne weiter an der Optimierung ihres Körpers, um ihn nach ihren Vorstellungen leistungsfähig zu machen. Daher verschwinden zahlreiche Erkrankungen, die von Geburt an bestanden, auch im Laufe der Jugend und insbesondere in der Pubertät, da sie ab diesem Zeitpunkt immer mehr für sich selbst verantwortlich ist und ihr zunehmend Möglichkeiten zur Veränderung durch ihr geistiges Bewusstsein eingeräumt werden. Sie wird immer selbstständiger im Denken, Fühlen und Handeln. Das eröffnet ihr Manifestationsmöglichkeiten, die über die der Kindheit hinausreichen.

Einflüsse aus früheren Leben, wirken sich dann oftmals nicht mehr so stark aus und der Körper kann heilen. Ein Hinweis am Rande: Wissenschaftler codieren Gene heutzutage mittels Viren, die Informationen einschleusen. Ich bin der Auffassung, dass viele Virus-Erkrankungen tatsächlich eine ähnliche Funktion haben und bin daher geneigt, ihnen Positives abzugewinnen. Zu dieser Meinung stehe ich, obwohl meine Viruserkrankung mit 18 Jahren ein sehr heftiges, beinahe tödliches Ereignis war – bei dem sich schlussendlich alles zum Besten gewendet hat.

Sofern Susanne, wie prinzipiell alle Menschen, eigene charakterliche Schwächen aus früheren Leben mitgebracht hat, so sollte sie diese überwinden. Diese Einflüsse, die nicht durch das geistige Bewusstsein ihrer Eltern oder ihrer Vorfahren als Information codiert wurden, sondern ihr eigenes Seelenbewusstsein betreffen, können herausfordernd sein und bis zur Aufarbeitung gewisser Schwächen durchaus mehrere Leben in Anspruch nehmen. Diese Herausforderung liebevoll anzunehmen und willensstark beständig Schritte zu diesem Ziel hin zu machen, ist Susanne zu wünschen. Hierbei wäre es therapeutisch sinnvoll zu überprüfen, ob sie in früheren Leben Eide oder Gelübde auf Ewigkeit abgelegt hat, die in diesem Leben unbewusst nach wie vor aktiv sind. Derartige „Verträge“ können im seelischen Bewusstsein über viele Leben hinweg durchaus problematisch sein und sind erst dadurch, dass ihre Existenz erkannt wird, abänderbar bzw. auflösbar.

Die Therapie von Ereignissen aus früheren Leben

Mittels einer geistigen Bewusstseinsarbeit können grundsätzlich die Erlebnisse aus eigenen früheren Leben oder aus denen der Eltern/Vorfahren erkannt und aufgearbeitet werden. Meist ist es die Art des Todes, sofern sie gewaltsam oder unfreiwillig geschehen ist, an die man sich erinnert. Derartige Traumatisierungen können neben Krankheitssymptomen ggfs. zu charakterlichen Schwächen oder Ängsten im jetzigen Leben führen. Manchmal werden diese auch erst zu einem späten Zeitpunkt im Leben „getriggert", beispielsweise durch den Besuch eines bestimmten Ortes, durch Historienfilme oder durch den Tod eines Angehörigen. Häufig „schlummern" sie über Jahre und drücken sich plötzlich als Symptom im Leben aus, wenn die Zeit ihrer Bearbeitung gekommen ist.

Im Prinzip ähnlich der Behandlung von Traumatisierungen im jetzigen Leben – lässt sich mittels Liebe und Erkenntnis das heilen, was beeinträchtigt wurde. Sofern es sich um Todesereignisse und hierdurch ausgelöste Traumatisierung handelt, wird der Patient unter meiner Anleitung den damals Verstorbenen, der aufgrund seiner Traumatisierung entweder seinen Tod noch nicht realisiert hat oder aus anderen Gründen immer noch in der erdnahen, astralen Dimension „gefangen" ist, geistig auferstehen lassen. Dies erfolgt unter Anwesenheit von Engeln und eine derartige Behandlungserfahrung kann weitreichende, positive Konsequenzen haben, bis hin zu dem Verlust der Angst vor dem körperlichen Tod und der Überzeugung, dass die Kernbotschaft des auferstandenen Jesus eine Tatsache ist. Die Präsenz der „Heilkraft der Liebe" ist in diesen Momenten kraftvoll spürbar und meist bleiben hinterher keine Fragen mehr offen, da die Erkenntnis im Herzen ganz klar verinnerlicht wird.

Zur Erklärung: Mir erscheint es manchmal wie ein „Notruf“ an das Bewusstsein des Patienten, das über eine gesundheitliche Störung auf die Notwendigkeit hinweisen möchte, einer verstorbenen Seele oder früheren Bewusstseinsanteilen aus Vorleben die notwendige Hilfe zukommen zu lassen. Historische Täter-/Opferbeziehungen treten ebenfalls häufiger in der Praxis auf und deren Auflösung befreit zwei Individuen von entsprechenden Blockaden, so dass sie auf ihrem Weg leichter voranschreiten können.

Innerhalb der Behandlung wird meist klar, ob es um Erlebnisse aus einem eigenen früheren Leben geht oder um die Vergangenheit der Vorfahren. Letztlich ist es (fast) unerheblich, denn wichtig ist nur, dass eine Heilung stattfindet, die sich an alle Beteiligten richtet – unabhängig davon, ob sie derzeit inkarniert sind oder sich in der geistigen Sphäre befinden. In dieser Arbeit taucht der Patient lediglich in die früheren Leben ein, mit denen er noch karmisch verbunden ist. Die „erledigten“ Dinge brauchen nicht bearbeitet zu werden, denn es geht nur um die Aspekte, die noch einer Heilung bedürfen. Oftmals können derartige Behandlungen eine Auflösung bzw. Linderung chronischer Erkrankungen oder psychischer Auffälligkeiten bewirken, die mit dem Ereignis aus dem früheren Leben verknüpft sind. Denkbar ist hier z.B. bei Tod durch Erhängen eine Schwäche im Halsbereich im Sinne von Halswirbelsäulenproblemen, Beklemmungsgefühlen (Krawatten werden dann meist ungern getragen) oder Atembeschwerden. Möglich wäre auch eine Abneigung gegen Menschenansammlungen auf Markplätzen, da in früheren Zeiten Hinrichtungen leider ein „Schauspiel“ waren. Dies nur exemplarisch genannt, da die genauen Ursachen und Auswirkungen immer im Einzelfall konkretisiert werden müssen. Über dieses Erklärungsmodell lassen sich sogar bestimmte Verhaltensauffälligkeiten erklären, die für die Beteiligten bislang logisch nicht nachvollziehbar erschienen oder „sinnlos" wirkten.

Während am Anfang des Buches darauf hingewiesen wurde, dass viele chronische Erkrankungen der Selbsterkenntnis und der persönlichen Weiterentwicklung dienen, möchte ich bei dem Thema frühere Leben betonen, dass bei Einflüssen durch die Eltern oder die Vorfahren jeweils deren Heilung im Sinne des Familiensystems im Vordergrund steht. In diesen Fällen könnte man vielleicht davon sprechen, dass der „Körper eine Erkrankung" hat und nicht der Patient selbst. Eine derartige Unterscheidung ist hilfreich, falls die Ursache der Erkrankung nicht im eigenen Bewusstsein zu suchen ist. Sofern es nicht gelingt, durch eine Bewusstseinsarbeit das zu verändern, was über die Vorfahren im Körper codiert ist, dann ist es schulmedizinisch sinnvoll, lediglich die Symptome zu behandeln und zu lindern. Zum jetzigen Zeitpunkt gibt es schlichtweg noch Limitierungen für die Heilung bestimmter Erkrankungen mit (epi-)genetischem Codierungs-Hintergrund.

Aura-Chirurgie

Es gibt eine weitere Möglichkeit den Körper bei der Heilung alter Erinnerungen und genetischer Codierungen zu unterstützen: Es ist die Therapie im feinstofflichen Feld, welche unter dem Namen Aura-Chirurgie bekannt ist. Hier wird mit einem geringen Abstand zum Körper im Energiefeld mit ärztlichen Instrumenten „operiert". Im Regelfall spürt der Patient diesen Eingriff wie bei einer tatsächlichen

Operation, jedoch ohne Schmerzen. Für eine Therapie denkbar sind beispielsweise Schussverletzungen oder Hinrichtungen in früheren Leben, die eine Belastung im jetzigen Leben darstellen können. Die Tatsache, dass das Opfer damals im Schock gestorben ist oder vielleicht sogar unschuldig angeklagt wurde, kann eine Schwächung im Bereich des feinstofflichen Energiekörpers (auch Ätherleib genannt) im Bereich der Verletzung hervorrufen. Hier kann eine aura-chirurgische Behandlung die Verletzung (energetisch gesehen) heilen und die körperlichen Symptome anschließend verschwinden lassen. Körperzellen folgen, wie alles Materielle, immer dem Prinzip von Bewusstsein + Energie.

Ich bin mir bewusst, dass sich das möglicherweise wenig glaubwürdig anhören kann, aber es gibt zahlreiche Beweise für den Nutzen dieser Vorgehensweise – weit über den Placebo-Effekt hinaus. Ich habe kürzlich einen deutschen Chirurgen mit über zwanzigjähriger Berufserfahrung kennengelernt, der diese Behandlungsmethode zukünftig ausschließlich anwenden möchte, weil er von ihrem therapeutischen Nutzen überzeugt wurde. Sicherlich wird die Aura-Chirurgie die konventionelle Chirurgie noch lange nicht ersetzen können, aber ich bin zuversichtlich, dass es viele sinnvolle Einsatzbereiche gibt, mitunter auch ergänzend zur medizinischen Akutmedizin. Denn über diese Therapie lassen sich Körperbereiche behandeln, die für einen Chirurgen unzugänglich sind oder deren „echte" Operation den Körper zu sehr belasten würde.

Über die genaue Wirkungsweise kann ich zum heutigen Zeitpunkt nur spekulieren, aber meine bisherigen Erfahrungen mit dieser Methode sind beeindruckend und ich wende sie daher in Einzelfällen bei bestimmten Krankheitsproblemen an. Ein Nutzen scheint mir vor allem in den Fällen gegeben zu sein, wo die Verantwortung für die Erkrankung nicht im Patientenbewusstsein im Sinne einer Erkenntnisaufgabe liegt, sondern es sich rein körperlich beispielsweise um vorgeburtlich codierte Schwächen oder die angesprochenen Verletzungen mit Todesfolge in früheren Leben handelt. Die Aura-Chirurgie ist eine Brücke zwischen der körperlichen Therapie auf der einen Seite und der Bewusstseinstherapie auf der anderen Seite. Sie stellt eine Erweiterung der bisher bekannten Energiearbeit im feinstofflichen Körper (Ätherleib) dar. Auch hier gilt: „Wer bzw. was heilt, hat Recht".

Bei schulmedizinischen Operationen handelt es sich um die „materiellste" Interventionsform einer Behandlung. Die Aura-Chirurgie kann man demzufolge als die feinstoffliche Seite des Operierens ansehen. Alle Materie ist von Bewusstsein durchdrungen und wurde durch Bewusstsein geschaffen. Daher kann Materie sowohl von der feinstofflich energetischen, als auch von der stofflichen Seite aus „bearbeitet" werden. Für die bewussteren, feinfühligeren Menschen ist die Aura-Chirurgie oftmals sehr gut geeignet und kann schulmedizinische Operationen mitunter komplett ersetzen, für die „materielleren", derzeit noch unbewussteren Menschen ist die stoffliche, medikamentöse oder die operative Medizin nach wie vor die bessere Wahl. Diese Sichtweise erfolgt ohne Bewertung lediglich in dem Sinne, dass jeder Mensch analog seines Bewusstseinszustandes die für ihn passende Therapierichtung finden sollte.

Hiermit enden meine Ausführungen zu den sehr spirituellen Themen und der Art, wie ich in der Praxis Patienten bei derartigen Herausforderungen bestmöglich helfe, sofern es geschehen darf. Ich hoffe, dass ich mich so klar wie möglich ausgedrückt habe. Gleichzeitig versichere ich den Lesern, dass ich ein großes Verständnis dafür habe, falls einige Aspekte zum jetzigen Zeitpunkt für sie noch nicht annehmbar oder akzeptabel sind. Sofern diesbezüglich noch keine geistigen Bewusstseinserfahrungen gesammelt wurden, kann sich das Ausgeführte unglaubwürdig anhören. Ich möchte betonen, dass kein hundertprozentiger Anspruch auf die Vollständigkeit sowie die Richtigkeit des Ausgeführten erhoben wird – und ich, wie jeder andere Mensch, auch „blinde Flecken" habe. So war ich beispielsweise in meinen Jugendjahren überaus kritisch bezüglich dieser Dinge und habe meine persönlichen Beweise für die dargelegte Anschauung vor allem durch die Nahtodeserfahrung, durch regelmäßige geistige Bewusstseinsarbeit und später vor allem durch die Erfahrungen mit den Patienten erhalten.

Es geht hier nicht um die absolute Wahrheit, sondern lediglich um einen aus meiner Sicht gesundheitsfördernder Teilabschnitt der universellen, kosmischen Wahrheit, vor der ich mich respektvoll verneige. Sehr bewusst ist mir auch die Macht eines (über-)kritischen Verstandes, der letztlich aber dem Schutz vor zu leichtfertiger, ungeprüfter Übernahme von vielleicht falschen Informationen dient. Daher darf alles sich zu seiner Zeit entwickeln und mir ist es ein besonderes Anliegen, dass der Inhalt des ganzen Buches nicht komplett in Frage gestellt wird, nur weil der Leser bezüglich gewisser Teilaspekte andere Überzeugungen hat.

Partnerschaftliches Zusammen-Sein

Ein Thema, das in Zusammenhang mit Heilung und Bewusstsein noch angesprochen werden sollte, sind partnerschaftliche Beziehungen, in welcher Form auch immer, ob als Ehe oder als lockerere Form des Zusammenseins. Hier gibt es einige Aspekte zu beachten, die unglücklich oder krank machen können.

Persönlich bin ich bezüglich der Rolle von Mann und Frau ein Anhänger eines eher konservativen Weltbildes, das sich für mich in der Beziehung von Jesus zu Maria Magdalena historisch ausdrückt. Die Heilungswunder, die ihm zugeschrieben werden, sind vor allem ab dem Zeitpunkt berichtet, nachdem er diese Beziehung einging. An dieser besteht für mich kein Zweifel und ich bin der Auffassung, dass Maria Magdalena geistig eine ähnliche Meisterschaft innehatte, wie Jesus – nur stattdessen den weiblichen Pol vertrat bzw. immer noch vertritt.

Das macht auch aus spiritueller Sicht sehr viel Sinn, denn die Vereinigung des männlichen Prinzips mit dem weiblichen Prinzip gleicht dem geschlossenen Kreis des Yin/Yang-Symbols. Es sind zwei Seiten einer Medaille, die untrennbar zusammengehören, obwohl sie unterschiedliche Pole sind.

Jeder Mensch hat beide Elemente, das weibliche sowie das männliche als Informationen/Energien in seinem Körper und seinem Bewusstsein. Ich habe sehr häufig die therapeutische Erfahrung gemacht, dass sich Konflikte mit einem dieser Prinzipien beispielsweise als Anspannungszustand oder durch Probleme auf der rechten Seite (männlich) oder auf der linken Seite (weiblich) ausdrücken.

Falls nun beispielsweise ein Mann von einer Frau emotional verletzt wurde bzw. noch immer in der Opferhaltung der historischen Verletzung steckt, dann kann das große Probleme bereiten. Nicht nur, dass jede potentielle neue Partnerschaft vorbelastet ist, sondern vor allem, dass er seine eigenen weiblichen Aspekte in negativer Hinsicht unterdrückt oder nicht zulässt. Für Frauen gilt prinzipiell das Gleiche bezüglich Konflikte mit dem männlichen Prinzip.

Ich denke, dass fast jeder Mensch diesbezüglich vorbelastet ist und dies hat auch die Partnerschaft/Ehe der Eltern als eine der Ursachen. Diese haben Beziehungs-Rollenbilder vorgelebt, welche die Kinder dann oft als „Ideal“ übernehmen oder im Falle von unschönen Ereignissen mit „So will ich nie werden“ beantworten. Freier Wille bezüglich der Partnerschaft sieht für mich anders aus, hier bedarf es einer inneren Harmonie zwischen den Qualitäten des weiblichen und des männlichen Prinzips, idealerweise ohne Vorbelastung oder Konditionierung „wie es zu sein hat“. Daher ist es so wichtig, diese Dinge zu erkennen und gegebenenfalls geistig im Bewusstsein zu bearbeiten.

Ich kenne Patienten, die 40-jährige Ehen leben und die teilweise immer noch sehr glücklich mit ihrem Partner sind. In Erzählungen berichten sie mir über die Höhen und Tiefen, vielleicht auch vom Fremdgehen, aber sie haben immer wieder zusammengefunden. Dies ist ein wunderbarer Weg, der zu großem Bewusstseinswachstum beitragen kann. Nicht bei den ersten Schwierigkeiten zu flüchten, sondern eine gemeinsame Lösung zu finden und gemeinsam durch „Dick und Dünn“ gehen. Für manche Menschen ist dies die ideale Form der Partnerschaft und nicht selten wählen sie einen Partner aus der gleichen Seelenfamilie oder jemanden, den sie bereits aus einem früheren Leben kennen und mit dem sie vorgeburtlich eine Absprache getroffen hatten. Dies kann beispielsweise auch ein gemeinsames Projekt sein, später bestimmte Kinder in die Welt zu bringen.

Mittels einer geistigen Bewusstseinsarbeit lässt sich hier oft etwas Hintergrund in Erfahrung bringen und solange beide Partner damit glücklich sind bzw. mehr glückliche als unglückliche Tage miteinander verbringen, ist das für die körperliche und psychische Gesundheit sicher förderlich. Im Sinne der Weiterentwicklung ist es aber auch bei sehr miteinander harmonisch wirkenden Menschen ab und an erforderlich, aus der Komfortzone gebracht zu werden. Gewisse Reibungspunkte dienen der Weiterentwicklung und wenn eine gute gemeinsame Basis geschaffen wurde, lassen sich auch Krisen vortrefflich meistern. Es schweißt die Partnerschaft meist noch mehr zusammen, wenn ein Partner eine Schwäche zugibt oder ein Problem auch dem Partner gegenüber offenbart. Das ist eine zutiefst menschliche Seite, die tief ins Herz blicken lässt und eine Nähe zwischen den Partnern schaffen kann, die auch in die Bereiche alter Verletzungen hineinwirken darf. Gerade vielen Männern würde es gut zu Gesicht stehen, diese weiche, verletzliche Seite auch der Partnerin gegenüber zu offenbaren.

Ich hatte viele Patienten, bei denen der Schmerz erst körperlich chronisch werden musste, bis sie sich ihren dahinterstehenden emotionalen Schmerz eingestehen konnten. Viele Menschen tragen eine Maske und zeigen ihre wahren Gefühle aus Angst vor Verletzung nicht – und belasten sich hierdurch selbst am meisten. Der wirklich Starke kann seine Weichheit und Verletzbarkeit maximal zulassen, erst dann ist er Meister seiner Emotionen geworden.

Was das weibliche Prinzip anbelangt, so hat sich zumindest in Europa in den letzten Jahrzehnten viel zum Positiven verändert. Frauen sind heute im

Allgemeinen viel selbstständiger, freier und wirtschaftlich unabhängiger als dies früher der Fall war. Während eine Frau sich in den 60er Jahren oft aus wirtschaftlicher Abhängigkeit von einem beispielsweise alkoholkranken, jähzornigen Mann wohl kaum trennen konnte oder alleinerziehend fast „geächtet" war, ist der Freiheitsgrad der Selbstbestimmung heute erfreulicherweise höher. Aber auch hier gibt es Konfliktpotential, falls eine selbstbestimmte, starke Frau vielleicht auf das altmodische Rollenbild eines neuen Partners trifft. Für diesen Mann ergibt sich dann idealerweise die Chance in ein harmonischeres Beziehungsverhalten hineinzuwachsen. Hierfür braucht es Verständnis auf beiden Seiten und den Wunsch auf liebevolle Weise diese Balance der Wertigkeit von Mann und Frau jeden Tag etwas besser leben zu wollen.

In Bezug auf Heilung geht es immer auch darum, die Anteile in sich zu heilen, die nicht in Harmonie sind und bei denen eine falsche Bewertung des heiligen weiblichen und männlichen Prinzips vorliegt. Es darf nicht vergessen werden, dass ein Mensch immer aus der Vereinigung dieser beiden Prinzipien heraus geboren wird. Vollkommene, körperliche und geistige Gesundheit ist erst dann möglich, wenn beide Prinzipien vorurteilsfrei und gleichwertig akzeptiert werden können. Hierbei kann der Partner ein wunderbarer Spiegel sein, der bestimmte Konflikte im Äußeren aufzeigt, die innerlich zu heilen sind. Doch nicht jeder ist bereit, sich dieser Herausforderung dann auch zu stellen.

Im Zusammenhang mit den weltpolitischen Entwicklungen ist es aus meiner Sicht auch sehr zu begrüßen, dass das weibliche Prinzip sich vielleicht leise, aber immer stärker durchsetzt. Verhandlungsgeschick, Kommunikation, Leben schenken und behüten sind weibliche Aspekte, die irgendwann in der Zukunft sehr zum Frieden beitragen werden, wenn die kritische Masse irgendwann erreicht sein wird. Ich bin hoffnungsvoll in Bezug darauf, dass der männlich dominante Einfluss im Sinne vom „Recht des Stärkeren" zunehmend harmonisiert werden wird.

Eine weitere gesellschaftliche Veränderung der letzten Jahrzehnte besteht darin, dass viele Menschen Beziehungen mehr im Sinne von „Lebensabschnittsgefährten" leben oder bewusst keine langen, festen Bindungen eingehen wollen. Oft spielen hier emotionale Verletzungen durch Expartner eine große Rolle und diese sollten natürlich geheilt werden. Auch die höhere Lebenserwartung macht es wahrscheinlicher, im Laufe des Lebens mehrere Partner zu wählen.

Doch der vergleichsweise häufige Wechsel von Partnern kann auch einen anderen Hintergrund haben, ohne dass dies „Flucht" oder sich „einem Problem nicht stellen wollen" als Ursache hat. Hier kommt das Resonanzprinzip wieder ins Spiel. Aus meiner Sicht wird der potentielle Partner nicht zufällig ins Leben gezogen, sondern aufgrund einer bestimmten Resonanz. Diese kann „groß" im Sinne von Lebenspartner und vorgeburtlicher Absprache oder eher „klein" im Sinne eines One-Night-Stands sein, dessen Resonanz ausschließlich sexuelle Begierde ist. Daher stellt sich immer die Frage, was das gemeinsame Resonanzfeld und der Zweck einer Beziehung sein könnte.

Die meisten Menschen wählen in diesem Leben, die Liebe immer weiter zu erfahren und einer dieser Aspekte ist die partnerschaftliche Liebe. Da Menschen so unterschiedlich sind, möchten sie vielleicht viele verschiedene Erfahrungen machen und wählen ganz bewusst eine Mehrzahl von Partnern im Leben. Solange das für alle Beteiligten so in Ordnung ist, stellt das auch kein Problem dar und dient der Weiterentwicklung. Ich bin hier allerdings ein absoluter Freund von Transparenz. Das Gesagte soll kein Freibrief sein, alles ohne Konsequenzen machen zu können, wonach einem der Sinn steht. Im Sinne von Karma sollten Beziehungen im Regelfall nicht so gelebt werden, dass der Partner hintergangen oder ausgenutzt wird. Außergewöhnliche Umstände, wie im Beispiel der Frau, die während der Schwangerschaft durch Einflussnahme des Kindes fremdging, sind dennoch immer möglich. Bewusste Menschen sollten daher hier die Tugendhaftigkeit anstreben. Dazu gehören Ehrlichkeit, Offenheit und Transparenz. Dies ist gleichbedeutend mit einem Verhalten der Nächstenliebe und wer den Anspruch an eine bewusste, geistige Weiterentwicklung erhebt, sollte versuchen weitgehend so zu handeln, sonst könnten irgendwann beispielsweise Traurigkeit oder Einsamkeit die Begleiter sein.

Aufgrund der Resonanz suchen die meisten Menschen im Äußeren oftmals unbewusst auch das, was sie im Inneren heilen müssen oder wo ein Konflikt besteht. Der Partner wird daher immer auch zum Spiegel von eher schwierigen Aspekten in mir selbst. Nach anfänglicher Verliebtheit wird mit zunehmender Beziehungsdauer dies normalerweise immer deutlicher. Das ist eine perfekte Möglichkeit, diese Themen zu heilen. Falls der Partner dieses Thema bereits „gemeistert" hat und beide verstehen, dass Konflikte eine Möglichkeit zum Wachsen sind, kann eine Heilung durch die Partnerschaft entstehen. Wichtig ist, dies zu verstehen und etwaige Schuldgefühle oder Angriffe auf das Selbstwertgefühl als das zu verstehen, was sie sind: Eine Möglichkeit der Selbsterkenntnis und Heilung. Nicht der Partner ist „schuld" – er spiegelt meist nur eine alte Verletzung in mir. Liebe, vor allem die reine Form, wirkt wie ein Spiegel und will an die Oberfläche bringen, was geheilt werden soll. Denn nur so kann die Liebe weiterwachsen und immer tiefer werden.

So ergeben sich bezüglich der möglichen Probleme einer längeren Partnerschaft im Grundsatz verschiedene Möglichkeiten:

1) Die partnerschaftliche Liebe wird im Laufe der Jahre immer tiefer und reiner, Beide sind glücklich miteinander und beschließen jeden Tag aufs Neue, den Lebensweg gemeinsam zu gehen. Konflikte werden oft leicht gemeistert, da beide die Kraft und Liebe des jeweils anderen für Transformationsprozesse nutzen können und sich fallen lassen können. Für viele Menschen eine wunderbare Wachstumsmöglichkeit. Falls Kinder aus dieser Verbindung hervorgehen, kann das gemeinsame Bewusstseinsfeld kraft Resonanz oft sehr weit entwickelte, sehr bewusste Seelenanteile anziehen.

2) Die Partner harmonieren anfänglich gut miteinander. Nach einiger Zeit spiegeln sie sich bestimmte Themen und das führt zu immer größeren Spannungen/Konflikten. Anstatt daran zu arbeiten und die Ursachen geistig zu durchdringen bzw. liebevoll aufzulösen, sperrt sich zumindest einer von beiden gegen eine Transformation oder Weiterentwicklung. Die Beziehung macht ab irgendeinem Zeitpunkt keinen Sinn mehr, weil eine gemeinsame Wachstumsmöglichkeit durch das „Querstellen“ des Partners versagt ist. Das Thema muss dann anderweitig gelöst

werden, sei es durch eigene Klarheit, therapeutische Arbeit oder einen anderen Partner, der das Thema wieder spiegeln wird und mit dem es dann vielleicht gelöst werden kann.

3) Die Partner verbringen einige Zeit miteinander, wachsen gemeinsam und lösen bestimmte Themen durch ein liebevolles Miteinander auf. Beide entwickeln sich weiter, aber durch persönliche Präferenzen des freien Willens ab irgendeinem Zeitpunkt in unterschiedliche Richtungen. Das können Dinge sein wie Beruf, Freizeitinteressen, Wunsch nach Auswanderung oder Umzug – es gibt viele Möglichkeiten. Schließlich sind irgendwann die individuell wichtigen Wünsche oder Zielvorstellungen nicht mehr im Sinne eines Kompromisses unter einen Hut zu bringen. Es entwickeln sich unüberbrückbare Differenzen und die Partner trennen sich schließlich.

Ich bin mir bewusst, dass dies sehr stereotyp ausgeführt ist, aber es geht mir lediglich um folgenden Hinweis: Trennungen sind meist das natürliche Ergebnis eines Stillstandes, der für den inkarnierten Seelenanteil eines Menschen ein unerträglicher Zustand ist. Er strebt nach Wachstum und in den allermeisten Fällen erfolgt dies gemeinsam mit einem für diese Lebenszeit geeigneten Partner. Hier gibt es unzählig viele denkbare Szenarien und ich kann aus meinem eigenen Leben sagen, dass ich offensichtlich vor meiner Geburt bereits Absprachen mit einigen Frauen getroffen hatte, mit denen ich dann später eine Partnerschaft einging. Alles hatte zum jeweiligen Zeitpunkt seinen Sinn, auch wenn ich es erst später am Ende der Beziehung erkennen durfte.

Daher empfehle ich, das Ende einer Ehe oder einer Beziehung niemals als „Scheitern" oder „Versagen" anzusehen. Schuldgefühle haben hier keinen Platz und auch das Selbstwertgefühl sollte hierdurch nicht zerstört werden. In gewisser Hinsicht haben die Menschen das optimale Zusammenleben in der Gesellschaft noch nicht gemeistert und die Konflikte rund um Partnerschaften sind ein Ausdruck davon.

Mir ist klar, dass beispielsweise verlassene Partner mit dem Schicksal hadern können, wütend werden oder die Welt nicht mehr verstehen. Aber es ist wichtig zu begreifen, dass das Ende einer Beziehung oft den Erfolg darstellt, dass der Zweck einer Beziehung entweder vollkommen erreicht ist oder dass mit diesem Partner derzeit kein weiteres seelisches Bewusstseinswachstum mehr möglich ist. Das Ganze wird auch überlagert von externen Faktoren, wie beruflicher Stress oder Ärger in der Familie. Hier mischt sich in vielen Fällen dann die seelische Ebene mit dem höheren Selbst schützend ein, falls ein weiteres Zusammensein nicht mehr förderlich für die eigene Entwicklung ist. Der gesamte Prozess einer partnerschaftlichen Entwicklung ist in gewissem Maß immer davon abhängig, dass beide Seiten jeweils individuell ihre Schritte zur Weiterentwicklung unternehmen,

Ich will an dieser Stelle betonen, dass es in Einzelfällen auch sinnvoll sein kann, um die Rettung einer Beziehung zu „kämpfen", vor allem wenn der Partner vielleicht gerade im Affekt handelt oder in einer schwierigen Lebensphase ist. Mittels einer geistigen Bewusstseinsarbeit konnte ich hier bereits zahlreichen Menschen zu Klarheit verhelfen, ob das Zusammensein überhaupt ein gangbarer Weg und weiterhin sinnvoll ist. Hierbei würde ich jedoch niemals im Sinne einer Bewertung „Schicksal" spielen, sondern versuche lediglich dem Patienten eine Einsicht zu verschaffen, welche Dynamiken hier gerade am Wirken sind. Manchmal sind es eine Verkettung von Missverständnissen, die an sich gut zusammenpassende Partner auseinandertreiben. In anderen Fällen wird beispielsweise klar, dass der Zweck der Partnerschaft erfüllt ist oder sie beispielsweise durch destruktive Verhaltensweisen wirklich zerrüttet ist. Kein Mensch sollte sich gezwungen fühlen, auf Dauer mit einem Partner zusammen zu bleiben, der permanent negative Emotionen auslebt und kein Interesse daran hat, diese Verhaltensweisen zu beenden bzw. zu „meistern". Denn dann ist er von astralen Elementalen umgeben, die im Sinne einer Fremdenergie auch zunehmend die eigenen Gedanken und das Verhalten beeinflussen. Jeder kennt vermutlich Beispiele von Partnerschaften, in denen zu irgendeinem Zeitpunkt nicht Liebe, sondern beiderseitiges destruktives Verhalten der Lebensmittelpunkt ist und jeder den anderen für seine Probleme verantwortlich machen will. Hier wirken dann zunehmend destruktive Energien, denen manche Menschen sich kaum mehr entziehen können während sie immer mehr davon beeinflusst werden. Denn mit jedem Tag wird bildhaft „Öl ins Feuer gegossen". Nur durch Bewusstheit und liebevolle Transformieren dieser Energien lässt sich dann die Partnerschaft vielleicht noch „retten".

Daher erachte ich es nicht für sinnvoll, jahrelang in einer Art „Opferrolle" mit seinem Partner oder den Lebensumständen zu hadern. Liebe erfahren zu wollen, bedeutet im Umkehrschluss auch Liebe leben zu wollen. Und das geht nur mit einem Partner, der im Sinne von Resonanz auch bereit ist, Liebe geben zu wollen. Sonst gibt es kein Wachstum. Jeder Mensch ist im Grunde seines Herzens auf der Suche nach Liebe, sowohl der kosmischen wie auch die partnerschaftlichen. Aber bevor ein Mensch lange unglücklich in einer Beziehung verweilt, sollte er sich besser trennen. In den meisten Fällen ist der wahre Grund für diese Form des „Erduldens" die Angst vor dem Alleine-sein. Wird diese Angst geheilt, die meist in der frühen Kindheit entstanden ist, wird eine Trennung und ein Loslassen viel leichter. Nur so kann der freie Wille dann auch gelebt werden.

Beim Thema Beziehungen ist allgemein auch der Aspekt der Geburtsumstände und der Schwangerschaft von überaus großer Bedeutung. Die meisten Menschen sind sich nicht bewusst, wie stark diese erste, intensive Beziehung zur Mutter und zum Vater – bei der es ums Überleben ging und deren Liebe stark prägend im Sinne einer Konditionierung wirkt – das spätere Beziehungsleben eines Erwachsenen beeinflusst. In meinem Buch „Ganzheitliche Heilkunde für Körper, Geist und Seele" habe ich hierzu viele Beispiele erörtert. Beispielsweise sich von einem Partner zu trennen und wieder zurückkommen zu wollen, sogenannte On-Off Beziehungen. Sie spiegeln bildlich den Geburtsvorgang des Säuglings. Weg von der geliebten Person (Mutter) im Sinne von Loslassen (Geburt), um sich dann wieder an die Brust zurückzusehnen. Das wird dann auf den Partner projiziert. Derartige Probleme lassen sich oftmals in einer einzigen Behandlung erkennen und auflösen, wodurch sich die Beziehungsvoraussetzungen im Allgemeinen sehr verbessern lassen.

Bezüglich der in der katholischen Kirche geschlossenen Ehe ein Hinweis: Diese soll nach dem gültigen Kirchenrecht vor Gott geschlossen sein und damit unauflöslich im Sinne von „...bis dass der Tod Euch scheidet" sein. Dieses dauerhafte „Gelübde" kann eine große emotionale Belastung darstellen und später zu krankmachenden Schuldgefühlen führen, falls die Partner nach einiger Zeit nicht mehr miteinander harmonieren. Ich bin überzeugt, dass die Kirchenlehre an dieser Stelle irrt und Mann und Frau daher aufgrund des Gesetzes „des freien Willens" so agieren sollten, als wäre diese Verpflichtung vor Gott überhaupt nicht gegeben. Man sollte bei einer Bewertung nicht vergessen, dass die Partner vor 2.000 Jahren andere Konsequenzen einer Scheidung (ggfs. Tod bei Ehebruch) zu befürchten hatten, als das heute der Fall ist.

Ich habe Verständnis, dass Eheleute eine kirchliche Hochzeit anstrebten und hierfür unterschiedliche Gründe hatten. Dagegen ist überhaupt nichts einzuwenden, aber in Bezug auf die Psyche kann sich ein zu dogmatisches Festhalten an Kirchenregeln später im Leben als „Bumerang" erweisen. Ich erlebte Patienten in großer emotionaler Not, weil sie sich einerseits im Sinne des Gelübdes zur Ehe verpflichtet fühlten, andererseits sich die Partner bereits vollkommen auseinandergelebt hatten.

Mehr möchte ich hierzu nicht ausführen, da das Buch kein Beziehungsratgeber sein soll, sondern der Heilkunst gewidmet ist. Hierbei ist selbstverständlich, dass Beziehungskonflikte grundsätzlich auch Krankheitspotential in sich tragen – sogar bis hin zu Krebserkrankungen. Für Gesundheit und Wohlbefinden beider Partner ist es im Allgemeinen förderlich, dass das „Zusammen-Sein" zumindest die meiste Zeit weitgehend harmonisch und konfliktfrei ist. Daher ist mir an dieser Stelle vor allem das Verständnis wichtig, dass hinter jeder Partnerschaft ein Sinn und eine Resonanz steht und dass ab einem bestimmten Punkt auch das Ende einer Beziehung der Weiterentwicklung dienlich sein kann.

Das Phänomen „Lichtnahrung"

Im Jahr 2003 kam ich erstmals mit der Information in Berührung, dass es auf der Welt Menschen gäbe, die ganz oder weitgehend auf Nahrung verzichten. Sie würden feinstoffliche Energie nutzen, um ihren Energiebedarf zu decken. Im asiatischen Raum werden hierfür die Begriffe „Qi/Ch'i/Ki" verwendet, im indischen Raum wird „Prana" verwendet. Für mich stellt diese Energie einen Aspekt des „Heiligen Geistes" dar.

Einerseits hielt ich das Phänomen für unmöglich, doch andererseits regte sich bei mir aufgrund einiger früherer, außergewöhnlicher Lebenserfahrungen ein großes Interesse, mehr darüber zu erfahren. Einfach, weil es so unglaublich erschien sich im übertragenen Sinne „von der Luft und von der Liebe" zu ernähren. Und so kam es, dass ich im Rahmen einer Kampfkunstfortbildung in der Schweiz „zufällig" mit Menschen zusammenkam, die mir authentisch versicherten, von Lichtnahrung zu leben – teilweise seit Jahren. Diese Begegnungen ließen mir keine Ruhe und daher informierte ich mich im Internet und in Büchern über die Details dieser Ernährung. Einerseits fand ich viele kritische Beiträge, die teilweise sehr ketzerische Töne anschlugen und das als kompletten, lebensgefährlichen Humbug brandmarkten. Andererseits las ich hilfreiche Informationen, auf welche Art und Weise man den Körper mit Hilfe des geistigen Bewusstseins transformieren muss, um diese Fähigkeit zu entwickeln.

Um für mich Klarheit zu haben und weil mir ein Experiment als einzig gangbarer Weg zur Beweisführung erschien, beschloss ich im Oktober 2005 einen Selbstversuch. Ich wählte den sogenannten „21-Tage Prozess", bei dem über einen Zeitraum von 7 Tagen nichts gegessen und getrunken wird und anschließend 14 Tage getrunken werden darf (auch Fruchtsäfte), aber nichts gegessen. Danach sei der Körper so umgestellt, dass er komplett auf stoffliche Nahrung verzichten könne. Da ich einige Monate frei hatte, war das die perfekte Zeit – ohne Stress und Fremdbeeinflussungen.

In den folgenden Tagen fühlte ich mich sehr schwach. So konnte ich vielleicht maximal eine Stunde am Stück spazieren gehen und empfand den Verzicht aufs Trinken als sehr unangenehm. Zudem war ich sehr müde und schlief viel – ohne spezielle Erinnerungen oder Empfindungen zu haben. Mir war klar, dass wissenschaftlich ein Verzicht auf Wasser lediglich für wenige Tage denkbar ist und empfand es als große Herausforderung, diese „Grenze" für mich mental zu durchstoßen. Geistig hatte ich eine Art „Übereinkunft" mit meinem Körper geschlossen, dass ich das Experiment jederzeit abbrechen würde, falls es gesundheitsgefährdend würde. Durch meine Nahtodeserfahrung war mir bereits seit langem klar, dass mein Bewusstsein den Körper verlassen kann und ich mich somit als getrennt vom Körper wahrnehmen kann. Daher kann ich mit ihm wie mit einem „Partner" kommunizieren.

Obwohl vielleicht schwer vorstellbar für Leser: So entstand eine Art Dialog mit dem Körper und ich erhielt die klare Botschaft, dass er mich bei diesem Experiment unterstützen würde und keine größeren Probleme zu erwarten seien. Körperliche Reaktionen nach den ersten drei Tagen waren Hautprobleme und ein erheblicher Gewichtsverlust von 12 Kilogramm (!), der in dieser Größenordnung physiologisch schwer erklärbar erscheint. Es handelte sich bei diesem Übergewicht gefühlt um alten Ballast, vor allem aus der Zeit meines Angestelltendaseins, welches gerade hinter mir lag. Es war mit dem Gefühl verbunden, dass etwas sehr schnell von mir abfiel. Da ich mich mehrmals am Tag wog, fiel mir am 4. Tag morgens plötzlich ein Gewichtszuwachs auf. Da ich nichts trank und nichts aß, musste diese Materie über Nacht irgendwie entstanden sein. Zudem musste ich immer noch auf die Toilette und fragte mich ernsthaft, wo das Wasser herkam. Gefühlt war es geschafft – mein Körper war in der Lage eine Art Licht oder feinstoffliche Energie in Materie und körperlich nutzbare Energie umzuwandeln. Ich war begeistert, fühlte mich aber körperlich noch recht schwach. Am 8.Tag begann ich mit etwas Trinken (ca. 1000 ml Wasser und Saft über den Tag verteilt, auch um gegebenenfalls Stoffwechselabbauprodukte auszuleiten) und wurde dann bis zum 21. Tag immer leistungsfähiger, wobei die Haut noch etwas „rebellierte“. Aber das war wohl offensichtlich noch ein alter energetischer Rest aus meiner Zeit der Hautallergie als Jugendlicher, der komplett geheilt werden sollte. Anschließend führte ich die Lichtnahrung noch ca. 9 Monate fort und nahm hierbei nur minimale Kalorienmengen in flüssiger Form zu mir. Der Verdauungstrakt blieb funktional, weil beispielsweise Darmflora und Stoffwechselabbauprodukte weiterhin ausgeschieden wurden. Die Zähne freuten sich über fehlenden Zucker und lockerten sich auch nicht.

Da ich ein Freund von Lebensqualität bin und Askese allenfalls zeitweise praktiziere, gönnte ich mir nach einigen Wochen manchmal ein bis zwei Milchkaffee pro Tag, zusätzlich zu eher sehr kleinen Mengen an Leitungswasser. Die bei diesem Prozess eigentlich „erlaubten“ Frucht- oder Gemüsesäfte hatten für mich keine große Anziehungskraft. Sie wurden lediglich in geringem Umfang verdünnt konsumiert, da die Zunge immer noch Geschmacksreize mochte und so war etwas Abwechslung wünschenswert. Ich fühlte mich sehr wohl, war unglaublich sportlich/mental leistungsfähig und das Gewicht pendelte in diesen Monaten etwa im Maximum um +/- 1000 Gramm. Auch die mich am Anfang des Prozesses begleitende Müdigkeit war verflogen. In dieser Zeit wog ich frühmorgens immer mehr als abends – obwohl durch Flüssigkeitsverlust normalerweise am Morgen das geringere Gewicht „normal" wäre. Ein für mich überzeugender Beweis für einen nächtlichen Materieaufbauprozess im Schlaf.

Alles in allem war das eine sehr außergewöhnliche Lebenserfahrung, die ich aber aufgrund der gesellschaftlichen Herausforderungen (Freunde, Essenseinladungen etc.) dann langsam beendete. In unserem Kulturkreis ist Geselligkeit sehr stark mit Essen verknüpft und ich wollte einen Trend in Richtung „Außenseiter" nicht weiter verstärken. Zudem fühlten sich zahlreiche Menschen in meiner Anwesenheit beim Essen irritiert und bekamen ein schlechtes Gewissen – ein möglicher Hinweis auf deren eigene Probleme mit einem gesunden Essverhalten. Für mich sind große Teile der Gesellschaft nicht im Einklang mit der Nahrungsaufnahme, was sich im ständigen Kommen und Gehen diverser Fitness- und Diätkonzepte exemplarisch zeigt. Hinzu kommen tatsächliche Essstörungen vieler junger Menschen, die aber mehr emotionale als körperliche Ursachen im Hintergrund haben.

Seit dieser Zeit gibt es immer wieder Zeiträume, in denen ich über Wochen oder Monate weitestgehend zu Lichtnahrung übergehe. Meinem Körper bekommt das offensichtlich gut und ich kann spüren, wenn er mal wieder eine Zeitlang stofflichen Nahrungsverzicht üben möchte. Auffällig ist auch, dass mein Flüssigkeitsbedarf seit damals weit unterhalb der Empfehlungen der Medizinwissenschaft liegt. Mein Körpergefühl ist so gut ausgeprägt, dass ich mir erlauben kann nur dann zu trinken, wenn ich Durst verspüre. Von sportlichen Höchstleistungen und Hitze abgesehen, dürfte die für mich ausreichende Menge etwa bei einem Liter pro Tag liegen, häufig noch viel weniger. Ein Aspekt, der hier mit hereinspielt ist sicherlich auch mein tief verinnerlichtes Wissen, dass die potentielle Angst vor „Verhungern“ oder „Verdursten“ durch diesen Prozess vollkommen aufgelöst und transformiert wurde. Es ist eine Bereicherung der Lebensqualität im Alltag, wenn ich beispielsweise fernab von Hütten in den Bergen vollkommen stressfrei unterwegs bin und stundenlang kein Bedürfnis zum Trinken habe.

Die Frage nach einem wissenschaftlichen Beweis für die Möglichkeit der Lichtnahrung scheint immer noch offen. Es gab einige Menschen, wie den Autor Michael Werner, die das Phänomen Lichtnahrung **möglicherweise** ausreichend bewiesen haben – natürlich nicht für Skeptiker. Bekannter scheint Therese Neumann, genannt Resl von Konnersreuth, gewesen zu sein. Sie soll sich über 35 Jahre täglich nur von einer Hostie (Kommunion) ernährt haben. Zumindest für die katholische Kirche scheinen die Beweise so ausreichend zu sein, dass sie den Prozess ihrer Seligsprechung in 2005 eingeleitet hat. Der indische Yogameister Paramahansa Yogananda, dessen Weisheitslehre ich sehr schätze, hat sie im Jahr 1935 besucht und das ist für mich ein weiterer „Beweis“, dass es sich bei Therese Neumann um eine Person mit außergewöhnlichen Fähigkeiten handelte. In Indien sind ebenfalls schon lange Gurus bekannt, die sich von „Pranaenergie“ ernähren und keine Nahrung zu sich nehmen. Laut Aussagen einiger spiritueller Lehrer soll sich das Energiefeld und die Frequenz der Erde in den letzten Jahren so verändert haben, dass es immer leichter wird weitgehend auf Nahrung zu verzichten. Diese These hört sich plausibel an.

Doch ich kann die Authentizität derartiger Berichte nicht beweisen. Der ultimative Beweis für ein so außergewöhnliches Phänomen kann letztlich nur die eigene Lebenserfahrung sein. In meinem Fall hatte ich das „Glück", dass es funktionierte und ich auf diese Weise einen für mich gültigen persönlichen Beweis erhielt. Natürlich könnte ein Kritiker nun einwenden, dass ich schließlich doch einige Kalorien zu mir genommen habe und dieser Vorgang einem Fastenprozess entspräche. Doch rund 9 Monate mit geschätzten maximal 500 Kilokalorien pro Tag (Milchkaffee, ab und zu stark verdünnte Fruchtsäfte oder Geschmacksreize für die Zunge) bei ungefähr gleichbleibendem Gewicht dürfte auf beeindruckende Körperprozesse hindeuten, die nach meiner Kenntnis wissenschaftlich noch nicht erforscht wurden und die von großen Teilen der Bevölkerung als unmöglich angesehen werden. Mediziner würden bei meinem Körperbau (1,90 Meter/85 kg) von einem täglichen Bedarf von ungefähr 3.000 Kilokalorien ausgehen, bei Sportausübung eher mehr. Vielleicht kann man in meinem Fall von der Umsetzung eines „moderateren" Lichtnahrungsprozess sprechen und es wäre vermutlich viel gewonnen, wenn das in der Öffentlichkeit auch so wahrgenommen werden würde. Das Extrem eines totalen Nahrungsverzichtes (auch ohne flüssige Kalorien) scheinen aussagegemäß einige andere Menschen über längere Zeitperioden (= Jahre) gemacht zu haben, aber es wäre sicher zielführender das Phänomen aus der Sicht einer sehr langen und erheblichen Nahrungsmittelreduktion zu beleuchten. Dieser moderatere Weg öffnet vielleicht den Weg zu einer echten Forschung, wenn man nicht vorab das Postulat von hundertprozentigem Nahrungsverzicht überprüfen will.

Mein Anliegen ist es aufzuzeigen, dass zum Thema Körperenergie offensichtlich vieles noch nicht verstanden wurde und dass ein starrer Skeptizismus mit Polarisierung selten zur Weiterentwicklung der Menschheit beigetragen hat. „Geistig offen zu sein", aber nicht naiv alles zu glauben, ist meine Lebenseinstellung. Die Beweise kamen dann meist von selbst, nachdem ich mich für ein Umdenken geöffnet hatte. So sollten wahre Forscher/Wissenschaftler denken. Möglicherweise verhält es sich in der derzeitigen Darstellung der Lichtnahrung in diversen Medien ähnlich, wie schon einst Mahatma Gandhi sagte: „Zuerst ignorieren sie dich, dann lachen sie über dich, dann bekämpfen sie dich und dann gewinnst du." Wobei ich mich sicher mit niemandem diesbezüglich im Konflikt sehe und „Gewinnen" eher im Sinne einer verständnisvolleren Akzeptanz dieses Phänomens wünschen würde. Es dürfte jedoch erhebliche Industrieinteressen geben, die einer Verbreitung dieses Phänomens kritisch gegenüber eingestellt sind und dies dann auch bekämpfen würden.

Ich kann nicht erklären, wie mein Körper das mit der Lichtnahrungsumstellung bewerkstelligen konnte, musste mich aber erfreulicherweise auch nicht in entsprechende Details einmischen. Offensichtlich kann mein Körper alle lebensnotwendigen Stoffe, inklusive Spurenelemente und Vitamine selbst herstellen. Für mich ist es (einmal wieder) ein beeindruckender Beweis, dass wir mehr als unser Körper sind und mit Bewusstheit Phänomene hervorbringen können, welche die Wissenschaft noch nicht erklären kann. Evolution bedeutet aus meiner Sicht aber auch, durch persönliche Erfahrung und authentisches „Sein“ anderen Menschen neue Handlungsspielräume zu eröffnen.

Die hier geschilderte persönliche Erfahrung soll dennoch nicht dazu dienen, Leser zur unkritischen Nachahmung aufzufordern. Diese Art der Ernährung wird von medizinischer Seite stark angegriffen, ja regelrecht als Todesgefahr angeprangert. Und ich habe großes Verständnis für die Sichtweise, dass es nicht funktionieren kann und durchaus Gefahren für den Körper bestehen können. Viele Menschen haben Angst, dass der Lichtnahrungsprozess ihre Gesundheit beeinträchtigt. Dies ist berechtigt, denn die Wertschätzung des eigenen Körpers ist äußerst wichtig und Ausdruck eines liebevollen Bewusstseins. Daher sollte man nichts tun, was den Körper – bezogen auf die eigene Weltsicht – schädigen könnte.

Lichtnahrung ist sicher nur für denjenigen umsetzbar, der sich der Möglichkeit des Funktionierens schon geistig und mental geöffnet hat. Hier können dann Menschen hilfreich sein, die ihrerseits persönliche Erfahrungen mit Lichtnahrung haben. Zum jetzigen Zeitpunkt werden wohl nur wenige Menschen diesen Weg einschlagen und noch weniger werden dies über längere Zeit umsetzen. Ich bin optimistisch, dass es mit zunehmender Transformation der Erde und des menschlichen Bewusstseins mit der Zeit immer mehr Menschen werden. Sicherlich darf das nicht erzwungen werden und die Wertschätzung des Körpers muss an vorderster Stelle stehen. Einen Lichtnahrungsprozess aus „Ego-Gründen“ zu machen, um anderen etwas zu beweisen, wird vermutlich nicht funktionieren. Bei schweren Erkrankungen oder Schwäche wäre es im Regelfall gesundheitsgefährdend und ist aus meiner Sicht im Regelfall nicht zielführend. Auch im hohen Lebensalter erscheint es mir für die meisten Menschen zum jetzigen Zeitpunkt kaum umsetzbar zu sein, längere Zeit auf stoffliche Nahrung zu verzichten.

Darüber hinaus habe ich oft darüber nachgedacht, ob ein Funktionieren der Lichtnahrung die Hungersnot und die vielen Todesfälle durch Nahrungsmangel – vor allem bei Kindern in Afrika – verringern könnte. Doch vermutlich ist es wesentlich leichter, aus der Position der Stärke (Nahrungsmittelüberfluss) bewusst auf Nahrung zu verzichten, als in einem Gebiet der Hungersnot mit Todesfällen. Außerdem setzt der Lichtnahrungsprozess eine gewisse spirituelle Reife und Bewusstheit voraus, die meist vor dem 21. Lebensjahr nicht ausreichend vorhanden ist. Der vollständige Nahrungsverzicht funktioniert nicht, wenn die körperlichen oder emotionalen Belastungen des Einzelnen zu groß sind, wie es z.B. bei der Hungersnot in Afrika oder Hungerstreiks der Fall zu sein scheint.

Viele stellten mir in den letzten Jahren die Frage, ob einen die Lichtnahrung spirituell weiterbringen würde. Doch das kann jeder nur für sich selbst beantworten. Es erweitert das Bewusstsein, man wird aber nicht plötzlich ein anderer Mensch. In meinem Fall sind die Aspekte „Vertrauen in das Christusbewusstsein/göttliche Liebe" und in „Das Wunder des Lebens" sowie das Thema „Existenzängste" am stärksten verändert worden. Therapeutisch hat mir diese energetische „Meisterschaft" bezüglich des Essens bei der Behandlung von Essstörungen bei Patienten geholfen, die aus meiner Sicht zu den mit am schwersten zu therapierenden Erkrankungen gehören.

Falls Sie sich jetzt fragen, was Sie mit diesen Informationen anfangen sollen oder ob sie es wirklich glauben können, ein Vorschlag:

Ich bin kein Freund von Schwarz/Weiß-Denken, sondern liebe das „Sowohl-als-auch". Warum sollte man nicht einfach weniger essen und damit schon weniger Ressourcen verbrauchen? Für mich ist heute absolut klar, dass sich jedes Lebewesen von feinstofflicher Energie (Chi/Prana) ernährt und die stoffliche Nahrungsaufnahme nur eine Ergänzung hierzu ist. Je nach Bewusstseinsentwicklung und in Abhängigkeit von energieraubenden Themen wie Ängsten, Stress oder Fremdbeeinflussungen kann auf die stoffliche Nahrung dann immer mehr verzichtet werden.

Der Weg zu einer bewussteren Ernährung beginnt für viele einfach mit der Reduzierung von tierischer Kost, geht dann weiter in Richtung vegetarisch oder vegan und manche Menschen verspüren dann den Wunsch immer weniger zu Essen. Dies wäre ein sanfter Weg in Richtung Lichtnahrung. Gänzlich auf Nahrung zu verzichten ist aber nicht unbedingt notwendig und nicht für jeden sinnvoll. Denn gemeinsames Essen hat gesellschaftlich einen hohen Wert und die liebevolle Zubereitung von Speisen ist eine Kunst für sich, die sich durchaus zu kultivieren lohnt. Dennoch ist es im Allgemeinen vernünftig, ab und zu Fastentage einzulegen, um dem Magen- /Darmsystem etwas Erholung zu gönnen. Dies dürfte aus Evolutionssicht (Jäger und Sammler) auch früher häufiger der Fall gewesen sein. Die mittlerweile bekannt gewordene „Intervalldiät", deren medizinischer Nutzen bereits gut belegt ist, scheint einen Weg in die richtige Richtung darzustellen. Für viele Menschen ist es ein gut gangbarer Weg zu weniger Kalorienaufnahme und bewussterem Nahrungsmittelkonsum – ohne gesundheitliche Gefahren.

Ganz auf Nahrung zu verzichten, dürfte derzeit für nur wenige Menschen sinnvoll oder erstrebenswert sein. Denn über das Essen sich liebevoll mit den Schätzen der Natur zu verbinden, ist auch ein Weg sich der Erde gegenüber dankbar zu zeigen. Letztlich sind unsere Körper aus irdischen Elementen aufgebaut – liebe ich die Erde, liebe ich mich in gewisser Hinsicht selbst. Sein Essen mit einem persönlichen Gebet (gerichtet an die göttliche Quelle meines Seins und die Natur) zu segnen, ist eine sehr gute Idee – vollkommen losgelöst von religiösen Dogmen.

Es wäre sicherlich zu befürworten, auf die Qualität und die Wertschätzung der Nahrung stärker zu achten und gleichzeitig die Essensmenge zu reduzieren. Ich handhabe das heute so, dass ich manchmal über Wochen kaum etwas esse und andererseits mich dann wieder an Speisen erfreue, hier aber - soweit möglich - bewusst auf ihre Qualität achte. Sehr gerne baue ich gewisse Nahrungsmittel selbst an oder sammle diese zuweilen in der freien Natur, fernab von industrieller Landwirtschaft. Ich habe Lichtnahrung nie als Fastenprozess angesehen, sondern als eine Erweiterung meiner Möglichkeiten mittels alternativer Energieaufnahme: Alles zu essen oder auch nichts Stoffliches zu sich zu nehmen. Hierbei achte ich zwanglos auf das Wohlbefinden des Körpers und lebe bewusst in Harmonie, soweit es mir möglich ist. In der westlichen Welt essen viele Menschen schlicht zu viel. Hieraus entstehen zahlreiche Wohlstandskrankheiten, die leicht vermeidbar wären. Die Weltgesundheitsorganisation schätzt, dass hunderte Millionen Menschen in der Welt durch die Folgen von zu viel Nahrung erkranken. Ich füge hinzu: Auch durch die Folgen einer qualitativ schlechter Nahrung.

Diese Sicht würde wohl vielfach die Unterstützung der Mediziner finden, die ihren Patienten oft bereits mehrfach entsprechende Empfehlungen gegeben haben. Meist mangelt es nicht an einem sinnvollen Konzept, sondern an der mangelnden Bereitschaft zur längerfristigen Veränderung seitens des betroffenen Patienten. Dies ist eine Form von Abhängigkeit und Unfreiheit, die ein bewusst lebender Mensch sicher früher oder später durchbrechen möchte. Essensgewohnheiten sind über die Jahre und vor allem in der Kindheit konditioniert worden. Daher bedarf es einer bewussten Willensanstrengung, wenn man diese Gewohnheiten ändern möchte. Schon eine normale Fastenkur kann wunderbar dazu beitragen, Änderungen in die richtige Richtung einzuleiten. Nach einigen Tagen wird der Körper schon von den alten Mustern entwöhnt und es fällt dann viel leichter, einen neuen Ernährungsweg zu beschreiten. Wichtig ist, dies über einen längeren Zeitraum bewusst auszuüben. Sich hierbei mögliche „Verfehlungen" ohne Schuld- oder Schamgefühl zu verzeihen, aber dennoch die Verhaltensänderung konsequent mit Willenskraft weiter zu verfolgen, ist die richtige Vorgehensweise.

Jeder darf hier seinen eigenen Weg finden – eine perfekte Ernährungsempfehlung für jeden Menschen gibt es in diesem Sinne nicht, denn jeder hat andere Bedürfnisse. Und letztlich soll das Essen oder Nichtessen ja auch nicht zur Last werden, sondern der Steigerung von Vitalität und Lebensfreude dienen.

„Ich bin das Brot des Lebens;
wer zu mir kommt, wird nie mehr hungern,
und wer an mich glaubt, wird nie mehr Durst haben."

(Joh 6, 35)

Liebevolle Produktion von Nahrungsmitteln

Auch im Sinne der Nachhaltigkeit und der Wertschätzung von Mutter Erde sollte ein moderaterer Konsum von Nahrungsmitteln befürwortet werden. Es wird geschätzt, dass rund 600 Millionen Menschen fettleibig und 2 Mrd. Menschen übergewichtig sind. Dagegen stehen etwa 820 Millionen in ärmeren Ländern, die untergewichtig sind. Ist das eine gerechte, liebevolle Verteilung der Ressourcen der Erde? An dieser Fehlallokation hat die industrielle, gewinnmaximierende Massenproduktion einen erheblichen Anteil. Sie hat in den letzten Jahrzehnten leider weltweit Auswüchse geschaffen, deren Folgen die Menschheit früher oder später spüren wird oder bereits spürt. Letzteres trifft leider zuerst meist die Ärmsten der Armen, oft fernab von der Wahrnehmung der tatsächlichen Verursacher. Weniger zu konsumieren, wäre in vielen Bereich ein Teil der Lösung – bis hin zu Müllvermeidung. Hier ist vor allem Plastik ein Hauptproblem, das mittlerweile sogar die Meere stark verdreckt. Um exemplarisch die Belastung für eine Tierart einmal herauszugreifen: Pro Jahr sollen über 800.000 Wale und Delfine durch Plastikmüll im Verdauungssystem umkommen. Früher oder später landet er dann in der Nahrungskette vieler Menschen und birgt Gesundheitsgefahren.

Grundsätzlich bin ich überzeugt, dass die Qualität eines Lebensmittels von dem Maß an Liebe abhängig ist, das in den Erzeugungs- und Verarbeitungsprozess eingeflossen ist. Die Entwicklungen der letzten Jahrzehnte in der Land- und Viehwirtschaft dürfte dieses „Liebesmaß" im Durchschnitt eher reduziert als gesteigert haben. Hinzu kommen toxische Belastungen beispielweise im Trinkwasser, bei denen die individuell aufgenommen Flüssigkeitsmengen sich bei vielen Stoffen immer mehr anhäufen. Nach Paracelus: „Dosis sola venenum facit" – „Allein die Dosis macht das Gift."

Wenn dann noch Saatgut so verändert wird, dass es mittels einer **„genetischen Todesprogrammierung"** nur einmal keimfähig ist (damit der Hersteller zu seinem wirtschaftlichen Vorteil jedes Jahr neues Saatgut verkaufen kann) oder giftiger gemacht wird, um Fressfeinde (zählt der Mensch auch dazu?) abzuwehren, dann wird es bedenklich. Viele Pflanzen bilden von Natur aus auch Gifte zur Abwehr von Schädlingen, die für den Menschen ungesund sein können. Durch Züchtung oder Manipulation in Richtung „Schädlingsresistenz" den Giftanteil künstlich zu erhöhen, kann jedoch durchaus unerwünschte Folgen in Nahrungsmitteln haben: So gibt es bereits erste kritische Stimmen von Medizinforschern, welche die Gluten-Unverträglichkeit im Darm einiger Menschen nicht auf das Gluten (ein Eiweißbaustein) zurückführen, sondern auf die selbst produzierten Gifte eines stark manipulierten Getreidesaatguts, das immer resistenter gegen Schädlinge gemacht wurde.

Möglicherweise ist auch eine Unverträglichkeit gegen die in der Landwirtschaft so häufig eingesetzten Herbizide, Fungizide, Insektizide und Pestizide denkbar, von denen einige im Verdacht stehen, krebserregend zu sein und das Mikroklima im Boden (Biom) zu schädigen. Alleine in Deutschland werden pro Jahr rund 34.500 Tonnen dieser Substanzen in die Erde ausgebracht, davon ca. 5.000 Tonnen des in Amerika mittlerweile gerichtlich als krebserregend eingestuften Herbizids Glyphosat. Das ist eine erhebliche Menge und anstatt diese Substanzen richtigerweise „Gifte“ zu nennen, bekommen sie die fragwürdige Bezeichnung „Pflanzenschutzmittel“. Es gibt Studien, die hierzulande von 80% weniger Insekten und infolgedessen bereits von 60 % weniger Singvögeln ausgehen – und das wurde unglaublich schnell innerhalb von wenigen Jahrzehnten bewirkt. Als vermutliche Ursache stehen Monokulturen und industrielle Bewirtschaftung unter Einsatz von Chemie an vorderer Stelle.

Insbesondere bei den so wichtigen (Wild-)Honigbienen, die ca. 80 % unserer Pflanzen bestäuben und deren Arbeitsleistung das wissenschaftliche Forschungszentrum CNRS in Montpellier auf rund 200 Mrd. Euro taxiert, scheint Glyphosat das Immunsystem stark zu schwächen.[6] Möglicherweise der Hauptgrund, warum in Deutschland die Anzahl der Bienenvölker in rund 50 Jahren von 2,5 Millionen auf unter 1 Million zurückging. Die wichtige Funktion der Bienen erwähnte schon Albert Einstein: „Keine Bienen mehr, keine Bestäubung mehr, keine Pflanzen mehr, kein Mensch mehr.“ Oder wie Arthur Schopenhauer die Genialität der Natur und die oft plumpen Eingriffe des Menschen in dieses Ökosystems ausdrückte: „Jeder dumme Junge kann einen Käfer zertreten. Aber alle Professoren der Welt können keinen herstellen.“ Wissenschaftler veröffentlichten im Jahr 2019 eine Studie, wonach das Ackerland in den USA heute 48-mal giftiger für Insekten ist, als es

6 Erick V. S. Motta, Kasie Raymann, and Nancy A. Moran. Glyphosate perturbs the gut microbiota of honey bees. Proceedings of the National Academy of Sciences (PNAS), 24. September 2018. https://doi.org/10.1073/pnas.1803880115

noch vor 25 Jahren der Fall war.[7] Andererseits ist es in manchen amerikanischen Bundesstaaten bereits strafbar, den Grasrasen auf seinem eigenen Grund zu lang wachsen zu lassen (die Höhengrenze liegt hier oft bei ca. 18 cm), mit Strafen von bis zu 1.000 US$ pro Tag, was durch Gemeindemitarbeiter kontrolliert wird, die das Grundstückseigentum unangekündigt betreten. Ich verstehe, dass es beispielsweise aus Gründen des Brandschutzes sinnvoll sein kann, eine diesbezügliche Empfehlung abzugeben. Aber diese in einem finanziell so großen Ausmaß zu bestrafen und gleichzeitig die Vergiftung der Ackerflächen zu dulden, klingt bei Betrachtung der Kombination beider Sachverhalte nach Absurdität, was hier im angeblich fortschrittlichsten Land (aus Sicht vieler US-Bürger) der Welt exemplarisch seinen Lauf nimmt – und leider übernehmen wir in Europa oftmals „Trends" aus den USA, insbesondere im Bereich der Agrarindustrie.

Es ist geistig betrachtet eine destruktive Vorgehensweise, dass die Gewinninteressen einiger multinationaler Agrarkonzerne vor die biologische Vielfalt der Tier- und Pflanzenwelt gestellt werden – und es ist Zeit für ein Umdenken. Dass die angesprochenen Substanzen über die Nahrungskette am Ende auch im Menschen landen, darf als sicher angenommen werden. Da die Darmflora ein komplexes System von Mikroorganismen ist, deren Wechselwirkungen noch kaum bekannt sind, kann hier von einem potentiellen Gesundheitsrisiko ausgegangen werden, zumindest für die Menschen, die Giftstoffe noch

---

7 DiBartolomeis M, Kegley S, Mineau P, Radford R, Klein K (2019) An assessment of acute insecticide toxicity loading (AITL) of chemical pesticides used on agricultural land in the United States. PLOS ONE 14(8): e0220029. https://doi.org/10.1371/journal.pone.0220029

nicht geistig unschädlich machen können. Durch diese Substanzen können beispielsweise Darmkrebs und andere Reizzustände des Verdauungssystems gefördert werden. Doch vielleicht müssen die Auswirkungen auf die Gesundheit erst noch massiv zunehmen, bis ein Umdenken stattfindet. Derzeit scheinen noch vor allem Geld und Egointeressen der Mächtigen die Welt zu regieren.

Vermutlich sind aufgrund geschickter PR-Strategien, Lobbyismus und mangelnder Forschung der Konzerne bislang nur die wenigsten Dinge bekannt geworden. Wirklich unabhängige Forschung ist selten. Denn sie kostet Geld und wird daher meist nur von der Industrie für Eigeninteressen betrieben. Es ist dann leicht, unangenehme Forschungsergebnisse nicht zu publizieren oder geheim zu halten. Dies gilt sicher auch für die Bereiche in denen der Zusammenhang zwischen Gesundheit und Nahrungsquantität und Qualität analysiert werden könnten.

Das „Fatale" an der Agrarchemie und der modernen Gentechnik (ich spreche hier nicht von Kreuzungen oder Selektion und Züchtung bestimmter Pflanzen, die gewünschte Eigenschaften selbst hervorgebracht haben) ist, dass man den Früchten diese Eingriffe in die Natur nicht ansieht und sie den Anschein erwecken, als ob sie ähnlich gesund und nahrhaft wie vor Jahrzehnten seien – tatsächlich sind sie aber oft manipuliert, überzüchtet, chemisch belastet und wachsen auf Böden, die ebenfalls stark verändert sein können. Ich hoffe, dass die Produzenten am Ende einsehen, dass auch ihr Leben und ihre Gesundheit von der Qualität der Nahrung beeinflusst wird. Das wäre vielleicht der schnellste Weg zu Veränderung. Darüber hinaus bin ich sicher, dass es bereits heute genügend innovative Forscher und Landwirte gibt, die sich an altes Wissen erinnern und neues Wissen hineinbringen, wie man eine ökologische Landwirtschaft auf natürlichere und nachhaltigere Weise betreiben kann, die auch gewinnbringend ist.

Im Bereich der Viehwirtschaft wäre sicher mit einer Abnahme des Fleisch- und Milchkonsums ebenfalls viel Gutes zu erreichen. Nicht jeder müsste gleich ein Vegetarier werden, aber weniger Fleischkonsum bedeutet meist ein gesünderes Leben und die Erde wird es danken. Es geht nicht nur um die unhaltbaren Lebensbedingungen auf engstem Raum für die Zuchttiere und durch die das Risiko für die Verbreitung von Erkrankungsepidemien ebenfalls extrem erhöht ist. Es wird geschätzt, dass alleine in 2019 durch die Viruserkrankung „Afrikanische Schweinegrippe“ in China zwischen 30-50% aller Schweine umkommen, das entspricht bis zu 200 Millionen Tieren. Hinzu kommt, dass der weltweit hohe Antibiotika Einsatz als Mastmittel, um das Wachstum der Tiere zu beschleunigen, nicht zuletzt auch in der Schulmedizin zu immer größeren Problemen durch Antibiotika Resistenzen führt. Diese Medikamente sollten für Notfälle dienen und nicht der Gewinnmaximierung in der Viehzucht.

Namhafte Wissenschaftler sprechen sich mit Nachdruck für eine Reduzierung des Fleischkonsums aus, da die Umweltbilanz im Vergleich zu pflanzlicher Nahrung katastrophal ist. Neben all den bekannten Argumenten, die für Verzicht sprechen: Alleine in Deutschland werden pro Jahr 200 Millionen Tonnen (!) Gülle ausgebracht und belasten das Trinkwasser in vielen Gemeinden schon jetzt mit zu hohen Nitratwerten. Obwohl ich persönlich ein wenig Milchprodukte esse, halte ich es beispielsweise für wenig zielführend, für andere Länder (z.B. China) unter Belastung unserer Umwelt in großen Mengen Milch bzw. Milchpulver zu produzieren.

Die Bevölkerung sollte grundsätzlich weitgehend aus den Ressourcen ihrer eigenen Land- und Viehwirtschaft ernährt werden, am besten regional, um Transportemissionen und Verpackungsaufwand so gering wie möglich zu halten. Für dieses Argument spricht auch, dass die Körpermoleküle aus den Stoffen (Wasser, Erdelemente, Luft) aufgebaut sind, die der jeweiligen Lebensregion entsprechen.

Die derzeitige Agrarwirtschaft erinnert kollektiv mehr an Ausbeutung, als an Wertschätzung. In diesem System werden selbst die Landwirte zunehmend zum Spielball industrieller Interessen. So entstanden auch riesige Monokulturen in anderen Ländern zur Produktion von Grundnahrungsmitteln wie beispielsweise Soja, Getreide oder Reis, von denen der Verbraucher nur selten etwas erfährt. Diese werden dann noch mit Düngemitteln „hochgezüchtet" und die Böden wurden so mit der Zeit immer unfruchtbarer. Das immer wieder angeführte Argument von Politik und Industrie, dass sich sonst die rund 7,6 Mrd. Menschen nicht ernähren könnten, teile ich nicht. Sehr viele Menschen könnten problemlos auf ein Drittel ihrer Nahrung verzichten und hätten bei Aufnahme einer höheren biologischen Qualität am Ende mehr verfügbare Körperenergie als derzeit. Doch die Natur und der Organismus der Erde sind ein komplexes, geniales und selbstorganisierendes System, das ständig Wunder vollbringt. Man denke an einen Sonnenblumenkern, der Monate später eine meterhohe Pflanze mit Tausenden von Kernen hervorbringt, sozusagen ein autonom arbeitender biologischer Sonnenkern-Produktionsbetrieb mit den Hauptzutaten Erde, Sonne und Wasser. Ich bin daher hoffnungsfroh, dass ein Umdenken und die Suche nach kreativen, neuen Wegen in Zukunft im EINKLANG mit der Natur letztlich immer mehr Lösungen für die Probleme bringen werden. Hierfür braucht es aber ein deutliches Umdenken und täglich bewusst gelebte Wertschätzung (Liebe) für unseren Heimatplaneten. Dies bedeutet für mich auch, grundsätzlich Techniken des Geo-Engineerings, wie z.B. Wetterbeeinflussung durch chemische Stoffe, kategorisch abzulehnen.

Hier kommen wir aus meiner Sicht in den Bereich, wo aktives Handeln des Einzelnen wirklich gefragt ist. Nicht im Sinne eines Kampfes, sondern im Sinne eines aktiven Sich-Wegbewegens: Nein zu sagen zu derartigen Praktiken oder Produkten und über das Konsumverhalten gezielt Hersteller zu bevorzugen, die für ökologisches, regionales und ethisches Handeln einstehen. Diese meist kleineren Firmen brauchen Hilfe, um nicht in den Sog eines rein gewinnmaximierten Handelns hinein gezogen zu werden.

Hierbei ist auch die Akzeptanz des Verbrauchers notwendig, dass natürlichere Lebensmittel biologische Varianten aufweisen und nicht immer dem heute konditionierten Schönheitsideal von einfarbig, rund ... entsprechen. Im Alltag wird sich nicht immer das Beste erreichen lassen, aber man sollte bewusst eine Tendenz in die richtige Richtung unterstützen. Viele Verbraucher zusammen sind über ihr Einkaufsverhalten sehr mächtig und können hier viel verändern, je früher, umso besser. Denn eine spätere Wiedereinführung von „naturnäheren" Lebensmitteln dürfte wesentlich schwieriger sein als bereits heute zu handeln.

Unterstützung benötigen auch die Hersteller von gentechnikfreiem, biologischem Saatgut, da es starke Bestrebungen zu geben scheint, sie mit gesetzlichen Mitteln immer mehr in die Enge zu treiben. Zudem bietet es sich womöglich auch an, bei entsprechenden Ressourcen privat selbst Gemüse und Obst anzubauen. Denjenigen, die dann mit dem Begriff „Wir können ja nicht zurück in die Steinzeit..." kontern, möchte ich den Hinweis nahebringen, dass eine gewisse Souveränität und Unabhängigkeit in einem Kernbereich des Lebens sehr erstrebenswert erscheint. Zudem ist die Herkunft kontrolliert und durch die Pflege verbindet man sich auch geistig liebevoll mit der Pflanzenwelt, die uns Nahrung zur Verfügung stellt. Diese feinstoffliche, energetische Wertschätzung des Naturreiches wird oft vergessen, ist aber überaus wichtig: „Du erntest früher oder später, was Du säst." Völlig unbewusst und ohne Achtsamkeit „Lebens"-Mittel zu konsumieren ist der Gesundheit auf Dauer nicht förderlich. Ich bin mir sicher, dass dies zukünftig immer offener sichtbar werden wird und wir kennen vermutlich alle Menschen, bei denen die Auswirkungen eines sehr unbewussten Nahrungsmittelkonsums schon heute deutlich zu sehen sind. Zudem sollte auf regelmäßigen Alkoholkonsum aufgrund der Gehirntoxizität verzichtet werden.

Es liegt mir vollkommen fern, Ängste zu schüren oder Panik zu verbreiten. Durch ein liebevolles (Körper-)Bewusstsein und einem wertschätzenden Umgang mit Lebensmitteln werden die meisten Giftstoffe vermutlich auch keinen dauerhaften Schaden hinterlassen. Schließlich hält der Körper auch extremen Umweltbelastungen stand und erneuert sich ständig im Rahmen seiner Selbstheilungsmöglichkeiten. Zudem haben wir mit unserem geistigen Bewusstsein – die Quantenphysik zeigt dies ja sehr deutlich – und durch die Anbindung an die Vollkommenheit und Harmonie des Göttlichen einen immensen Einfluss auf unser Umfeld. Daher sind „Angst zu haben" oder „Angst zu verbreiten" gesundheitsschädlich, denn eine derartige Einstellung wirkt disharmonisch und verringert die liebevolle Achtsamkeit im Alltag,

Die Reduzierung von Nahrung und das Achten auf Qualität in Bezug auf die angesprochenen Aspekte ist dennoch sinnvoll, wenn man lange gesund und fit bleiben möchte. Da in die Produktion der Lebensmittel oft wenig „Liebe“ und „harmonische Bewusstheit“ einfließt, kann bei der Zubereitung der Speisen die Nahrung wieder durch bewusste, eigene Wertschätzung aufgewertet werden. Ob es das bereits angesprochene „Segnen“ mittels eines Gebetes ist oder ob es einfach die Freude bei der Zubereitung ist, bleibt jedem selbst überlassen. Vielleicht ist hier und da auch Zeit für das Anbauen eigener Produkte, die man mit Wertschätzung hegt und so einen bewussteren Austausch mit der Erde pflegt. Selbst in der kleinsten Wohnung wird Platz für beispielsweise einen Kräutertopf sein. Ich möchte jeden Menschen zudem ermuntern, den Kontakt zu den Naturwesen intuitiv fühlend zu suchen. Auch wenn es für die Augen nicht sichtbar ist, dürfte es vielen Menschen leicht fallen im Wald oder an natürlichen Bachläufen die Anwesenheit dieser Behüter der Natur zu spüren. Diese Wesen leiden oft unter den nicht liebevollen, ausbeuterischen Eingriffen in das Ökosystem. Es gab eine Zeit, in der man sich dieser Dinge bewusster war, wie beispielsweise der Ausdruck „Quellnymphen“ oder der Stadtteil Münchens „Nymphenburg“ zeigt. Mehr will ich dazu nicht ausführen, dies darf jeder selbst für sich erforschen.

Es gibt bei Krebs, Nahrungsmittelallergien und vielen chronischen Erkrankungen eine große Wahrscheinlichkeit, dass diese durch Umweltbelastungen zumindest gefördert, wenn nicht im Einzelfall sogar ausgelöst werden. Es dauert meist sehr lange, bis das Körpersystem am Ende überlastet ist und so werden die Zusammenhänge zur Ernährung oft übersehen. Daher ist es immer besser und leichter zu handeln, bevor das „Kind in den Brunnen gefallen ist". Persönlich habe ich schon vor langer Zeit die Erfahrung gemacht, dass nachhaltig produzierte und selbst liebevoll zubereitete Speisen wesentlich nahrhafter waren, als industrielle Fertigkost. Mit der Steigerung der Qualität benötigte ich in jungen Jahren (vor der Erfahrung mit Lichtnahrung) damit erheblich geringere Mengen an Nahrung, um mich satt zu fühlen. Die Kosten für Nahrung waren dann in Summe sogar günstiger, obwohl ökologisch produzierte Produkte berechtigterweise teurer sind.

Abschließend sei noch erwähnt, dass der vielfach herangezogene Kaloriengehalt kein gutes Maß ist, um die Werthaltigkeit eines Lebensmittels beurteilen zu können. Zudem führt die wissenschaftliche Ermittlung des Kaloriengehaltes von Lebensmitteln (mit Hilfe eines sogenannten „Bombenkaloriemeter"), bei dem die Energieausbeute bei einem Verbrennungsprozess körpereigenen Energieumwandlungsprozessen gleichgestellt wird, aus meiner Sicht zu keinerlei sinnvoll umsetzbarem Nutzen bezüglich der Ernährung. Die Körperprozesse sowie die Dynamiken von beispielsweise Übergewicht sind sehr komplex und bewusstseinsgesteuert, so dass eine bloße Reduktion auf den chemisch-physikalischen Energiegehalt der Nahrung fehlleitet.

Trotz dieser kurzen Ausführungen zur Ernährung bin ich der Meinung, dass emotionalen, energetischen, astralen und geistigen Einflussfaktoren beim Menschen eine größere Bedeutung bei der Entstehung von Krankheiten beizumessen sind, als dem Essen an sich. Dennoch kann im Einzelfall die Ernährung, Giftstoffe oder der generelle, unachtsame Umgang mit der Erde und der Natur eine Befindlichkeitsstörung maßgeblich hervorbringen.

„Beginne mit dem Notwendigen, dann dem Möglichen und plötzlich wirst du das Unmögliche tun."

Franz von Assisi (1181-1226)

~

„Lass die Nahrung deine Medizin sein!"

Hippokrates von Kos (Arzt, 460 – 360 v. Chr.)

Der Umgang mit dem Körper

Neben der Ernährung hat der menschliche Körper auch noch andere Bedürfnisse. Hierbei handelt es sich vor allem um die Bewegung. Es dürfte sich von selbst verstehen, dass ein Mensch sich regelmäßig bewegen sollte und über eine gewisse Fitness bis ins hohe Alter verfügen sollte.

Viele Wohlstanderkrankungen lassen sich vermeiden, wenn auf regelmäßige körperliche Aktivität geachtet wird. Hier ist die medizinische Forschung sich weitgehend einig. Mittels einer einfachen physikalischen Formel, die viele aus der Schule noch kennen, lassen sich die Parameter der Bewegung bzw. der körperlichen Leistungsfähigkeit veranschaulichen:

LEISTUNG = KRAFT X WEG X ZEIT

Diese Formel kann auf den Körper bezogen und in die Einzelkomponenten zerlegt werden:

1) Kraft

Diese braucht im Normalfall nicht gesondert (wie z.B. an Kraftmaschinen im Fitnessbereich) trainiert zu werden, da auf den menschlichen Körper die Schwerkraft einen ausreichenden Kräftigungsreiz ausübt. Sportliche Höchstleistungen oder Artistik sind hier eine Ausnahme, aber für den „Normalbürger" ist das natürliche, regelmäßige Bewegen des Körpers gegen die Schwerkraft in der Regel ausreichend, um sich gesund zu erhalten. Als Beispiel seien die Kinder angeführt, die über den Alltag ausreichend Kräftigung erzielen, wenngleich die langen Schulzeiten und beständiges Sitzen hier bereits erste Störungen früh entstehen lassen können. Im Alter, falls der Muskelabbau stärker wird, kann über ein Krafttraining nachgedacht werden. Aber die nachfolgenden Punkte 2) und 3) müssen mit einbezogen werden, da sonst die Balance verloren gehen kann.

2) Beweglichkeit

Diese geht heute durch vor allem sitzende und einseitige Tätigkeiten schon sehr früh zurück und hat damit leider dramatische Auswirkungen auf die Gesundheit und die Leistungsfähigkeit. Nicht nur, dass die Teilkomponente KRAFT x WEG = ARBEITSFÄHIGKEIT geringer wird, darüber hinaus ist mangelnde Beweglichkeit der Hauptgrund vieler chronischer Schmerzprobleme. Die Funktionsfähigkeit der Muskeln wird hierdurch so gehemmt, dass neben Schmerzen auch vielfältige, vor allem orthopädische Krankheitssymptome entstehen können. Die Ursache des Gelenkverschleiß (Arthrose) ist in den allermeisten Fällen hier zu suchen. Etwa 50 % meiner Arbeitszeit verbringe ich daher mit der Therapie von Muskeln, um diese wieder funktionsfähig zu machen. Die Methode nennt sich „Biokinematik". Bei Interesse verweise ich auf die von mir bereits publizierten Bücher **„Ganzheitliche Heilkunde für Körper, Geist und Seele"** bzw. dessen Kurzversion mit dem Titel **„Schmerzfrei durch Biokinematik"**. Da in diesen Büchern bereits sehr viel über die Bedürfnisse des Körpers ausgeführt wurde, wird in dem vorliegenden Buch dieses Thema nur kurz angesprochen.

3) Zeit

Mit der Zeit ist hier die körperliche Ausdauer gemeint. Diese ist in erster Linie von Atmung, Kreislauf und Stoffwechsel abhängig und sollte auf geeignete Weise trainiert werden. Bezüglich chronischer Schmerzprobleme ist dieser Faktor weitgehend irrelevant, aber eine gute Ausdauer hat andere positive Aspekte. Daher rate ich zu regelmäßigen, längeren Aktivitäten zur Gesunderhaltung. Welche Sportart man wählt ist prinzipiell egal, doch es wird bei einer Ausdaueraktivität etwas sein müssen, dass Freude und Spaß macht. Für die Jüngeren lautet die Empfehlung mindestens 1-2 Mal die Woche mehrstündig am Stück aktiv zu sein, denn manche schaffen aufgrund sitzender Tätigkeiten oft kaum 2000 Schritte am Tag (< 1,5 km). Für die Älteren sollte die Belastung auf die Leistungsfähigkeit individuell abgestimmt sein. Für beide Gruppen gilt: Die Regelmäßigkeit ist der entscheidende Faktor. Selbst im Alter sollte es grundsätzlich noch möglich sein, mehrere Stunden am Stück gemütlich spazieren zu gehen. Diese Fähigkeit zu erhalten, ist wirklich erstrebenswert und hat trägt seinen eigenen Lohn in sich.

Der Nutzen der Aufrechterhaltung dieser Bewegungsaspekte kann gar nicht genug betont werden. Es könnten viele Milliarden Euro an Krankenversicherungsbeiträgen (vor allem in der Orthopädie und beim Einbau künstlicher Gelenke) eingespart werden, wenn den Menschen die Wichtigkeit dieser drei Punkte vor Augen geführt würde. Dass die Lebensqualität besser ist, wenn der Körper sich ausreichend gut bewegen lässt, dürfte offensichtlich sein. Aber viele Menschen schieben gesundheitliche Probleme der Fitness – nicht zuletzt durch Ratschläge von Ärzten – auf das Alter und dass es dann „normal“ sei, wenn viele Stellen schmerzen. Doch das ist nicht normal, sondern beruht in den meisten Fällen auf Ursachen, die vergleichsweise einfach behebbar sind, wenn der Wille zur Veränderung stark ist und ein moderates, regelmäßiges Beweglichkeitstraining konsequent durchgeführt wird.

Neben diesen muskulären Faktoren ist es wichtig, den Körper wertschätzend zu achten. Solange eine Meisterschaft bezüglich des Körpers noch nicht vollständig erreicht ist, sollten vernünftige Grenzen in liebevoller Weise gesetzt werden, je nach Fitness und Alter individuell unterschiedlich. Zudem sollte der Körper nicht allzu großen Umweltbelastungen ausgesetzt werden. Sei es Wärme oder Kälte oder auch Umweltgiftbelastungen, alles mit Maß und Ziel, soweit steuerbar. Abhärtung in gewisser Hinsicht ja, denn der Körper ist bemerkenswert leistungsfähig und anpassungsfähig. Doch eine rücksichtslose Härte ihm gegenüber ist fehl am Platze. Solange wir ihn bewohnen, ist er kein „Knecht", sondern ein Partner, den man sehr liebevoll behandeln sollte. Insbesondere Leistungssportlern muss dies gesagt werden, da der Körper, über seine Grenzen hinaus, dauerhaft zu intensiv belastet wird. Es ist offensichtlich, dass ein solches Vorgehen langfristig schädlich sein kann. Gerade berühmte, ehemalige Leistungssportler fallen im Allgemeinen weder mit einer langen Lebensdauer noch mit einem guten Gesundheitszustand im Alter auf.

Mehr möchte ich an dieser Stelle nicht ausführen, da dieses Buch mehr die emotionalen und geistig-spirituellen Aspekte des Lebens und des Bewusstseins vor dem Hintergrund der göttlichen Liebe beleuchten soll. Diese Bereiche haben einen weitreichenden, kausalen Einfluss auf die Gesundheit und werden im Bereich der Schulmedizin oft stiefmütterlich behandelt oder sogar als unwissenschaftlich ins Lächerliche gezogen. Geistig-spirituelle Arbeit kann sehr wertvolle Hinweise liefern, was der Körper gerade benötigt oder wo er sich Hilfestellung erhofft – so dass man lange fit und gesund bleiben kann. Selbstverständlich kann schulmedizinische Diagnostik und Therapie, die ihren besonderen Schwerpunkt auf die körperliche Ebene legt, durchaus sinnvoll sein. Das soll sich wechselseitig nicht ausschließen, sondern sich ergänzen. Ich selbst scheine offensichtlich mit meiner Aufmerksamkeit auf Körper, Geist und Seele sehr viel richtig zu machen, denn ich war nun seit rund 15 Jahren nicht mehr beim Arzt (außer regelmäßigen Zahnarztbesuchen) und erfreue mich einer harmonischen Leistungsfähigkeit und Gesundheit.

Doch je nach Bewusstseinsreife wird es für die meisten Menschen derzeit (noch) notwendig sein, Operationen und Medikamente in ihrem Leben als Hilfsmittel anzuerkennen. Man sollte hier pragmatisch sein und bei gesundheitlichen Problemen nicht kategorisch bestimmte schulmedizinische Behandlungsverfahren ablehnen, nur weil man vielleicht besonders spirituell oder weit entwickelt sein möchte. Das wäre nur der Ausdruck eines Egos, der sogar zu schweren körperlichen Schäden führen kann. Denn das Göttliche ist überall, in der Hand von Ärzten/Chirurgen, in Medikamenten wie auch in der Nächstenliebe von Partnern, Freunden oder Heilern.

Jedes Ding hat seine Zeit und so haben auch die meisten Behandlungstechniken, emotional, geistig-spirituell oder körperlich, ihren Nutzen bei den jeweils richtig ausgewählten Menschen. Jeder darf seinen individuellen Heilungsweg finden und oft wird es eine Kombination von mehreren Therapiewegen und Therapeuten sein, die bei komplexen, schweren oder chronischen Erkrankungen dann Linderung oder Gesundheit verschaffen. Doch ohne die göttliche Gnade und Liebe in der Welt würde niemand einen Atemzug tun können.

Mit diesen abschließenden Gedanken endet dieses Buch. Ich wünsche Ihnen viel Gesundheit, Harmonie, Weisheit, Freude und Liebe in diesem, wie auch in weiteren Leben – verbunden mit dem Mut zu Veränderungen. Verinnerlichen Sie sich, dass alle Erdenbürger Brüder und Schwestern im Geiste sind, die miteinander am Auflichtungs- und Transformationsprozess zusammen mit Mutter Erde kollektiv mitarbeiten können.

„Wissenschaft ist nur eine Hälfte.
Glauben ist die andere."

Novalis (1772-1801, deutscher Dichter)

Schlusswort

Herr, mach mich zu einem Werkzeug deines Friedens,
dass ich liebe, wo man hasst;
dass ich verzeihe, wo man beleidigt;
dass ich verbinde, wo Streit ist;
dass ich die Wahrheit sage, wo Irrtum ist;
dass ich Glauben bringe, wo Zweifel droht;
dass ich Hoffnung wecke, wo Verzweiflung quält;
dass ich Licht entzünde, wo Finsternis regiert;
dass ich Freude bringe, wo der Kummer wohnt.
Herr, lass mich trachten,
nicht, dass ich getröstet werde, sondern dass ich tröste;
nicht, dass ich verstanden werde,
sondern dass ich verstehe;
nicht, dass ich geliebt werde, sondern dass ich liebe.
Denn wer sich hingibt, der empfängt;
wer sich selbst vergisst, der findet;
wer verzeiht, dem wird verziehen;
und wer stirbt, der erwacht zum ewigen Leben.

Quelle: Franz von Assisi zugeschrieben

Gerne möchte ich abschließend anregen, das Gebet umzuformulieren und mit einem Gefühl von Empathie und Nächstenliebe zu füllen:

Liebes göttliches Bewusstsein,
die Quelle meines Wesens, das ICH BIN.
Unterstütze und inspiriere mich
in einem Leben mit Dankbarkeit,
dass ich die Fähigkeit habe, zu lieben, wo man hasst;
...

„Unterstütze" steht für Energie und „Inspiriere" (lat.: „Einatmen") für das intuitive Wahrnehmen wegweisender, liebevoller Gedanken im Bewusstsein, denn

Energie <u>und</u> Bewusstsein kreieren Realität.

Danksagung

Zuallererst möchte ich mich bei meinen Eltern bedanken, ohne die das Buch niemals hätte entstehen können und die bis zum Erwachsenenalter so einiges mit mir durchzustehen hatten. Rückblickend kann ich heute sagen, dass bereits in jungen Jahren die optimalen Voraussetzungen für meine heutige heilerische Tätigkeit geschaffen wurden.

Daneben waren unzählig viele Menschen an den Lebenserfahrungen beteiligt, die zu dem Wissen und der Weisheit dieses Werkes beigetragen haben. Das gilt sowohl für meine Freunde und Bekannten, als auch für die Patienten, ohne deren gesundheitliche Herausforderungen ich meine bisherigen therapeutischen Erfahrungen nie hätte sammeln können.

Hinzu kommen die Personen, die mir bei der Herstellung des Buches mit ihrem Wissen, ihrer Zeit und hilfreichen Anregungen tatkräftig zur Seite standen.

Schließlich möchte ich auch dem Leben selbst, Mutter Erde, meinem Körper und auch den himmlischen Sphären für die liebevolle Unterstützung ein herzliches „Danke" aussprechen.

Empfehlung

Es gibt therapeutische Bereiche in der Bewusstseinsarbeit, bei denen ich an die Grenzen meiner Fähigkeiten stoße.

Daher möchte ich an dieser Stelle auf die mediale Beraterin Yvonne Tripodi verweisen, die mich seit vielen Jahren freundschaftlich bei der Arbeit mit Patienten in Einzelfällen unterstützt und die ich zuweilen selbst konsultiere. Sie arbeitete 22 Jahre als Lehrerin in Waldorf Schulen und verfügt heute als Coach über Fähigkeiten, die in manchen Bereichen weit über das hinaus gehen, was ich intuitiv erspüren kann. Ihr besonderes Talent schätzte ich sehr und verweise auf die Webseite mit den Kontaktdaten:

WWW.LICHTWANDLERIN.DE